科学出版社“十四五”普通高等教育本科规划教材

中药产品与开发

主　编　王利胜

科　学　出　版　社
北　京

内 容 简 介

本教材是科学出版社"十四五"普通高等教育本科规划教材之一，内容全面覆盖了中药新药的研发流程，包括申报、立项、制剂工艺、中试、质量标准、稳定性、药理毒理、临床研究以及知识产权保护等关键环节。书中不仅注重理论知识的传授，还强调实践技能的培养，以期学生能够全面掌握中药新药开发的各个环节。教材还涵盖了含中药保健食品、化妆品、医疗器械以及医疗机构中药制剂的研发，包括申报流程、研发流程、工艺研究、质量标准和安全性研究等。学生能够通过对这些内容的系统学习拓展知识视野，深化对中药新产品开发潜力的认识。

本书主要面向中药类专业本科生，同时也适用于中药相关专业的研究生、高职高专生及对中药产品感兴趣的业内人士，包括从事新药研发、质量控制等方面工作的科研人员和技术人员、中药生产从业人员等。

图书在版编目（CIP）数据

中药产品与开发 / 王利胜主编. -- 北京 ：科学出版社，2024. 11. --（科学出版社"十四五"普通高等教育本科规划教材）. -- ISBN 978-7-03-079209-9

Ⅰ. R28

中国国家版本馆 CIP 数据核字第 20247EP772 号

责任编辑：刘　亚 / 责任校对：刘　芳

责任印制：徐晓晨 / 封面设计：蓝正设计

科 学 出 版 社 出版

北京东黄城根北街 16 号

邮政编码：100717

http://www.sciencep.com

天津市新科印刷有限公司印刷

科学出版社发行　各地新华书店经销

*

2024 年 11 月第　一　版　开本：787×1092　1/16

2024 年 11 月第一次印刷　印张：16 1/2

字数：440 000

定价：75.00 元

（如有印装质量问题，我社负责调换）

编　委　会

主　编　王利胜

副主编　马仁强　兰小群　李　雅　张英丰　贾永艳

徐　剑　涂　星　彭新生　颜春潮

编　委（按姓氏笔画排序）

马仁强　杏林中医药科技（广州）有限公司

王利胜　广州中医药大学

王　芳　江西中医药大学

王春怡　广州中医药大学

王　莹　新疆医科大学

兰　卫　新疆医科大学

兰小群　广东创新科技职业学院

田　瑶　湖南科技职业学院

刘陶世　南京中医药大学

刘　强　南方医科大学

吴　莎　首都医科大学

宋青青　北京中医药大学

张军武　陕西中医药大学

张英丰　广州中医药大学

张　婷　浙江中医药大学

时　军　广东药科大学

李学涛　辽宁中医药大学

李　雅　湖南中医药大学

肖学凤　天津中医药大学

陈新梅　山东中医药大学
罗爱勤　广州新华学院
祝侠丽　河南中医药大学
徐　剑　贵州中医药大学
浦益琼　上海中医药大学
涂　星　湖北民族大学
秦　晶　复旦大学
贾永艳　河南中医药大学
郭　健　安徽中医药大学
高建德　甘肃中医药大学
崔利利　云南中医药大学
曹玲亚　山西医科大学
梁　洁　广西中医药大学
阎雪莹　黑龙江中医药大学
隋　宏　宁夏医科大学
黄丽平　岭南师范学院
黄　雁　广州南方学院
黄慧学　桂林医学院
彭　灿　安徽中医药大学
彭新生　广东医科大学
廖　婉　成都中医药大学
熊　阳　浙江中医药大学
谭　波　杏林中医药科技（广州）有限公司
颜春潮　湖北中医药大学
燕雪花　新疆医科大学

前　言

“中药产品与开发”是根据临床疾病治疗和市场需要，按照国家相关政策法规要求，以中医药理论为指导，结合现代多学科的知识和技术，以中药为原料，通过科学研究开发中药新产品的一门综合性应用课程。

本教材适用于中药专业的本科生、研究生、高职高专生，包括中药学专业、中药制药专业、中药资源与开发专业、药学专业、药物制剂专业等，以及对中药产品感兴趣的业内人士，包括从事新药研发、质量控制等方面工作的科研人员和技术人员、中药生产从业人员等。

中医药作为原创医学，是医药卫生事业的重要组成部分，在经济社会发展中发挥着重要作用。“十四五”期间，要贯彻落实《中医药发展战略规划纲要》精神，深入推进中医药传承创新和人才培养，改革和完善中医药教育、认证、评价等方面的制度机制，建立健全符合中医药特点和规律的人才培养体系。具体的措施包括加强和改进中医药教材和教学质量监管，优化中医药人才培养模式，推广多元化、多样化的人才培养方式，加强中医药人才队伍建设，提升中医药教育的整体水平和教学质量。本教材以中药产品开发为主题，综合涵盖了中药学、药剂学、药物分析、生物制药等多个学科领域的知识，使学习者能够全面理解中药产品开发的各个环节和相关知识点，紧跟中药产品开发领域的最新研究成果和行业动态，全面把握中药产品开发的要点和关键技术。同时，教材设置了案例分析、法规摘要、实验操作等内容，增添了“医疗机构制剂申报与审批”、“选方、组方和方解”、“中药产品的市场开发”等内容，精确细化中药产品开发的相关知识，强调中药产品开发的实际应用场景，帮助学习者更好地理解和运用所学知识，让学习者能够理论联系实际，解决实际中药产品开发过程中的问题，提高其实践能力和创新能力。

本教材由来自全国36所高等院校、科研院所的44名在中药产品与开发领域中具有丰富教学及研发经验的专家、教师共同编写。第一章由王利胜、兰小群、祝侠丽编写；第二章由贾永艳、颜春潮、田瑶编写；第三章由兰卫、罗爱勤、崔利利编写；第四章由李雅、张军武、黄慧学、高建德编写；第五章由熊阳、宋青青、黄雁编写；第六章由涂星、浦益琼、陈新梅编写；

第七章由马仁强、吴莎、张英丰、曹玲亚编写；第八章由肖学凤、王春怡、燕雪花、黄丽平编写；第九章由徐剑、谭波、王芳编写；第十章由廖婉、秦晶编写；第十一章由隋宏、李学涛、王莹编写；第十二章由刘强、时军、梁洁编写；第十三章由彭新生、彭灿、郭健编写；第十四章由阎雪莹、刘陶世、张婷编写。

众多学术水平一流、教学经验丰富的专家教授以高度负责的态度严谨认真地参与了本教材的编写工作，付出了诸多心血，从而使教材的质量得到不断完善和提高，在此我们对长期支持本教材修订编写的专家、教师及同学们表示诚挚的感谢！

中药产品与开发是一个系统的工程，涉及学科广泛，限于编者水平，书中难免有疏漏之处，本教材出版后，欢迎广大师生提出宝贵意见和建议，以便修订完善，使教材质量不断提升。

《中药产品与开发》编委会

2024 年 5 月

目　录

第一章 绪 论

第一节 概 述

中医药作为中国传统医学的瑰宝，已在全世界范围内受到广泛关注和认可。中药产品与开发多以传统药物为基础，通过提取、纯化等技术改进，研发新的中药产品。常见的中药产品种类包括中药材、中药饮片、中药提取物、中药制剂等，目前中药产品在国际市场占有额依旧较低，并且出口的产品以单一的中药饮片、中药提取物为主，针对该现状我国出台了《中共中央国务院关于促进中医药传承创新发展的意见》《“十四五”中医药发展规划》《关于加快中医药特色发展的若干政策措施》等一系列政策性文件以推进中医药的发展，中药产品必须拥有更高的创新研发效率才能具备竞争优势。

一、中药产品研发的性质与任务

（一）中药产品研发的性质

中药产品研发是根据临床疾病治疗和市场需要，按照国家相关政策法规要求，以中医药理论为指导，结合现代多学科的知识和技术，以中药为原料，通过科学研究开发中药新产品。中药产品研发集传统中医药理论、科学研究、临床医疗、生产经营于一体，研发过程中应综合考虑理论、药物、临床、政策等诸多方面的因素，以顺应时代发展需要，满足医疗卫生需求。中药产品研发具有以下性质：

1）中药产品研发必须以中医药理论为指导，中药新产品在“辨证施治”、“理、法、方、药”基础上组方，“君、臣、佐、使”明确，结合现代病理药理学，运用现代科学技术进行研究。

2）随着现代科学技术的发展，采用新方法、新技术、新设备、新辅料、新工艺，力争研发物质基源明确、机制基本清楚、工艺与剂型合理、质量标准可控、临床安全有效的现代中药产品。中药产品研发在一定程度上集中体现了整个中医药行业和现代科学技术的水平和发展概况，是推动中药走向世界的重要途径。

3）中药经过数千年的使用，大多拥有丰富的文献资料和宝贵的临床经验，应加以合理利用。

4）中药一般以复方配伍为主，所含化学成分复杂，其疗效会受原药材质量、制剂工艺等直接影响，而原药材的质量又会受到品种、产地、采收时间、加工炮制等诸多因素的影响，为保障药品安全、有效、稳定，研发过程中应体现中药质量全生命、全周期管理的理念。

（二）中药产品研发的任务

1）研究以临床价值为导向的中药产品，充分吸收和应用现代生产技术，加速中药现代化。

2）纵观中药产业实际，继承传统经验，研制市场广阔的中药产品，契合经济社会发展的需要，为中药国际化服务。

3）挖掘传统中医药宝库，满足振兴民族产业的需要。

4）加强中药产品研发基本理论的研究。

5）提高中药质量和技术附加值。

二、中药产品研发的基本内容

中药产品研发一般按照选题立项、临床前研究、临床研究、申报审批、正式生产的程序进行。

（一）中药产品研发的选题立项

中药产品研发是一个系统工程，其中选题是关键。中药产品研发选题时应重点解决好选题的思路和研究开发课题处方的选择与研究，应考虑疾病谱的变化、临床需求、技术、政策、风险等因素，应当提供处方来源和选题依据，国内外研究现状或生产、使用情况的综述，以及对该品种创新性、可行性等的分析，包括已有国家标准的同类品种的比较。中药还应提供有关传统医药的理论依据及古籍文献资料等。

（二）中药产品研发的临床前研究

1. 药学研究

（1）原料前处理研究 中药制剂的原料包括中药材、中药饮片、提取物、有效部位和有效成分。为保证中药产品研发的科学性、有效性、安全性和可控性，应对原料进行必要的前处理，包括原料的鉴定与检验、炮制与加工。

（2）提取纯化工艺研究 中药化学成分复杂，为提高疗效、减小剂量、便于制剂，药材需要经过提取、纯化处理，并且后续常需通过浓缩、干燥等工艺过程，以达到作为制剂原料或半成品的要求。研究过程应遵循药品研究的一般规律，注重对其个性特征的研究，尊重传统组方、用药理论与经验，结合生产实际进行必要的研究，以明确具体工艺参数，做到工艺科学、合理、稳定、可行，以保证产品安全有效、质量稳定。

（3）制剂工艺研究 制剂工艺研究关系到中药制剂的安全、有效与可控。制剂工艺研究包括剂型选择依据、制剂处方研究、制剂成型工艺研究、直接接触药品的包装材料的选择。制剂研究的基本原则是根据临床用药需求，结合提取、分离、纯化等工艺研究，从安全、有效及生产的稳定性和质量的可控性等方面进行研究，使制剂达到“三效”“三小”五方便”的要求。

（4）中试研究 中药产品研发的中试研究是指在实验室完成系列工艺研究后，采用与生产基本相符的条件进行工艺放大研究的过程，是对实验室工艺合理性的验证与完善，是保证工艺达到生产稳定性、可操作性的必经环节。中试研究是药物研究工作的基础和核心内容之一，直接关系到药品的安全、有效和质量可控。

（5）质量标准研究 药品质量的可控性是药品的安全性和有效性的基础，任何药品均应建立相应的质量标准。中药制剂质量标准的建立必须在处方固定和原料质量稳定、制备工艺相对固定的前提下，用“中试”规模以上的产品研究制定。质量标准的内容包括名称、处方、制法、性状、鉴别、检查、含量测定、功能与主治、用法与用量等一系列内容，研究的主要内容包括鉴别、含量测定。

(6) 稳定性研究 药品的稳定性是指原料药及制剂保持其物理、化学、生物学和微生物学性质的能力。稳定性研究的目的是考察原料药或制剂的性质在温度、湿度、光线等条件的影响下随时间变化的规律，为药品的生产、包装、储存、运输条件和有效期的确定提供科学依据，以保障临床用药安全有效。稳定性研究是药品质量控制研究的主要内容之一，贯穿药品研究与开发的全过程，一般始于药品的临床前研究，在药品临床研究期间和上市后还应继续进行稳定性试验。根据研究目的和条件不同，稳定性研究内容可分为影响因素试验、加速试验和长期试验。

2. 药理毒理学研究 包括主要药效学研究、一般药理学研究、急性毒性研究、长期毒性研究，过敏性（局部、全身和光敏毒性）、溶血性和局部（血管、皮肤、黏膜、肌肉等）刺激性、依赖性等主要与局部、全身给药相关的特殊安全性试验，遗传毒性研究、生殖毒性研究、致癌试验研究、动物药代动力学研究。目的是对理法方药进行深入的现代研究，探索受试中药的作用特点，明确其对整体动物神经系统、心血管系统和呼吸系统的影响，为临床安全用药提供足够、可靠和科学的实验依据。

（三）中药产品研发的临床研究

药学研究、临床前药理毒理学研究等完成后，即可申报进行临床研究。中药产品研发的临床研究包括临床试验和生物等效性试验，应按照《药品临床试验质量管理规范》（GCP）的有关规定，开展Ⅰ、Ⅱ、Ⅲ、Ⅳ期临床研究。中药产品研发是基于中医药理论和临床实践，中医证候的观察和疗效评价是中药新药临床试验的重要内容之一，这也是中药新药临床试验最根本的特点。

三、中药产品研发的地位与作用

中医药是我国独具特色的卫生资源、潜力巨大的经济资源、具有原创优势的科技资源、优秀的文化资源和重要的生态资源，在经济社会发展中发挥着重要作用。我国“十四五”规划指出要大力发展中医药事业，促进中药新药研发保护和产业发展。中药新药研发一直是我国医药产业高质量发展的热点话题，也是大健康时代对中药发展的切实需求，对于满足临床用药需求，提高我国中药行业原始创新能力以及促进产业发展均具有重大战略意义。

（一）发挥中医药防病治病的独特优势和作用

随着社会进步，人口老龄化和一些新的疑难杂病的出现，人们不再依赖单一成分和合成药物防治疾病，对中药等天然药物的需求日渐迫切，促使国际制药界把新药研制的重点逐渐转向天然药物。以美国为例，迈阿密大学、加利福尼亚大学、康奈尔大学等均已成立中医药学院或研究中心，专门进行中草药的筛选研究。一些国际知名的制药企业，如葛兰素史克、辉瑞、诺和诺德等均投入相当大的资金和人力用于中药开发，试图从中药宝库中寻找新药，以解决临床重大疾病预防与治疗的重大问题。

（二）提高创新效能，满足临床用药的需要

与化学药相比，中药在抗病毒性感染、生理功能调节、养生保健和慢性病治疗等方面具有一定优势，且其副作用较小、临床实践基础丰富。为促使中药新药研发长足发展，国家不断优化创新药的审评审批制度，建立了以临床价值为导向的药物审批制度，迎来了医药创新热潮，中药新药研发已成为中药企业生存与发展的决胜点。

（三）具有自主知识产权，促进民族民间药物的发展

民族民间药是有待新药开发的重要宝库。结合现代的科学研究手段，对民族民间药进行系统的研究分析和临床验证，确定其物质基础、配伍规律、药效及不良反应，并将其开发为新产品、新制剂，符合临床定位与人用经验。例如，彝族药云南白药、苗族药用于治疗中风偏瘫的灯盏花素片、白族药治疗癫痫的青阳参总苷片、哈尼族药治疗风湿性关节炎的昆明山海棠片等。

（四）促进中医药的传承创新发展

作为我国最具原始创新潜力的领域，中医药系统性和复杂性等关键问题的突破，将对生物医学、生命科学乃至整个现代科学的发展产生重大影响，新药研发能促进创新资源向产业和企业共享，提供全方位、多元化的技术创新服务；促进系统生物学、大数据、人工智能等多学科前沿技术与中医药的深度交叉融合，为企业和产业提供技术供给和能力支撑。国家也鼓励医疗机构制剂向中药新药转化，推动中医药事业产业高质量发展。

当然，中药新药研发也面临着一些临床定位不清、基础研究薄弱、多成分的作用靶点和机制研究尚不充分等情况。为此，党中央、国务院对中医药事业发展做出了全面的战略部署和顶层设计，“加强基础研究，加大研发投入，促进协同创新，调动企业热情，保护知识产权，引导投资支持，保障创新回报……”，多项举措实施再次彰显了中药新药研发在中医药事业中的地位与作用。坚持中药新药研发，走科技创新支撑中医药产业高质量发展之路，才能更好地回答习近平总书记提出的发展好、传承好中医药的时代命题和历史使命。

第二节　中药产品研发的现状与进展

随着人民生活水平逐步提高、人口老龄化加剧及医疗保障体制不断完善，人们对中医药认知度逐渐提高，对中医药治疗药物及养生保健品的需求量日益增加。尤其在国家政策鼓励、市场需求、经济带动等多方面因素影响下，中药产品研发有较好的环境。

一、中药产品研发现状

（一）基础研究取得突破

中药材成分多元且复杂，中药的有效成分和作用机制未被充分阐明，其在临床实践中的疗效和安全性往往缺少客观且科学的评价手段及标准化的准则。加强中药基础研究已成为紧迫的任务。近年来，广大科技人员不断努力，在中药化学、药理、分析、制剂、炮制、鉴定、资源等方面均取得了较大进展，中药基础研究的国际影响力不断提升。我国中药领域研究发表的SCI论文数量呈现快速增长态势，无论从研究规模（论文数量）还是从学术影响力（被引用频次）来看，都稳居全球第一位。

（二）国家高度重视中医药发展，中药质量标准逐步完善

我国采取健全完善中药质量标准体系等多项举措加强中药质量管理，中药质量持续提升。国家持续加大中药标准研究投入，构建了更加符合中药特点的评价体系，推动完善了2020年版《中国药典》等国家标准以及相关行业标准。同时，我国加强中药材源头质量管理，多部门协同配合，多措并举，充分运用第四次全国中药资源普查成果，优化中药材产区布局，建设道地药

材良种繁育基地、生态种植基地，促进中药材规范种植和生态种植。此外，我国深入开展中药安全性研究，阐释中药毒性原理，构建中药临床安全风险评控系统，促进临床用药安全。

（三）传承创新并举，中药产品业态丰富

中药产品的业态极为丰富，涵盖了从传统药材到现代制剂的广阔领域。在传统领域，中药产品包括各种中药材、中药饮片，以及根据古方或民间验方手工制作的丸、散、膏、丹等传统剂型。随着现代中药制剂技术的应用，中药产品形态更加多样化，如片剂、胶囊、颗粒剂、口服液、注射剂等。这些现代剂型便于贮存、携带和使用，满足了现代人快节奏生活的需求。此外，中药产品还扩展到了健康食品、保健品、化妆品等多个领域，如含有中药成分的膳食补充剂、美容护肤品等，这些产品结合了中药的传统功效与现代生活需求，受到了市场的广泛欢迎。

（四）结合现代科学技术，促进中药产品创新发展

现代科学技术的快速发展为中药产品的创新发展提供了强有力的支撑。通过高新技术的应用，中药的研发、生产和质量控制等方面都取得了显著进步。例如，中药新药的研发模式已经从传统的经验方剂发展到了基于临床的中药新药研发，以及基于新型递药系统（DDS）的改良新药研发。这些新模式不仅包括缓控释制剂、靶向制剂、吸入制剂、透皮制剂等，还涵盖了基于实验筛选的中药创新药物。数据显示，2021 年中药新药获批品种数破两位数，达到 12 款，创近五年新高。

课程思政案例：青蒿素的发现

20 世纪 60 年代初，全球疟疾疫情难以控制，恶性疟原虫对氯喹等抗疟药已产生抗药性，疟疾肆意蔓延，数亿患者无药可治。1967 年，由国家科学技术委员会与解放军总后勤部牵头，集中全国科技力量，组成“疟疾防治研究领导小组”，并在 5 月 23 日于北京召开“全国疟疾防治研究协作会议”。“523”成为一个秘密的科研任务代号，专门研发抗疟新药。屠呦呦以中医研究院科研组组长的身份加入“523 项目”。屠呦呦团队从收集整理历代医籍、本草、民间方药入手，在收集了 2000 余方药的基础上，对其中的 200 多种中药开展实验研究，历经 380 多次失败。最终受《肘后备急方》“青蒿一握，以水二升渍，绞取汁，尽服之”可治“久疟”的启发，屠呦呦团队于 1972 年从青蒿中提取到了一种分子式为 $C_{15}H_{22}O_5$、熔点为 156～157℃的无色结晶体活性成分，并将该物质命名为青蒿素。

青蒿素是一种具有双氢键的倍半萜内酯化合物，是继乙胺嘧啶、氯喹、伯喹之后最有效的抗疟特效药，具有高效、速效、低毒的特点，曾被世界卫生组织称为“世界上唯一有效的疟疾治疗药物”。

1974 年，团队先后用青蒿素治疗疟疾 18 例。初步结果表明，青蒿素对疟原虫的毒杀作用比氯喹强。青蒿研究中心主任李国桥教授建议以最快的速度申报新药，新药于 1975 年研制成功，并于 1979 年通过全国鉴定。1981～2005 年，中国开始自行研发复方药物，开发出复方蒿甲醚等系列复方药。

2011 年 9 月，屠呦呦“因为发现了青蒿素——一种用于治疗疟疾的药物，挽救了全球特别是发展中国家的数百万人的生命”而获得被誉为诺贝尔奖风向标的拉斯克奖；2015 年 10 月，屠呦呦获得诺贝尔生理学或医学奖。

课程思政元素：屠呦呦发现青蒿素抗疟是无到有的突破，是质的变化，其团队的贡献是创新的源头。同时青蒿素的发现也是一个接力棒式的过程，屠呦呦第一个发现了青蒿提取物有效，李国桥第一个临床验证了青蒿素对恶性疟的疗效。中国科学院在艰苦的环境下，努力从中医药

中寻找抗疟新药的故事鼓舞着每一位科研工作者。我国的传统中医药博大精深，值得科研工作者积极去探索、发现和研究。

二、中药产品研发的机遇与挑战

（一）国家产业政策支持

目前中医药产业受到前所未有的关注，国家也陆续出台了一系列政策措施，鼓励中医药改革发展。2017 年 7 月，《中华人民共和国中医药法》正式施行，为中医药产业提供了法律保障，明确了中医药的地位和发展目标。2019 年，中共中央、国务院印发《关于促进中医药传承创新发展的意见》，进一步强调了中医药在国家战略中的重要性，并提出了具体的政策措施。在“十四五”规划期间，国家继续加大对中医药的支持力度。《“十四五”中医药发展规划》明确了中医药发展的目标任务和重点措施，提出到 2025 年，中医药健康服务能力明显增强，中医药高质量发展政策和体系进一步完善，中医药振兴发展取得积极成效。2020 年版《中国药典》增加对中药材、中药饮片的农药残留、重金属及有害元素以及真菌毒素的检测与限量标准，将为中医药产业向高质量发展转型提供有力支撑。

（二）市场需求强势

当前，健康生活方式的普及使得消费者对天然、健康产品的需求增加，中药产品包括中药化妆品、食品、保健品等的市场需求正迎来显著增长。中药化妆品市场规模从 2013 年的 170.6 亿元增长至 2022 年的 749.6 亿元；中药保健品市场一直保持平稳增长的态势，2019 年我国中药保健品市场规模突破 900 亿元；2021 年，我国中药饮片和中成药的市场规模分别达到了 2057 亿元和 4862 亿元，显示出中药行业整体的强劲增长势头。此外，中药材市场成交额的增长，也从侧面反映了中药相关产品需求的上升。

（三）中医药国际认可度逐步提高

随着全球化的深入和国际交流的不断扩大，中医药作为中国传统医学的宝贵财富，其国际认同度正逐步提高，过去在西方市场备受限制和歧视的中医药开始走俏了。根据相关统计数据，目前中医药已经传播到 183 个国家和地区，113 个国家认可使用针灸，其中 20 个国家将针灸纳入医疗保险体系。此外，29 个国家设立了传统医学的法律法规，欧美一些国家已将中医列为健康医疗体系的一部分，制定、修改或出台了中医药、传统医药或者植物药法案，为中药的研发和上市开辟了新的通道。中国政府高度重视中医药的国际化进程，《“十四五”中医药发展规划》已经国务院同意并印发执行，明确提出了中医药发展的目标任务和重点措施，旨在推动中医药和现代科学相结合，推动中医药高质量发展和走向世界。

然而，药材的来源多样，种植、采收、加工和储存条件参差不齐，导致中药材质量难以统一。此外，中药复方的复杂性使得其质量控制和标准化难度加大。需要更多的临床试验和科学研究来提供中药疗效和安全性的高级别证据。中药在国内外注册面临严格的法规要求，特别是在国际市场上，中药需要符合目标国家的药品注册标准和审批流程，这对中药的研发和市场准入构成了挑战。同时，中药新药的研发需要大量的资金投入和长期的研制周期。从药材筛选、药效研究到临床试验，每个阶段都需要投入大量的人力、物力和财力。这些问题的存在，要求中药研发不仅要注重传统的经验和理论，还需要与现代科学技术相结合，不断探索和创新，以适应现代医药市场的需求。

第三节 中药产品研发的相关政策与法规

中药产品研发工作是科研、生产、经营与医疗的结合体，关乎国民健康、医疗事业和产业发展，因此受到临床、药物和有关政策的约束。国家的政策法规是保障中药产品安全、有效、稳定、可控的依据，从事中药产品研发工作应遵循国家、行业主管部门制定的管理办法和技术指导原则。党中央、国务院高度重视中医药工作，尤其近几年首部《中华人民共和国中医药法》的出台，《中华人民共和国药品管理法》《药品注册管理办法》等政策的修订，以及与中药产品研发相关指导原则的制定，对中药产品研发工作提出了新的要求，也提供了新的发展机遇。

一、中药产品研发相关政策法规

（一）《中华人民共和国药品管理法》

《中华人民共和国药品管理法》（以下简称《药品管理法》）适用于在中华人民共和国境内从事药品研制、生产、经营、使用和监督管理活动，是中药产品研发必须遵循的基本大法。《药品管理法》的宗旨是加强药品管理，保证药品质量，保障公众用药安全和合法权益，保护和促进公众健康。我国第一部《药品管理法》自 1985 年 7 月 1 日起实施。2001 年 2 月 28 日第九届全国人民代表大会常务委员会第二十次会议对其进行了第一次修订，分别于 2013 年 12 月 28 日、2015 年 4 月 24 日进行了 2 次修正。现行版《药品管理法》为第十三届全国人民代表大会常务委员会第十二次会议进行的第二次修订版，于 2019 年 12 月 1 日起实施。

（二）《中华人民共和国药品管理法实施条例》

《中华人民共和国药品管理法实施条例》（以下简称《实施条例》）是《药品管理法》的配套法规，遵循《药品管理法》的立法宗旨和原则，体例、章节与《药品管理法》相对应，是对其进一步的明确和细化，可更有效地规范药品的研制、生产、经营和监督管理，为行政性法规。《实施条例》由国务院于 2002 年 9 月 15 日起颁布实施，分别于 2016 年 2 月 6 日、2019 年 3 月 2 日进行了 2 次修订。

（三）《药品注册管理办法》

药品注册是指国家药品监督管理部门根据药品注册申请人的申请，依照法定程序，对拟上市销售药品的安全性、有效性、质量可控性等进行系统评价，并决定是否同意其申请的审批过程。《药品注册管理办法》是为规范药品注册行为，保证药品的安全、有效和质量可控而制定的管理办法，在我国境内以药品上市为目的，从事药品研制、注册及监督管理活动，适用本法。

2002 年 12 月 1 日国家药品监督管理局颁布施行了《药品注册管理办法（试行）》，分别于 2005 年 5 月 1 日、2007 年 10 月 1 日进行了 2 次修订。现行版《药品注册管理办法》是由国家市场监督管理总局颁布的第 3 次修订版，于 2020 年 7 月 1 日起实施。新版《药品注册管理办法》充分总结药品注册分类改革的经验，对中药、化学药和生物制品注册分类进行改革。其中中药注册分类由 2007 版的 9 类，简化为中药创新药、中药改良型新药、古代经典名方中药复方制剂、同名同方药等 4 类。新版《药品注册管理办法》更明确了中药研发的政策方向：建立和完善符合中药特点的注册管理制度和技术评价体系，鼓励运用现代科学技术和传统研究方法研制中药，加强中药质量控制。

（四）《中华人民共和国中医药法》

《中华人民共和国中医药法》（简称《中医药法》）由全国人民代表大会常务委员会于2016年12月25日通过，于2017年7月1日起施行。该法是我国首部为继承和弘扬中医药，保障和促进中医药事业发展，保护人民健康，遵循中医药发展规律，依据中医药特点而制定的有关中医药的国家法律。

《中医药法》分“总则”“中医药服务”“中药保护与发展”“中医药人才培养”“中医药科学研究”“中医药传承与文化传播”“保障措施”“法律责任”“附则”等9章，在“中药保护与发展”中提出：国家保护传统中药加工技术和工艺，支持传统剂型中成药的生产，鼓励运用现代科学技术研究开发传统中成药；来源于古代经典名方的中药复方制剂，在申请药品批准文号时，可以仅提供非临床安全性研究资料；国家支持以医疗机构中药制剂为基础研制中药新药。该法体现出国家对中药新药研制开发的鼓励和支持，为中药新药研究与开发提供了直接法律依据。

（五）其他

1.《药品生产质量管理规范》（Good Manufacturing Practice，GMP） 是药品生产和质量管理的基本准则，是制药行业在生产过程中必须遵循的规章制度。现行版药品GMP为2010年版。该规范要求对药品生产中原辅料采购和检验、生产投料、制剂加工、质量检验、仓储保存及产品出厂放行等生产全过程的条件和方法进行科学、合理、规范化的管理，以确保药品生产企业可以持续稳定地生产出合格药品。随着最新版《药品管理法》的出台，药品GMP认证制度取消，给医药企业带来了更加常态化和严苛的检查。

2.《药品非临床研究质量管理规范》（Good Laboratory Practice，GLP） 是为保证药品安全性评价研究的质量，保障公众用药安全而制定，适用于为申请药品注册而进行的药品非临床安全性评价研究。现行版GLP为国家食品药品监督管理总局颁布实施，于2017年9月1日起施行。

3.《药品临床试验管理规范》（Good Clinical Practice，GCP） 是为保证药物临床试验过程规范，数据和结果的科学、真实、可靠，保护受试者的权益和安全而制定，适用于为申请药品注册而进行的药品临床试验。最新版GCP由国家药品监督管理局会同国家卫生健康委员会组织修订，自2020年7月1日起施行。

4.《中药材生产质量管理规范》（Good Agricultural Practice，GAP） 是为规范中药材生产，保证中药材质量，促进中药材生产标准化、规范化而制订的管理规范，是中药材生产和质量管理的基本要求，适用于中药材生产企业种植、养殖或野生抚育中药材的全过程。GAP于2002年6月1日起施行，2017年10月国家食品药品监督管理总局组织起草了《中药材生产质量管理规范（修订稿）》，向社会公开征求意见。2020年12月，国家药品监督管理局在《国家药监局关于促进中药传承创新发展的实施意见》中再次强调加强中药质量源头管理，建议修订GAP。

二、中药产品研发相关国家标准和地方标准

（一）《中华人民共和国药典》

《中华人民共和国药典》（简称《中国药典》）是我国记载药品规格、制剂工艺、检验标准的法典，由国家药典委员会组织编纂，并由政府颁布实施，具有法律约束力，是药品生产、供应、使用、监管等部门检验质量的法定依据。《中国药典》的收载范围是防病治病必需、疗效确切、副作用小、质量稳定的药物及其制剂。中华人民共和国成立以来，《中国药典》至今

已颁发了 11 版，包括 1953 年版、1963 年版、1977 年版、1985 年版、1990 年版、1995 年版、2000 年版、2005 年版、2010 年版、2015 年版、2020 年版（现行版）。

2020 年版《中国药典》由凡例、正文、附录和索引组成，分为一、二、三、四部，一部中药收载药材和饮片、植物油脂和提取物、成方制剂和单味制剂等，共计 2711 种。二部为化学药物，三部为生物制剂，四部收载通用技术要求 361 个，其中制剂通则 38 个、检验方法及其他通则 281 个、指导原则 42 个、药用辅料 335 种。

（二）部颁（局颁）标准

我国在国家食品药品监督管理局成立前，由卫生部（现国家卫生健康委员会）颁布的药品标准，称为《中华人民共和国卫生部药品标准》（简称《部颁药品标准》），包括中药材分册、中药成方制剂分册共 20 册，共收载 4052 个品种。由国家食品药品监督管理局颁布实施的药品标准，称为《国家食品药品监督管理局国家药品标准》（简称《局颁药品标准》），按病种分册，如内科分册、妇科分册、外科分册等，局颁标准中无中药材标准。部颁（局颁）标准的收载范围：国家药品监督管理部门批准的新药；疗效肯定，但质量标准仍需进一步改进的药品；上版药典收载，而新版药典未收入，疗效肯定，国内仍然生产使用，需要统一标准的品种。部颁（局颁）标准的性质与作用同《中国药典》类似，均属于国家标准，具有法律的约束力。

（三）地方药材标准

地方药材标准是由省、自治区、直辖市标准化行政主管部门制定，在国务院有关行政主管部门备案的药材标准。其收载《中国药典》及部颁（局颁）标准中未收载的中药材或民族药材。由于同一名称的药材品种，在不同区域制定的地方药材标准中，部分品种存在来源、用药部位、检测指标与要求、性味归经、功能主治等内容不统一的现象，因此地方药材标准只能在本地区使用，具有地区性的约束力。国家标准高于地方标准，地方标准中的药材若在新的国家标准中公布，该品种地方标准则废止。

三、中药产品研发相关的其他法律法规

随着最新版《药品管理法》《实施条例》《药品注册管理办法》等法规的颁布实施，2020 年国家药品监督管理局药品审评中心先后发布了《中药注册分类及申报资料要求》《中药新药用药材质量控制研究技术指导原则（试行）》《中药新药用饮片炮制研究技术指导原则（试行）》《中药新药质量标准研究技术指导原则（试行）》《中药新药研究各阶段药学研究技术指导原则（试行）》《中药复方制剂生产工艺研究技术指导原则（试行）》等法规文件，以及《中华人民共和国食品安全法》《中华人民共和国食品安全法实施条例》《保健食品注册与备案管理办法》《化妆品注册备案管理办法》《儿童化妆品技术指导原则》《医疗器械监督管理条例》等法律法规文件为中药产品的研发提供不断完善的法律保障。

思考题

1. 试述中药产品研发的性质与任务。
2. 试述中药新药研发在中医药事业中的地位与作用。
3. 试述中药质量控制和标准化过程中可能遇到的困难。
4. 试述中药产品研发的相关政策与法规。
5. 试述中药产品研发面临的机遇与挑战。

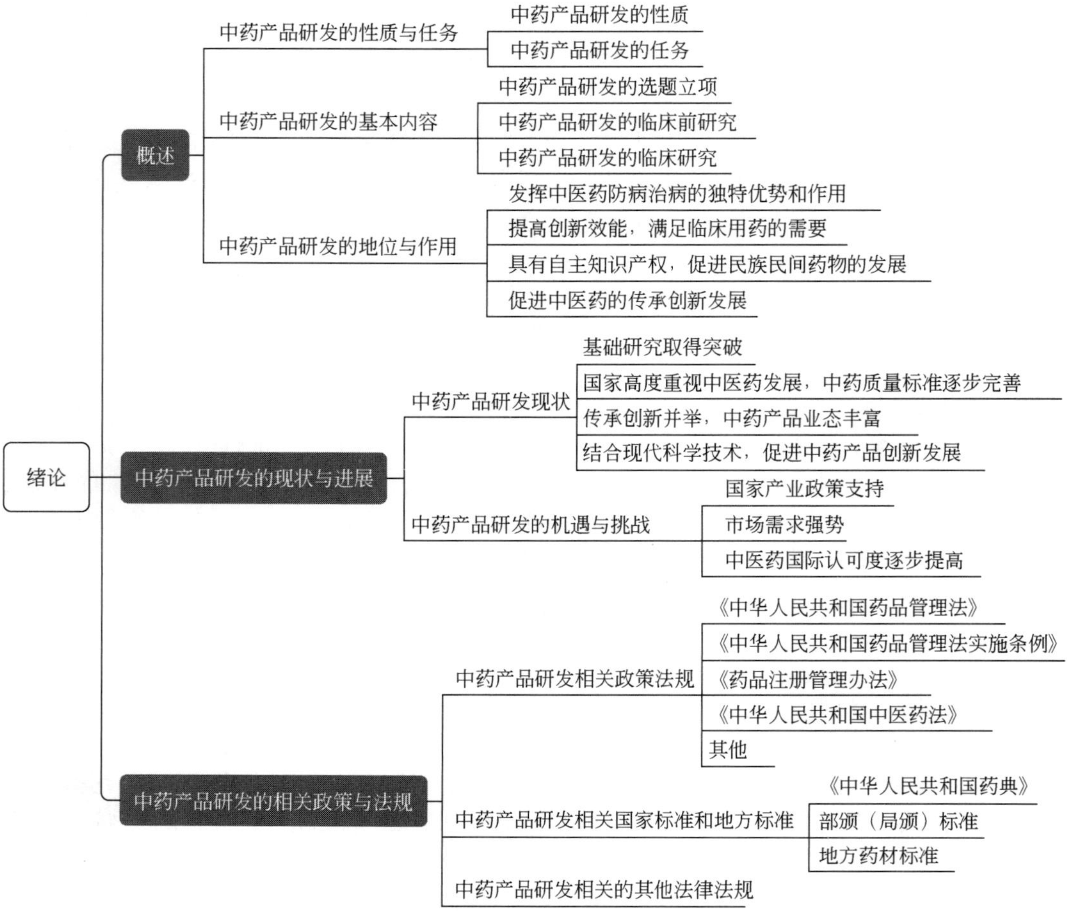
绪论
概述
中药产品研发的性质与任务
中药产品研发的性质
中药产品研发的任务
中药产品研发的基本内容
中药产品研发的选题立项
中药产品研发的临床前研究
中药产品研发的临床研究
中药产品研发的地位与作用
发挥中医药防病治病的独特优势和作用
提高创新效能，满足临床用药的需要
具有自主知识产权，促进民族民间药物的发展
促进中医药的传承创新发展
中药产品研发的现状与进展
中药产品研发现状
基础研究取得突破
国家高度重视中医药发展，中药质量标准逐步完善
传承创新并举，中药产品业态丰富
结合现代科学技术，促进中药产品创新发展
中药产品研发的机遇与挑战
国家产业政策支持
市场需求强势
中医药国际认可度逐步提高
中药产品研发的相关政策与法规
中药产品研发相关政策法规
《中华人民共和国药品管理法》
《中华人民共和国药品管理法实施条例》
《药品注册管理办法》
《中华人民共和国中医药法》
其他
中药产品研发相关国家标准和地方标准
《中华人民共和国药典》
部颁（局颁）标准
地方药材标准
中药产品研发相关的其他法律法规

第二章　中药新药的申报与审批

第一节　中药新药的注册分类与申报资料

中医药作为中华民族的瑰宝，在维护大众健康、防病治病中发挥着重大作用。国家十分重视中药新药的研究开发，构建、完善相关法规、指南，如中药新药注册分类与申报资料的相关法规不断改进。2019 年 10 月 20 日《中共中央 国务院关于促进中医药传承创新发展的意见》提出了“构建中医药理论、人用经验和临床试验相结合的中药注册审评证据体系”（“三结合”证据体系）的要求。基于中药研发规律，2020 年国家药品监督管理局发布的《中药注册分类及申报资料要求》对中药注册分类进行调整，重点优化中药复方制剂的注册申报路径，丰富古代经典名方中药复方制剂范围，以切实促进传承精华、守正创新。

国家药品监督管理局建立药品加快上市注册制度，支持以临床价值为导向的药物创新。对符合条件的药品注册申请，申请人可以申请适用突破性治疗药物、附条件批准、优先审评审批及特别审批程序。在药品研制和注册过程中，药品监督管理部门及其专业技术机构给予必要的技术指导、沟通交流、优先配置资源、缩短审评时限等政策和技术支持。对于从事中药新药研究开发的专业人员，必须按照国家现行的药品注册相关法律法规以及指导原则进行研发，掌握中药新药的注册分类、审批程序，顺利开展相关工作。

一、中药新药的注册分类

（一）概述

1. 药品注册　指药品注册申请人依照法定程序和相关要求提出药物临床试验、药品上市许可、再注册等申请以及补充申请，药品监督管理部门基于法律法规和现有科学认知进行安全性、有效性和质量可控性等审查，决定是否同意其申请的活动。

2. 药品注册申请人　应当为能够承担相应法律责任的企业或者药品研制机构等。境外申请人应当指定中国境内的企业法人办理相关药品注册事项。

3. 药品上市许可　指申请人取得药品注册证书后，成为药品上市许可持有人。

4. 药品注册原则　药品注册管理遵循公开、公平、公正原则，以临床价值为导向，鼓励研究和创制新药，积极推动仿制药发展。国家药品监督管理局持续推进审评审批制度改革，优化审评审批程序，提高审评审批效率，建立以审评为主导，检验、核查、监测与评价等为支撑的药品注册管理体系。

（二）药品注册管理机构

1. 国家药品监督管理机构 国家药品监督管理局（National Medical Products Administration，NMPA）主管全国药品注册管理工作，负责建立药品注册管理工作体系和制度，制定药品注册管理规范，依法组织药品注册审评审批以及相关的监督管理工作。国家药品监督管理局药品审评中心负责药物临床试验申请、药品上市许可申请、补充申请和境外生产药品再注册申请等的审评。国家药品监督管理局直属单位中国食品药品检定研究院、国家药典委员会、国家药品监督管理局食品药品审核查验中心、国家药品监督管理局药品评价中心、国家药品监督管理局行政事项受理服务和投诉举报中心、国家药品监督管理局信息中心等药品专业技术机构，承担依法实施药品注册管理所需的药品注册检验、通用名称核准、核查、监测与评价、制证送达以及相应的信息化建设与管理等相关工作。

2. 省、自治区、直辖市药品监督管理部门 省、自治区、直辖市药品监督管理部门负责本行政区域内药品注册相关管理工作。包括：①境内生产药品再注册申请的受理、审查和审批；②药品上市后变更的备案、报告事项管理；③组织对药物非临床安全性评价研究机构、药物临床试验机构的日常监管及违法行为的查处；④参与国家药品监督管理局组织的药品注册核查、检验等工作；⑤国家药品监督管理局委托实施的药品注册相关事项。

省、自治区、直辖市药品监督管理部门设置或者指定的药品专业技术机构，承担依法实施药品监督管理所需的审评、检验、核查、监测与评价等工作。

（三）中药注册分类

按现行的《药品注册管理办法》的规定，中药注册按照中药创新药、中药改良型新药、古代经典名方中药复方制剂、同名同方药等进行分类，前三类均属于中药新药。

中药是指在中医药理论指导下使用的药用物质及其制剂。

天然药物是指在现代医药理论指导下使用的天然药用物质及其制剂。天然药物参照中药注册分类。

其他情形，主要指境外已上市境内未上市的中药、天然药物制剂。

1. 中药创新药 指处方未在国家药品标准、药品注册标准及国家中医药主管部门发布的《古代经典名方目录》中收载，具有临床价值，且未在境外上市的中药新处方制剂。一般包含以下情形：①中药复方制剂，系指由多味饮片、提取物等在中医药理论指导下组方而成的制剂。②从单一植物、动物、矿物等物质中提取得到的提取物及其制剂。③新药材及其制剂，即未被国家药品标准、药品注册标准以及省、自治区、直辖市药材标准收载的药材及其制剂，以及具有上述标准药材的原动、植物新的药用部位及其制剂。

2. 中药改良型新药 指改变已上市中药的给药途径、剂型，且具有临床应用优势和特点，或增加功能主治等的制剂。一般包含以下情形：①改变已上市中药给药途径的制剂，即不同给药途径或不同吸收部位之间相互改变的制剂；②改变已上市中药剂型的制剂，即在给药途径不变的情况下改变剂型的制剂；③中药增加功能主治；④已上市中药生产工艺或辅料等改变引起药用物质基础或药物吸收、利用明显改变的。

3. 古代经典名方中药复方制剂 古代经典名方是指符合《中华人民共和国中医药法》规定的，至今仍广泛应用、疗效确切、具有明显特色与优势的古代中医典籍所记载的方剂。古代经典名方中药复方制剂是指来源于古代经典名方的中药复方制剂。包含以下情形：①按古代经典名方目录管理的中药复方制剂；②其他来源于古代经典名方的中药复方制剂，包括未按《古代经典名方目录》管理的古代经典名方中药复方制剂和基于古代经典名方加减化裁的中药复方制剂。

4. 同名同方药　指通用名称、处方、剂型、功能主治、用法及日用饮片量与已上市中药相同，且在安全性、有效性、质量可控性方面不低于该已上市中药的制剂。

二、中药注册申报资料要求

本申报资料项目及要求适用于中药创新药、改良型新药、古代经典名方中药复方制剂以及同名同方药。申请人需要基于不同注册分类、不同申报阶段以及中药注册受理审查指南的要求提供相应资料。申报资料应按照项目编号提供，对应项目无相关信息或研究资料，项目编号和名称也应保留，可在项下注明“无相关研究内容”或“不适用”。如申请人要求减免资料，应当充分说明理由。申报资料的撰写还应参考相关法规、技术要求及技术指导原则的相关规定。境外生产药品提供的境外药品管理机构证明文件及全部技术资料应当是中文翻译文本并附原文。

境外已上市境内未上市的中药、天然药物制剂参照中药创新药提供相关研究资料。

下列为中药注册申报资料目录，详细内容及说明请扫描下方二维码查阅原文。

（一）行政文件和药品信息

1.0 说明函

1.1 目录

1.2 申请表

1.3 产品信息相关材料

1.3.1 说明书

1.3.2 包装标签

1.3.3 产品质量标准和生产工艺

1.3.4 古代经典名方关键信息

1.3.5 药品通用名称核准申请材料

1.3.6 检查相关信息（适用于上市许可申请）

1.3.7 产品相关证明性文件

1.3.8 其他产品信息相关材料

1.4 申请状态（如适用）

1.4.1 既往批准情况

1.4.2 申请调整临床试验方案、暂停或者终止临床试验

1.4.3 暂停后申请恢复临床试验

1.4.4 终止后重新申请临床试验

1.4.5 申请撤回尚未批准的药物临床试验申请、上市注册许可申请

1.4.6 申请上市注册审评期间变更仅包括申请人更名、变更注册地址名称等不涉及技术审评内容的变更

1.4.7 申请注销药品注册证书

1.5 加快上市注册程序申请（如适用）

1.5.1 加快上市注册程序申请

1.5.2 加快上市注册程序终止申请

1.5.3 其他加快注册程序申请

1.6 沟通交流会议（如适用）

1.6.1 会议申请
1.6.2 会议背景资料
1.6.3 会议相关信函、会议纪要以及答复
1.7 临床试验过程管理信息（如适用）
1.7.1 临床试验期间增加功能主治
1.7.2 临床试验方案变更、非临床或者药学的变化或者新发现等可能增加受试者安全性风险的
1.7.3 要求申办者调整临床试验方案、暂停或终止药物临床试验
1.8 药物警戒与风险管理（如适用）
1.8.1 研发期间安全性更新报告及附件
1.8.2 其他潜在的严重安全性风险信息
1.8.3 风险管理计划
1.9 上市后研究（如适用）
1.10 申请人/生产企业证明性文件
1.10.1 境内生产药品申请人/生产企业资质证明文件
1.10.2 境外生产药品申请人/生产企业资质证明文件
1.10.3 注册代理机构证明文件
1.11 小微企业证明文件（如适用）
（二）概要
2.1 品种概况
2.2 药学研究资料总结报告
2.2.1 药学主要研究结果总结
（1）临床试验期间补充完善的药学研究（适用于上市许可申请）
（2）处方药味及药材资源评估
（3）饮片炮制
（4）生产工艺
（5）质量标准
（6）稳定性研究
2.2.2 药学研究结果分析与评价
2.2.3 参考文献
2.3 药理毒理研究资料总结报告
2.3.1 药理毒理试验策略概述
2.3.2 药理学研究总结
2.3.3 药代动力学研究总结
2.3.4 毒理学研究总结
2.3.5 综合分析与评价
2.3.6 参考文献
2.4 临床研究资料总结报告
2.4.1 中医药理论或研究背景
2.4.2 人用经验
2.4.3 临床试验资料综述
2.4.4 临床价值评估

2.4.5 参考文献
2.5 综合分析与评价
（三）药学研究资料
3.1 处方药味及药材资源评估
3.1.1 处方药味
3.1.2 药材资源评估
3.1.3 参考文献
3.2 饮片炮制
3.2.1 饮片炮制方法
3.2.2 参考文献
3.3 制备工艺
3.3.1 处方
3.3.2 制法
3.3.2.1 制备工艺流程图
3.3.2.2 详细描述制备方法
3.3.3 剂型及原辅料情况
3.3.4 制备工艺研究资料
3.3.4.1 制备工艺路线筛选
3.3.4.2 剂型选择
3.3.4.3 处方药味前处理工艺
3.3.4.4 提取、纯化工艺研究
3.3.4.5 浓缩工艺
3.3.4.6 干燥工艺
3.3.4.7 制剂成型工艺
3.3.5 中试和生产工艺验证
3.3.5.1 样品生产企业信息
3.3.5.2 批处方
3.3.5.3 工艺描述
3.3.5.4 辅料、生产过程中所用材料
3.3.5.5 主要生产设备
3.3.5.6 关键步骤和中间体的控制
3.3.5.7 生产数据和工艺验证资料
3.3.6 试验用样品制备情况
3.3.6.1 毒理试验用样品
3.3.6.2 临床试验用药品（适用于上市许可申请）
（1）用于临床试验的试验药物
（2）安慰剂
3.3.7“生产工艺”资料（适用于上市许可申请）
3.3.8 参考文献
3.4 制剂质量与质量标准研究
3.4.1 化学成分研究
3.4.2 质量研究

3.4.3 质量标准
3.4.4 样品检验报告
3.4.5 参考文献
3.5 稳定性
3.5.1 稳定性总结
3.5.2 稳定性研究数据
3.5.3 直接接触药品的包装材料和容器的选择
3.5.4 上市后的稳定性研究方案及承诺（适用于上市许可申请）
3.5.5 参考文献
（四）药理毒理研究资料
4.1 药理学研究资料
4.1.1 主要药效学
4.1.2 次要药效学
4.1.3 安全药理学
4.1.4 药效学药物相互作用
4.2 药代动力学研究资料
4.2.1 分析方法及验证报告
4.2.2 吸收
4.2.3 分布（血浆蛋白结合率、组织分布等）
4.2.4 代谢（体外代谢、体内代谢、可能的代谢途径、药物代谢酶的诱导或抑制等）
4.2.5 排泄
4.2.6 药代动力学药物相互作用（非临床）
4.2.7 其他药代试验
4.3 毒理学研究资料
4.3.1 单次给药毒性试验
4.3.2 重复给药毒性试验
4.3.3 遗传毒性试验
4.3.4 致癌性试验
4.3.5 生殖毒性试验
4.3.6 制剂安全性试验（刺激性、溶血性、过敏性试验等）
4.3.7 其他毒性试验
（五）临床研究资料
5.1 中药创新药
5.1.1 处方组成符合中医药理论、具有人用经验的创新药
5.1.1.1 中医药理论
5.1.1.1.1 处方组成、功能、主治病证
5.1.1.1.2 中医药理论对主治病证的基本认识
5.1.1.1.3 拟定处方的中医药理论
5.1.1.1.4 处方合理性评价
5.1.1.1.5 处方安全性分析
5.1.1.1.6 和已有国家标准或药品注册标准的同类品种的比较
5.1.1.2 人用经验

5.1.1.2.1 证明性文件

5.1.1.2.2 既往临床应用情况概述

5.1.1.2.3 文献综述

5.1.1.2.4 既往临床应用总结报告

5.1.1.2.5 拟定主治概要、现有治疗手段、未解决的临床需求

5.1.1.2.6 人用经验对拟定功能主治的支持情况评价

5.1.1.3 临床试验

5.1.1.3.1 临床试验计划与方案及其附件

5.1.1.3.1.1 临床试验计划和方案

5.1.1.3.1.2 知情同意书样稿

5.1.1.3.1.3 研究者手册

5.1.1.3.1.4 统计分析计划

5.1.1.3.2 临床试验报告及其附件（完成临床试验后提交）

5.1.1.3.2.1 临床试验报告

5.1.1.3.2.2 病例报告表样稿、患者日志等

5.1.1.3.2.3 与临床试验主要有效性、安全性数据相关的关键标准操作规程

5.1.1.3.2.4 临床试验方案变更情况说明

5.1.1.3.2.5 伦理委员会批准件

5.1.1.3.2.6 统计分析计划

5.1.1.3.2.7 临床试验数据库电子文件

5.1.1.3.3 参考文献

5.1.1.4 临床价值评估

5.1.2 其他来源的创新药

5.1.2.1 研究背景

5.1.2.1.1 拟定功能主治及临床定位

5.1.2.1.2 疾病概要、现有治疗手段、未解决的临床需求

5.1.2.2 临床试验

5.1.2.3 临床价值评估

5.2 中药改良型新药

5.2.1 研究背景

5.2.2 临床试验

5.2.3 临床价值评估

5.3 古代经典名方中药复方制剂

5.3.1 按古代经典名方目录管理的中药复方制剂

5.3.2 其他来源于古代经典名方的中药复方制剂

5.3.2.1 古代经典名方的处方来源及历史沿革、处方组成、功能主治、用法用量、中医药理论论述

5.3.2.2 基于古代经典名方加减化裁的中药复方制剂，还应提供加减化裁的理由及依据、处方合理性评价、处方安全性分析

5.3.2.3 人用经验

5.3.2.3.1 证明性文件

5.3.2.3.2 既往临床实践情况概述

5.3.2.3.3 文献综述
5.3.2.3.4 既往临床实践总结报告
5.3.2.3.5 人用经验对拟定功能主治的支持情况评价
5.3.2.4 临床价值评估
5.3.2.5 药品说明书起草说明及依据
5.4 同名同方药
5.4.1 研究背景
5.4.2 临床试验
5.5 临床试验期间的变更（如适用）

第二节　中药新药的注册程序

中药新药注册程序与审批分为两个阶段，第一阶段是药物临床试验注册申请，第二阶段是药品上市许可注册申请。省级药品监督管理部门负责初审，其内容是对申报资料进行形式审查，组织对研制情况及条件进行现场考察，抽取检验用样品，向指定的药品检验机构发出注册检验通知。然后将审查意见、考察报告、申报材料上报国家药品监督管理局。指定的药品检验机构负责样品检验和申报的药品标准复核。国家药品监督管理局负责对新药进行技术审批和所有资料的全面审定，对符合要求的予以批准，发给新药证书、药品批准文号，并发布该药品的注册标准和说明书。

一、新药临床试验注册和审批流程

药品注册申请人完成支持药物临床试验的药学、药理毒理学等研究后，根据中药制剂不同类别，按照申报资料要求提交相关研究资料，提出药物临床试验申请。经形式审查，申报资料符合要求的，予以受理。药品审评中心组织药学、医学和其他技术人员对已受理的药物临床试验申请进行审评（图 2-1）。

申办者应当定期在药品审评中心网站提交研发期间安全性更新报告。研发期间安全性更新报告应当每年提交一次，于药物临床试验获准后每满一年后的两个月内提交。药物临床试验期间，申办者应当持续更新登记信息，并在药物临床试验结束后登记药物临床试验结果等信息。

二、新药上市许可注册和审批流程

申请人在完成支持药品上市注册的药学、药理毒理学和药物临床试验等研究，确定质量标准，完成商业规模生产工艺验证，并做好接受药品注册核查检验的准备后，提出药品上市许可申请，按照申报资料要求提交相关研究资料。经对申报资料进行形式审查，符合要求的，予以受理。药品上市许可申请受理后，通用名称核准相关资料转国家药典委员会，国家药典委员会核准后反馈国家药品监督管理局药品审评中心。国家药品监督管理局药品审评中心还应当组织药学、医学和其他技术人员，按要求对已受理的药品上市许可申请进行审评。综合审评结论通过的，批准药品上市，发给药品注册证书（图 2-2）。

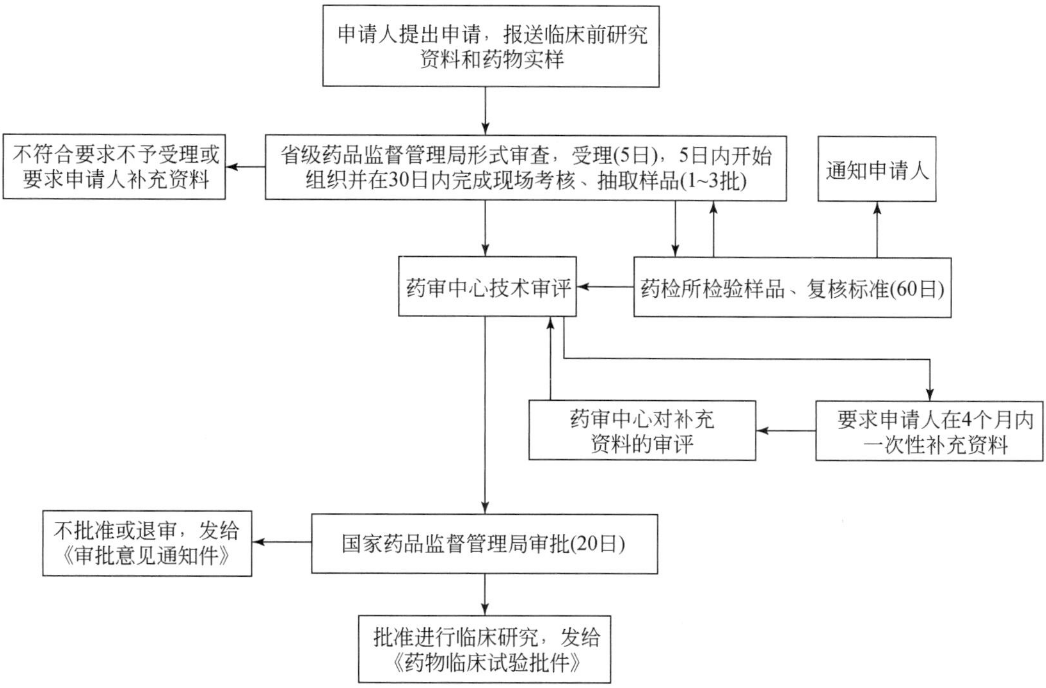

图 2-1　新药临床试验注册流程

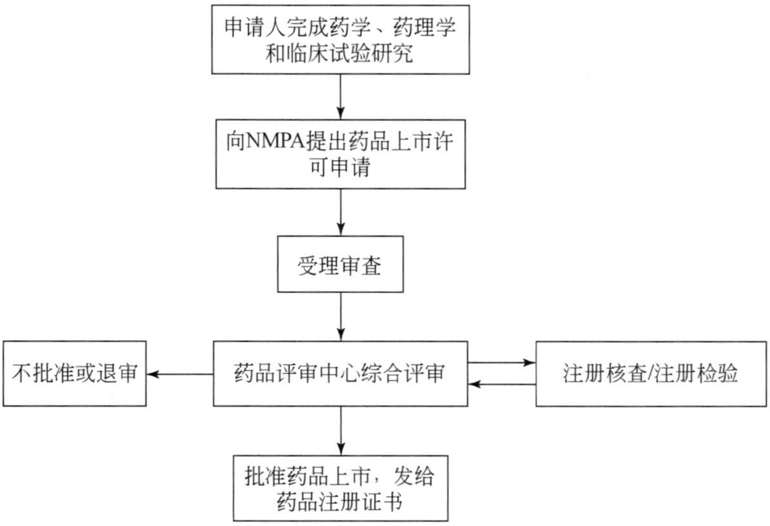

图 2-2　新药上市许可注册流程

三、符合药品优先审评审批程序的情形

药品上市许可申请时，以下具有明显临床价值的药品，可以申请适用优先审评审批程序。

1）临床急需的短缺药品、防治重大传染病和罕见病等疾病的创新药和改良型新药。

2）符合儿童生理特征的儿童用药品新品种、剂型和规格。

3）疾病预防、控制急需的疫苗和创新疫苗。

4）纳入突破性治疗药物程序的药品。

5）符合附条件批准的药品。

6）国家药品监督管理局规定其他优先审评审批的情形。

第三节　中药新药注册现场核查

新药注册现场核查包括研制现场核查和生产现场检查两个方面。根据国家药品监督管理局制定的《药品注册现场核查管理规定》，主要对其所受理药品注册的药学、药理毒理、临床试验、样品试制情况，以及上市申请的样品批量生产过程与核定或申报的生产工艺符合性进行核查，以确保申报资料的真实性、准确性和完整性。

一、研制现场核查要点

（一）药学方面

1. 工艺及处方研究

1）研制人员是否从事过该项研制工作，并与申报资料的记载一致。

2）工艺及处方研究是否具有与研究项目相适应的场所、设备和仪器，仪器和设备的型号和数量是否和《药品研制情况申报表》一致。

3）工艺及处方研究记录是否有筛选、摸索等试验过程的具体内容，工艺研究及其确定工艺的试验数据、时间是否与申报资料一致。

2. 样品试制

1）样品试制现场是否具有与试制该样品相适应的场所、设备，并能满足样品生产的要求。临床试验用样品和申报生产样品的生产条件是否符合《药品生产质量管理规范》的要求。申报生产所需样品的试制是否在本企业生产车间内进行。

2）样品试制所需的原辅料、药材和提取物、直接接触药品的包装材料等是否具有合法来源（如供货协议、发票、药品批准证明性文件复印件等）。

3）原辅料、药材和提取物、直接接触药品的包装材料等购入时间或供货时间与样品试制时间是否对应，购入量是否满足样品试制的需求，投入产出是否平衡。

4）样品试制用的原辅料及直接接触药品的包装材料是否有检验报告书。

5）样品试制是否具有制备记录或原始批生产记录，样品制备记录项目及其内容应齐全，如试制时间、试制过程及相关关键工艺参数、中间体检验记录等。

6）样品试制量、剩余量与使用量之间的关系是否对应一致，与《药品研制情况申报表》是否一致。

7）尚在进行的长期稳定性研究是否有留样，该样品所用直接接触药品的包装材料是否与

申报资料一致。

8）申报生产所需样品的原始批生产记录是否与申报工艺对应。

3. 质量、稳定性研究及样品检验

1）研究人员是否从事过该项研究工作，并与申报资料的记载一致。

2）质量、稳定性研究及检验现场是否具有与研究项目相适应的场所、设备和仪器。

3）研究期间的仪器设备是否校验合格，是否具有使用记录，记录时间与研究时间是否对应一致，记录内容是否与申报资料一致。

4）用于质量、稳定性研究的样品批号、研究时间与样品试制时间的关系是否相对应。

5）对照研究所用对照药品是否具有来源证明。

6）所用的对照品或标准品是否具有合法来源，如为工作对照品，是否有完整的标化记录。

7）质量研究各项目及方法学考察内容是否完整，各检验项目中是否记录了所有的原始数据，数据格式是否与所用的仪器设备匹配；质量研究各项目（鉴别、检查、含量测定等）是否有实验记录、实验图谱及实验方法学考察内容。

8）质量研究及稳定性研究实验图谱是否可溯源，红外光谱法（IR）、紫外光谱法（UV）、高效液相色谱法（HPLC）、气相色谱法（GC）等数字信号处理系统打印的图谱是否具有可追溯的关键信息（如带有存盘路径的图谱原始数据文件名和数据采集时间），各图谱的电子版是否保存完好；需目视检查的项目（如薄层色谱、纸色谱、电泳等）是否有照片或数码照相所得的电子文件。

9）质量研究及稳定性研究原始实验图谱是否真实可信，是否存在篡改图谱信息（如采集时间）、一图多用等现象。

10）稳定性研究过程中各时间点的实验数据是否合乎常规，原始记录数据与申报资料是否一致。

4. 委托研究　其他部门或单位进行的研究、试制、检测等工作，是否有委托证明材料。委托证明材料反映的委托单位、时间、项目及方案等是否与申报资料记载一致。被委托机构出具的报告书或图谱是否为加盖其公章的原件。必要时，可对被委托机构进行现场核查，以确证其研究条件和研究情况。申请人应当对委托研究的内容进行审核，并对申报资料和数据负有最终责任。

（二）药理毒理方面

1. 研究条件

1）是否建立实验研究相关的管理制度，并在研究中予以执行。

2）研究人员是否从事过该项研究工作，并与申报资料的记载一致。

3）研究现场是否具有与研究项目相适应的场所、设备和仪器。

4）研究期间的仪器设备是否校验合格，是否具有使用记录，记录时间与研究时间是否对应一致，记录内容是否与申报资料一致。

2. 实验动物

1）是否具有购置实验所用动物的确切凭证。

2）实验动物购置时间和数量是否与申报资料对应一致。

3）购置实验动物的种系、等级、合格证号、个体特征等是否与申报资料对应一致。

4）实验动物的饲养单位应具备相应的资质。实验动物为本单位饲养繁殖的，是否能提供本单位具有饲养动物的资质证明及动物饲养繁殖的记录。

3. 原始记录

1）各项实验原始记录是否真实、准确、完整，是否与申报资料一致。

2）原始记录中的实验单位、人员、日期、数据，以及实验结果等是否与申报资料一致。

3）原始资料中供试品、对照品的配制、储存等记录是否完整，是否和申报资料中反映的情况相对应。

4）原始图表（包括电子图表）和照片是否保存完整，是否与申报资料一致。

5）组织病理切片、病理报告及病理试验记录是否保存完整并与申报资料一致。若病理照片为电子版，是否保存完好。

4. 委托研究 其他部门或单位进行的研究、试制、检测等工作，是否有委托证明材料。委托证明材料反映的委托单位、时间、项目及方案等是否与申报资料记载一致。被委托机构出具的报告书或图谱是否为加盖其公章的原件。必要时，可对被委托机构进行现场核查，以确证其研究条件和研究情况。

（三）临床方面

1. 临床试验条件

1）临床试验单位及相关专业是否具备承担药物临床试验的资格，是否具有《药物临床试验批件》及伦理委员会批件。

2）临床试验管理制度的制定与执行情况是否一致。

3）试验人员是否从事过该项研究工作，其承担的相应工作、研究时间是否与原始记录和申报资料的记载一致。

4）临床试验设备、仪器是否与试验项目相适应，其设备型号、性能、使用记录等是否与申报资料一致。

2. 临床试验记录

1）知情同意书的签署：知情同意书是否由受试者或其法定代理人签署。必要时对受试者进行多方核实，以了解其是否在试验期间参加过该项临床试验，是否知情等情况。

2）临床试验用药物的接收和使用：①试验用药品的批号是否与质量检验报告、临床试验总结报告、申报资料对应一致；②试验用药品的接受、使用和回收是否有原始记录，发放者是否均有签名，药物的接受数量、使用数量及剩余数量之间的关系是否对应一致；③试验用药品的用法用量及使用总量是否与受试者用药原始记录、临床试验报告对应一致。

3）临床试验数据的溯源：①病例报告表（CRF）与原始资料［如原始病历、实验室检查、影像学检查、心电图检查（ECG）、动态心电图（Holter）、胃镜、肠镜等检查的原始记录等］以及申报资料是否对应一致；②原始资料中的临床检查数据是否能够溯源，必要时对临床检验部门（如临床检验科、影像室各种检查室等）进行核查，以核实临床检查数据的真实性；③临床试验过程中是否对发生严重不良事件（SAE）、合并用药情况进行记录，是否与临床总结报告一致；④申报资料临床试验总结报告中完成临床试验的病例数与实际临床试验病例数应对应一致。

4）药代动力学与生物等效性试验中原始图谱是否能够溯源：①纸质图谱是否包含完整的信息，并与数据库中电子图谱一致；②原始图谱及数据是否与临床试验总结报告对应一致；③进样时间（或采集时间）是否与试验时间、仪器使用时间对应一致；④图谱记录的测试样品编号是否与相应受试者血标本编号的记录对应一致。

5）统计报告是否与临床试验总结报告一致。

3. 委托研究 其他部门或单位进行的研究、检测等工作，是否有委托证明材料。委托证明材料反映的委托单位、时间、项目及方案等是否与申报资料记载一致。被委托机构出具的报告书或图谱是否为加盖其公章的原件。必要时，可对被委托机构进行现场核查，以确证其研究条件和研究情况。

二、生产现场检查要点

（一）机构和人员

1）企业建立的药品生产和质量管理组织机构是否能够确保各级部门和人员正确履行职责。

2）参与样品批量生产的各级人员，包括物料管理、样品生产、质量检验、质量保证等人员是否具备履行其职责的实际能力。

3）样品批量生产前上述人员是否进行过与本产品生产和质量控制有关的培训及药品 GMP 培训，并有培训记录。

（二）厂房与设施、设备

1）生产厂房及其设施、生产设备、仓储条件等是否满足样品批量生产要求。

2）生产批量与其实际生产条件和能力是否匹配。

3）如不是专用生产线，样品与原有产品安全生产带来的风险是否被充分评估，并能有效防止交叉污染。

4）为增加该产品生产，原有厂房与设施、设备是否作相应的变更，变更是否经批准并经验证。如为新建企业或车间，批量生产前与产品生产相关的厂房与设施、关键设备是否经确认（安装确认、运行确认、性能确认）。

（三）原辅料和包装材料

1）对生产过程所需的原辅料和包装材料购入、储存、发放、使用等是否制定管理制度并遵照执行。

2）上述物料是否具有合法来源并与注册申报一致，如有变更，是否经批准。

3）是否对购入的原辅料、直接接触药品的包装材料等取样检验，并符合质量标准要求。

4）是否对关键原辅料、直接接触药品的包装材料供货商进行审计，并经质量管理部门批准。

（四）样品批量生产过程

1）是否制定样品生产工艺规程，工艺规程的内容与核定的处方、工艺以及批生产记录的内容是否一致。

2）是否进行工艺验证，验证数据是否支持批量生产的关键工艺参数。

3）清洁方法是否经验证。

4）生产现场操作人员是否遵照工艺规程进行操作。

5）批记录内容是否真实、完整。

6）关键生产设备使用记录时间与批量生产时间是否一致。

7）已生产批次样品的使用量、库存量与实际生产量是否吻合。

8）样品生产使用物料量、库存量与总量是否吻合。

（五）质量控制实验室

1）是否具有样品及相关原辅料检验所需的各种仪器设备、标准物质。

2）检验仪器、设备是否经检定合格，各仪器是否有使用记录。

3）是否有委托检验，如有委托是否符合相关规定。

4）质量控制部门是否具有与样品相关的文件：①与核定标准一致的质量标准；②取样规程和记录；③检验操作规程和记录；④检验方法验证记录。

5）是否按规定留样并进行稳定性考察。

思考题

1. 简述中药新药注册的基本流程。
2. 中药新药临床前研究的主要模块及其内容有哪些？
3. 中药新药的临床试验设计应考虑哪些因素？
4. 如何评估中药新药的安全性？
5. 新药注册现场核查的目的和重要性是什么？

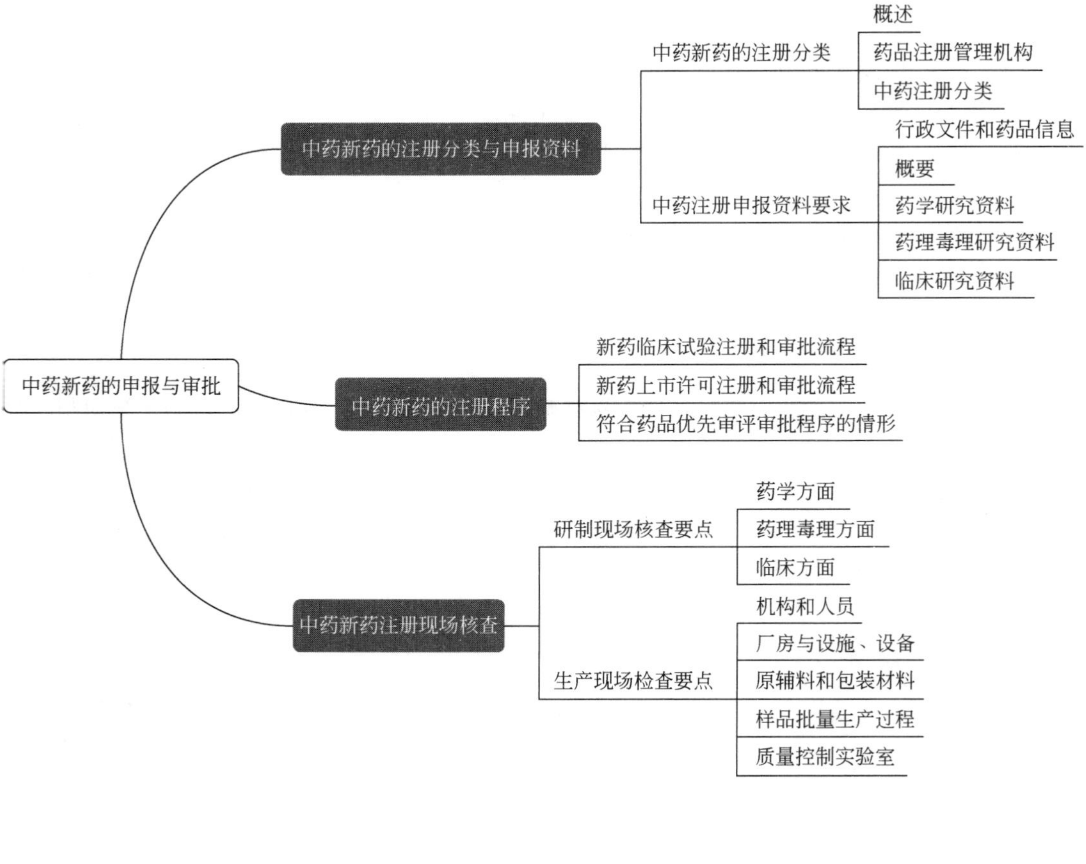

第三章 中药新药开发选题、设计与立题

第一节 中药新药选题

近年，国家对中医药发展高度重视，出台一系列的法律法规及指导原则，鼓励支持中医药事业的发展。2023 年 2 月，国家药品监督管理局发布了《中药注册管理专门规定》，提出：中药新药研制应当注重体现中医药原创思维及整体观，鼓励运用传统中药研究方法和现代科学技术研究、开发中药，应当坚持以临床价值为导向，重视临床获益与风险评估，发挥中医药防病治病的独特优势和作用，注重满足尚未满足的临床需求，应当符合中医药理论，在中医药理论指导下合理组方，拟定功能、主治病证、适用人群、剂量、疗程、疗效特点和服药宜忌，充分体现了中医药特色，以及传承精华和守正创新的理念，也为中药新药的选择及开发指明了方向。

一、选题原则与方向

中药新药开发是一个系统的工程，涉及很多方面，主要包括选题、立项、临床前研究、临床研究、注册申报、药物上市、监管与追踪研究等过程。选题是指收集资料、调查研究、文献探讨、综合分析、发现问题和选择研究问题的思维活动过程，是中药新药开发研究中的一个重要组成部分。选题的科学性和学术性直接关系到新药开发能否顺利开展、能否达到预期的成果，新药的价值能否得到体现、能否服务于人类健康等。因此，中药新药开发应遵循科学性、创新性、可行性和效益性的原则。

（一）选题原则

1. 科学性 中药新药开发的选题必须有科学依据。首先需要了解中药开发领域的最新进展、研究热点和前沿问题，以及国家、社会和市场的需求，从而更好地把握研究方向和目标，并结合自身特点进一步确定研究领域和方向；其次需要查阅相关文献和资料，了解前人的研究成果和研究方法，发现问题、提出研究问题和假设；最后对研究问题的学术价值、社会价值、可行性、风险性进行评估，完成选题。中药新药开发应当符合中医药理论，在中医药理论指导下合理组方。合理的组方，能增强或改变药物自身的作用，使药物之间相互作用，调其偏性，减小毒性，消除或减缓药物对人体产生的不良作用，使药物充分发挥其治疗药性，相辅相成，相互配合，更好地发挥预防和治疗疾病的作用。中药新药的疗效评价也应当以中医药理论为指导，结合中医药临床治疗特点，确定与中药临床定位相适应、体现其作用特点和优势的疗效结局指标、用法用量、疗效标准等。此外，为使中药新药发挥应有的疗效，中药新药开发过程还应当在中医药理论指导下选择适宜的剂型、合理的制剂成型工艺，制定稳定可控的质量标准。

案例 3-1 传承精华，守正创新

安宫牛黄丸，出自清朝温病大家吴鞠通的《温病条辨》，由牛黄、郁金、犀角（代）、麝香、珍珠、栀子、黄连、黄芩、朱砂、雄黄、冰片等十一味中药组成，具有清热解毒、镇惊开窍的功效，用于热病、邪入心包，高热惊厥，神昏谵语，中风昏迷及脑炎、脑膜炎、中毒性脑病、脑出血、败血症见上述证候者。安宫牛黄丸作为中医治疗高热症的“温病三宝”之首，素有“救急症于即时，挽垂危于顷刻”的美誉，是中医临床各科治疗急危重症的重要抢救药物，但仍然存在丸剂不利于药效迅速发挥的缺陷。清开灵注射液是国家中医药管理局发布的全国中医医院急诊科必备中成药之一，它是对安宫牛黄丸进行二次开发而来的制剂，选择速效剂型，针对身热烦躁、神昏谵语、抽搐惊厥的主症，以清热解毒、镇静安神、芳香开窍为治法，以胆酸、珍珠母（粉）、猪去氧胆酸、栀子、水牛角（粉）、板蓝根、黄芩苷和金银花组方，既符合中医药理论，又注重应用现代药理学确认方中的有效成分（如：牛黄的有效成分为胆酸，以胆酸代替牛黄既适合注射剂，又能达到治疗主症的作用），既不固守原方，又注重科学性，根据剂型特点和主症治法合理组方，是其研发成功且在临床实践中疗效显著的主要原因。

2. 创新性 随着科学技术的进步，经济全球化加快发展，国际竞争日趋激烈。在中药新药的开发过程中，研发人员必须努力创新，使我们的科研工作具有自己的特色，这关系到今后开发的中药新药是否具备竞争力。中药新药开发的创新，不应抄袭仿制或低水平重复，而应以中医药理论为指导，临床价值为导向，在组方、剂型、处方设计、工艺技术、质量研究、药理药效、生产设备等方面加以开拓发展和明显创新，使研究的结果成为前所未有的成就。例如，复方丹参滴丸是在复方丹参片的基础上，以中医药理论为指导，以临床价值（疗效更高、起效更快、用量小、无胃肠刺激等）为导向，采用现代药学新技术研制成的中药滴丸剂，它解决了片剂不能在冠心病心绞痛等急症中迅速发挥疗效的问题。

3. 可行性 中药新药开发在选题时应当对人员、设备、经费、前期工作基础等条件进行论证，以确定能否保证研发的顺利进行。

(1) 人员条件 中药新药开发的团队应当由多学科专业的人员组成，如既要有药学研究人员，又要有临床药师和基础医学实验研究人员，其年龄和结构层次上既要有专家教授，又要有中青年技术骨干，才能保证研究工作顺利开展及延伸。

(2) 设备条件 设备的先进性通常与科研技术水平的高低、科研的创新性有着密切的关系，中药新药研发所需要的仪器设备是促使成果产出的必要条件，因此，在开展中药新药研发时应当设法通过多投入多渠道等争取保证科研产出和创新的设备条件。

(3) 经费条件 中药新药开发是一项高成本、高风险的研究活动，经费是其顺利进行的基本保证。因此，开展中药新药研发应当积极争取政府、企业和所在单位的经济支持。

(4) 前期工作基础 在进行中药新药的开发时，其前期的工作积累（如前期的临床工作基础和初步药效学实验研究等）能反映该新药是否有进一步开发的价值和前景。

4. 效益性 中药新药开发过程中应当以产出的新药能为患者带来新的利益和改善市场上已有的药物的不足等方面为出发点来进行选题，才能带来更大的社会效益。选题时应瞄准一些危害性大且影响广泛的疾病进行研发，才能满足临床医疗需求，缓解更多的社会矛盾。例如，三七通舒胶囊被开发成常见病、多发病的治疗药物，因具有道地药材大宗品种的资源，带动了社会经济的发展，有广阔的市场前景，产生了良好的社会效益。经济效益是企业的立足之本，开发出来的中药新药只有投产后才会成为流通商品，只有使广大患者得到治疗、恢复健康，才能带来可观的经济效益。例如，江中草珊瑚含片，相比同类的慢性咽喉炎治疗药物，疗效确切，成本低廉，且具有丰富的资源以保证供应，因此给企业带来了良好的经济效益。因此，在选题时应当对市场信息动态进行调研，根据市场需求和预测，抓住时机。

（二）选题方向

1. 以传统中医药或民族药为基础选题 《中药注册管理专门规定》中强调中药新药开发应当注重体现中医药原创思维及整体观，支持研制基于古代经典名方、名老中医经验方、医疗机构配制的中药制剂等具有丰富中医临床实践经验的中药新药。传统中医药对于人体生理功能调节、免疫性疾病、病毒性感染、骨关节疾病、养生保健等具有一定优势，且中医治疗疾病大多注重平衡人体阴阳、气血、调节脏腑功能，从整体上达到祛邪扶正、防病治病的目的，因此，在中药新药开发选题时，可以传统中医药或民族药为基础。

2. 基于重大常见疾病和难治性疾病的治疗选题 国家将心血管疾病、恶性肿瘤、代谢类疾病、呼吸系统疾病、免疫性疾病等列为重大常见疾病。重大常见疾病和难治性疾病对人类健康均有较大威胁，开发用于治疗这些疾病的有效药物，符合国家重大战略需求，国家也一直重点支持和鼓励这些疾病的新药研发。因此，中药新药开发时可以选择这些领域作为重要的方向。

3. 基于临床需求选题 中药新药开发应当为满足临床需求而提供有效的治疗药物，所开发的新药应能满足现有疗法和体现新药特有的临床价值，凸显中药临床优势，如中药在肿瘤的放化疗中的减毒增效作用。因此，中药新药开发应当注重临床证据，以临床价值为导向，通过加强古代经典名方的梳理与挖掘，推动古代经典名方中药复方制剂研制，或老药新用，推动中药改良型新药研究，围绕临床应用优势和产品特点，对已上市药品进行二次开发，包括改变给药途径、改变剂型、增加功能主治以及改变生产工艺或辅料等来推动以临床价值为导向的中药新药研发。

4. 结合企业需求和市场导向选题 药品生产企业是中药新药选题立项、研发投入、新药投产实现价值的主体。各疾病领域药品市场规模、企业规模、企业发展规划、经营理念、产品结构、市场品牌、商业渠道等因素都影响着中药新药的开发，因此，为了能更好地实现新药上市后的价值，中药新药开发要以企业需求和市场为导向。此外，中药新药开发还要考虑经济学因素，首先应从研发成果与新药产业化是否能顺利衔接、药品上市后的连续性等方面考虑企业研发投入的风险性；其次还要从药材资源、生产成本、患者治疗费用等方面，与现有疗法、同类药物进行“性价比”的分析，为患者、企业双方获益提供保证。

二、选题方法

中药新药开发选题立项时，首先需要通过计算机检索、调查研究等方式，了解各疾病的流行病学现状和诊疗发展，选择一个具有现实意义和市场前景的疾病领域；然后通过文献调研、市场调研、信息咨询等方式了解该疾病领域目前已有的药物治疗方式、中药治疗的优势、中药新药的研究现状、各类药物市场份额及市场需求等信息，确定中药新药开发的具体目标，包括新药类型、治疗效果、安全性、副作用和成本等方面的要求。2020年版《药品注册管理办法》将中药注册按照中药创新药、中药改良型新药、古代经典名方中药复方制剂、同名同方药等进行分类，并在其配套的《中药注册分类及申报资料要求》中对四类中药的定义和包含范围进行了解释，对中药新药开发的立题选方有重要的指导意义。因此，确定了将要开发的中药新药类型后，可以从以下几个途径确定选题。

（一）传统中药及经典方剂

中国古代医学典籍是中药制剂选题的主要来源之一。在古代中医典籍、方剂学中记载有成千上万的处方，包括古方、验方、秘方等。例如，晋代葛洪的《肘后备急方》，收集了很多价廉有效的方剂，唐代孙思邈的《千金要方》、宋代的《太平惠民和剂局方》和《圣济总录》，分别载方5300多首、780多和20 000多首。这些处方中有很多经过了千百年的临床实践验证，疗效确切，以它们为基础开发中药新制剂的风险相对较小，《伤寒论》《金匮要略》《景岳全书》中的处方不少现已被研发成中药制剂在临床上广泛使用，如清肺排毒汤和连花清瘟胶囊，都是以《伤寒杂病论》中的古代名方为基础研制而成的。

（二）医院制剂及名医经验方

根据《中药注册管理专门规定》，来源于中医临床实践的中药，在明确功能主治、适用人群、给药方案和临床获益，形成固定处方后，可开发成中药新药而广泛使用。因此，具有多年临床经验的名老中医经验方、有市场前景的医院协定处方和医院制剂，已成为中药新药开发选题的主要途径。

（三）实验室科研筛选方

通过体外或动物实验，对经典方剂或单味药进行拆方、配比、筛选，确定新的药味组合，并经过进一步的药效学、毒理学和临床试验验证，开发成中药新药。如《太平惠民和剂局方》的苏合香丸，原方有15味药材，经拆方后开发成由苏合香、冰片、乳香（制）、檀香、土木香组成的冠心苏合丸，后又再拆方制成仅有苏合香和冰片两味药的苏冰滴丸，剂量更小、显效更快、疗效更高。实验室科研筛选的中药制剂，成分和作用机制明确，但是科研投入相对较大。

（四）药效学指导下筛选有效部位或有效成分

在药效学指导下，筛选单味或复方中药的有效部位或有效成分，进一步研究开发成中药新药。例如，用于治疗慢性粒细胞白血病的靛玉红，是通过对当归芦荟丸进行有效成分筛选而制成。

（五）按照植物化学研究思路

从单味或复方中药中提取分离出各类化学成分，再通过靶点和作用机制研究，发现新的有效成分，进一步开发成中药新药，如青蒿素、蒿甲醚的研发。

（六）中药制剂的二次开发

二次开发是中药新药开发的一个重要方向，包括改变给药途径、剂型，增加功能主治，改变生产工艺或辅料，提高质量标准等研究。临床上很多疗效确切的中药制剂，经过二次开发后能够克服原来的不足，提高临床价值。

三、设想与预试

中药新药开发的立项选题仅是一种设想，想要成功开发出能体现中医药特色和临床价值的新药，需要筹备人力、物力、财力等条件，开展预试，并根据预试结果，确定研究方案，制定阶段目标和最终目标，再进一步开展研究工作。

（一）设想

如前所述，中药新药开发的设想是包含情报调研、选题确定和条件筹备的立项选题过程。首先，通过文献调研、市场调研、信息调研，收集前人或他人的研究结果或经验、与本课题相关的专业知识和技术、药品市场信息动态等资料，对资料进行综合分析、发现问题和确定选题；

然后，以体现中医药特色和临床价值为导向，拟定处方组成、给药途径与剂型、制备工艺、检测指标与方法、基础医学实验方法等；最后，筹备能满足中药新药开发的人力、物力、财力条件，预测新药开发的可行性。

（二）预试

验证研究方案的可行性。通过对实验步骤、设备、技术等进行预试验，有利于发现关键性技术问题，并及时补充和修正。中药新药的预试验，通常是对新药的处方和成型工艺进行预试，确定工艺可行，再对其药效和毒理进行初步评价，确定药物安全有效，再对其他研究方案进行补充完善。

第二节 研究方案的设计

中药新药研发是一项系统工程，当研究人员根据信息，拟定了研究课题后，需要结合课题任务书或合同书设计一个完整的研究方案，按规定的目标将技术途径、研究方法和步骤完整地表达出来，进行整体设计。

一、设计的目的与意义

根据《药品注册管理办法》的要求，设计目的与依据属于申报资料的三号资料。因此，必须撰写“立题目的与依据”，才能保证申报资料的完整性。此外，新药研发的立项都有一定的立题依据，只有立题依据充分才能确定研究的方向及立题的目的，从而设计出合理的研究方案，研制出具有一定特色的新药。因此，撰写“立题目的与依据”还可以指导合理的新药研制方案的形成。

在设计目的与意义中，对于中药材、天然药物应当提供有关古代、现代文献的资料综述；对于中药、天然药物制剂应当提供处方来源和选题依据，国内外研究现状、生产、使用情况的综述，以及对该品种创新性、可行性、剂型的合理性和临床使用的必要性等的阐述分析，包括和已有国家标准的同类品种的比较。对于中药还应提供有关传统医药的理论依据及古籍文献资料综述等。

研究方案设计的目的在于根据现有资料确定研究方向，集中构思，明确将采取的技术路线、实验方法和步骤、阶段目标和最终目标，以便按照制定的方案开展研究，它直接关系着工作的成败。设计一个好的研究方案具有如下作用和意义。

1. 增强预见性、减少风险性 通过周密的构思及调查，明确技术路线及目标，预测可能存在的问题，提供相应的解决方案，规避风险。

2. 保证研究质量 研究出疗效好、毒副作用小、科技含量高的中药新药，有赖于深入研究、反复思考、并经专家论证、提出意见和修改完善后形成的设计方案，从而增加了方案的科学性、合理性、先进性和可行性。依据最终方案开展实验研究能在一定程度上节省人力、财力、物力和时间，收到事半功倍的效果。

二、设计的方法与技术

按照2020年7月1日起实施的《中药注册分类及申报资料要求》，中药注册分为中药创新药、中药改良型新药、古代经典名方中药复方制剂和同名同方药4类，根据不同类别新药临床应用的价值特点、技术要求、注册要求、不同研发和生产主体应针对性制订研究方案。宗旨是以临床为导向，从新药研发全过程和药品全生命周期两个方面开展研究方案的设计。

1. 中药创新药研究方案设计方法 中药创新药系指处方未在国家药品标准、药品注册标准及国家中医药主管部门发布的《古代经典名方目录》中收载，具有临床价值，且未在境外上市的中药新处方制剂。对于来源于天然植物、动物、矿物提取物的中药创新药，按照现行《中药注册分类及申报资料要求》，该类新药属于中药新药1.2类，与以往注册分类比较，应属于原新药注册分类1类和5类，即通常所指有效成分和有效部位新药范畴。该类新药的研发，需要集中突出“创新性”的特点。对于复方中药新药，是中药临床应用的主要形式，最能体现中药的配伍理论和协同作用的优势。因此，复方中药新药是中药创新药的主要内容。复方新药的研发要集中体现中医理论特点，突显中药配伍优势。

2. 中药改良型新药研究方案设计方法 中药改良型新药是指对已上市产品的研究与二次开发，包括改变给药途径、改变剂型、增加功能主治以及改变生产工艺或辅料等引起药用物质基础或药物吸收、利用明显改变等。改良型新药需具有“合理”与“必要”性依据。中药体系复杂，现有很多药物存在一定问题，从改变剂型、给药途径、改变制备工艺和增加新的适应证等方面进行改良，从而提高疗效、降低毒性，提高临床价值，申请人应当根据新剂型的具体情形开展相应的药学研究，必要时开展非临床有效性、安全性研究和临床试验。

3. 古代经典名方新药研究方案设计方法 经典名方新药是中药新药注册分类的3.1类，按照新药注册要求，“一致性”是最重要的要求，即经典名方新药与古方用法物质基准的“一致”，实质上是经典名方制剂与古代经典名方汤剂有效性的一致。古代经典名方中药复方制剂处方中不含配伍禁忌或者药品标准中标有剧毒、大毒及经现代毒理学证明有毒性的药味，均应当采用传统工艺制备，采用传统给药途径，功能主治以中医术语表述，开展相应的药学研究和非临床安全性研究。

4. 同名同方药研究方案设计方法 同名同方药是指通用名称、处方、剂型、功能主治、用法及日用饮片量与已上市中药相同的前提下，其安全性、有效性、质量可控性方面不低于同名同方已上市中药。着重对其制剂制备技术及质量标准进行研究，并根据法规要求进行安全性及有效性评价。

三、研究方案的内容

研究方案总体应包括以下几点：①研究项目的科学依据和预期目的；②研究内容与技术路线；③人员分工与工作进度；④经费预算。

（一）研究项目的科学依据和预期目的

研究项目的科学依据及预期目的是研究方案能否成立的关键问题。只有这个问题明确，项目才能成立。无论申报课题，还是合作项目，均应阐明该项研究的科学依据和预期目的。

项目的科学依据应包含两方面内容：一是该项目研究的必要性；二是该项目研究的理论依据。其中应说明设计者经过前期对文献资料的查阅、整理和综合利用，综述该研究领域现状、目前已获取的研究情况、已达到的水平及尚存在的问题等，并提出该研究的目的及将采用的理论和方法，说明该理论和方法的新颖性、前沿性和可行性，以及提出足够的科学论据，证明继续研究的必要性，提出研究方向和目标。

预期目的系指该项目完成后可达到的科技水平、预期产生的社会效益和经济效益等。

（二）研究内容与技术路线

研究内容是研究方案的主体与核心，需阐明将采用的技术方法、理论依据、技术路线及其拟解决的技术关键问题。中药新药的研究内容应包括基础研究、申报临床与临床试验、申报生产等步骤，基础研究和临床试验是研究方案的重点。中药新药的基础研究应重点阐述在试验内容或方法方面的创新性和先进性。技术路线是指按照研究内容所要采用的技术措施和试验方法。

中药新药的研究内容主要包括以下 3 个方面。

1. 药学研究 包括处方、剂型、工艺、辅料、包装等的筛选，以及中试、质量标准的制订和稳定性考察等。

2. 药理研究 包括主要药效学和一般药理学实验研究。

3. 毒理研究 包括急性毒性、长期毒性、特殊毒性及一般安全性实验等。

（三）人员分工与工作进度

人员分工实行责任落实制，是项目落实的重要手段。工作进度体现工作的时限性，工作时限性有两层含义，一是反映工作的效率，确保工作在计划的时间内有序地进行；二是体现时间效益。人员分工和工作进度需明确，包括任务名称、工作内容、责任人、起止时间和考核人五个栏目。然后按研究内容的先后顺序一层一层展开。

（四）经费预算

项目的经费预算是对项目所需费用进行划分和安排。其项目费用一般包括：实验材料消耗费、动力消耗费、仪器设备及其折旧费、实验室改装费、项目协作费、评审费、差旅费、办公费和劳务费等。对经费安排要细致思考，并设有不可预见费用专项。

四、设计实例

经典名方竹叶石膏汤颗粒剂

竹叶石膏汤源自东汉·张仲景的《伤寒论》，具有丰富的临床应用基础，该方由淡竹叶、石膏、麦冬、人参、甘草、半夏及粳米组成，据记载，本方具有清气分热、清热生津、益气和胃之功效，主治伤寒、温病、暑病余热未清，气津两伤证。其中，淡竹叶、石膏主清热除烦，配合臣药麦冬、人参养阴益气，佐药半夏降逆止呕，甘草、粳米调养胃气为使药。现代临床将其用于治疗各种传染病、热病。基于此，将其制备为颗粒，优化现代制备工艺，进行中试验证，以确定制备过程中的相关参数。

（一）工艺研究

1. 提取工艺研究 采取正交试验对其加水量（6 倍、8 倍、10 倍）、提取次数（1 次、2 次、3 次）、提取时间（30min、60min、90min）进行考察，以样品中甘草酸、甘草苷、异芸草苷、人参皂苷 Rg1、人参皂苷 Rb1、人参皂苷 Re 的含量作为考核指标。

2. 成型工艺研究 按药辅比例为 1∶1 称取干膏粉和辅料，混合，以 95%乙醇制软材，14 目筛制粒，60℃条件下干燥，整粒，过程中对其辅料种类（糊精、淀粉、可溶性淀粉、微晶纤维素、羟丙基纤维素）、原辅料比（1∶0.5、1∶0.8、1∶1、1∶1.2、1∶1.4）、润湿剂浓度（乙醇浓度：60%、70%、80%、90%、95%）进行筛选。

3. 中试研究 根据小试工艺的研究结果，制备3批中试颗粒样品，重点考察中间出膏率、颗粒得率等指标，并计算每袋中异荭草苷、甘草苷、甘草酸、人参皂苷Rg1、人参皂苷Re及人参皂苷Rb1的6个指标成分含量。3批颗粒得率均大于90%，表明该制备工艺稳定。

（二）化学成分研究

采用UPLC-Q-Orbitrap/MS全面鉴定本方中各单味药及复方颗粒中的化学成分，快速鉴定了颗粒中的106个化合物，包括48个三萜类、26个黄酮类、10个甾体皂苷、8个酚酸类及14个其他化合物（主要包括氨基酸类、磷酸酯类等）。分别来自淡竹叶、人参、半夏、麦冬和甘草5个药味。

（三）质量标准拟定

1）采用薄层色谱法（TLC）对颗粒中的麦冬、人参、半夏、甘草等4个药味进行定性鉴别。

2）采用HPLC测定了异荭草苷、甘草苷、甘草酸、人参皂苷Rb1、人参皂苷Re和人参皂苷Rg1等6个成分的含量。

3）建立颗粒的HPLC指纹图谱。

（四）稳定性研究

略

（五）安全性评价

略

（六）药效研究

略

第三节 中药新药立题

在完成信息研究、资料调研、选题、预试验后设计的研究方案，经过可行性论证后，还必须经过申请（或申报）、审批后才算确立，即立题。课题的来源是多样的，大型课题多数来自各级基金会，立题的方式略有不同。

一、科学基金简介

（一）国家自然科学基金委员会

20世纪80年代初，中国科学院89位院士（学部委员）致函党中央、国务院，建议借鉴国际成功经验，设立面向全国的自然科学基金，得到党中央、国务院的首肯。随后，在邓小平同志的亲切关怀下，国务院于1986年2月14日正式批准成立国家自然科学基金委员会（简称自然科学基金委，英文名称为National Natural Science Foundation of China，缩写为NSFC）。国家自然科学基金委员会每年颁发“科学基金项目指南”（简称“项目指南”），指导申请基金，使科技工作者了解国家自然科学基金的资助方针、范围、学科政策、历年资助情况等。该“项目指南”还设基金申请项目分类目录，以便申请者填报项目所属学科及代码时查阅。“项目指南”附录还有国家自然科学基金委员会有关部门及联系电话。

（二）教育部等部委系统博士学科点专项科研基金

教育部高等学校博士学科点专项科研基金是教育部对高等学校所设的科学基金，另有博士后科学基金等，经费来自国家财政，以鼓励高校科学研究。此外，还有非教育部系统留学归国人员科学基金、国家自然科学基金委员会分设的青年科学基金、卫健委青年科学研究基金等。

（三）国家中医药管理局科研基金

国家中医药管理局采取科研基金和政策性拨款并行制度，实行分开招标，对于中医药科研计划课题予以资助，并根据中标课题的性质，采取无偿和有偿合同两种形式拨款，且对于青年研究人员也予以一定的拨款支持。

（四）省、自治区、直辖市科学基金

各省、自治区、直辖市设立资助的科学研究基金。

（五）高等院校科研基金

高等院校根据自身发展的需要，常设立校内科研基金，用以支持科学研究工作。

（六）名（个）人基金及其他团体兴办的基金

如中国癌症研究基金会、中华医学基金会等，经费来源于个人或团体的捐赠。

目前国家鼓励产学研结合，充分利用学校和科研机构的人才、技术、实验条件等资源优势，利用企业的经济实力，共同开发中药新药。

二、课题的申报

为了适应科学基金制、招标制，研究者应该掌握科研方向，提高标书质量。实践证明，认真进行立题论证、计划书写得好的课题更容易中标。立题论证是该单位同行专家初级论证，一般以开题报告或函审、评审会等形式进行，由单位筛选出具有先进性、科学性和可行性的课题统一申报。

（一）开题报告的撰写

开题报告是申报研究课题的形式之一。开题报告的主要内容包括：说明课题来源、其科学意义和应用价值；阐明国内外研究进展情况；论证该研究的先进性；提出总体设计方案；论证技术路线及技术、条件的可行性。

（二）申请（申报）书的撰写

填写申请（申报）书之前，应先查阅或查询有关规定，特别是参阅“项目指南”，按照规定的格式内容，逐条填写。

（三）申报课题

申报课题一般应注意以下问题。

利用“项目指南”，正确选择研究项目。“项目指南”一般均指出了当前重点发展和资助的研究范围、领域和某些定向研究课题。申报时，应结合自己所从事的学科领域和涉及的科学范围，并根据“项目指南”所附的学科分类代码，填写学科代码。

按申请（申报）书的要求，实事求是地逐条认真填写。表达要清楚、明确，文字严谨。

研究项目学术思想应新颖，立论依据充分，研究内容和目标明确具体，研究方向和技术路线应先进、合理、可行，在近期内可望达到预期。

申请者和合作者应具备相应的研究能力，研究工作有一定积累，基本工作条件和工作时间要有充分保证。

经费预算实事求是，依据充分。

当项目申报后，经基金会评审、批准后，项目申请者应对研究项目全权负责，并按研究计划按时完成。每年应向基金会报告研究工作进展，项目完成后，按时交出科研报告，并提供原始证明材料。

三、课题的确立

课题经过申请（或申报）、批准后才算确立，即立项。由于课题的来源不同，立题和方式略有不同，中药新药开发多为企业自选项目，论证通过后，企业主管部门批准并通过必要的行业管理程序，即立项。国家项目和基金项目，一般按项目招标、投标、议（评）标的程序，若中标，即立项。确立的项目都有规范的编号，纳入规范的课题管理程序，并实行课题负责人负责制。课题负责人应对研究项目全权负责，并按研究计划按时完成。应定时按期向单位或基金会报告研究工作进展，项目完成后，按时交出科研成果和工作总结报告。

思考题

1. 为什么要在中医药理论指导下开发研究和使用中药新药？
2. 我国的中药注册是如何管理的？中药注册有哪些分类及申报资料要求？
3. 中药新药研发中药材研究需关注哪些问题？
4. 中药改良型新药研发中的关键点有哪些？
5. 支持中药新药的研发项目申请中需注意什么？

- 中药新药开发选题、设计与立题
  - 中药新药选题
    - 选题原则与方向
      - 选题原则
        - 科学性
        - 创新性
        - 可行性
        - 效益性
      - 选题方向
        - 以传统中医药或民族药为基础选题
        - 基于重大常见疾病和难治性疾病的治疗选题
        - 基于临床需求选题
        - 结合企业需求和市场导向选题
    - 选题方法
      - 传统中药及经典方剂
      - 医院制剂及名医经验方
      - 实验室科研筛选方
      - 药效学指导下筛选有效部位或有效成分
      - 按照植物化学研究思路
      - 中药制剂的二次开发
    - 设想与预试
  - 研究方案的设计
    - 设计的目的与意义
    - 设计的方法与技术
      - 中药创新药研究方案设计方法
      - 中药改良型新药研究方案设计方法
      - 古代经典名方新药研究方案设计方法
      - 同名同方药研究方案设计方法
    - 研究方案的内容
      - 研究项目的科学依据和预期目的
      - 研究内容与技术路线
      - 人员分工与工作进度
      - 经费预算
    - 设计实例
      - 经典名方竹叶石膏汤颗粒剂
  - 中药新药立题
    - 科学基金简介
      - 国家自然科学基金委员会
      - 教育部等部委系统博士学科点专项科研基金
      - 国家中医药管理局科研基金
      - 省、自治区、直辖市科学基金
      - 高等院校科研基金
      - 名(个)人基金及其他团体兴办的基金
    - 课题申报
      - 开题报告的撰写
      - 申请(申报)书的撰写
      - 申报课题
    - 课题确立

第四章　中药新药制剂工艺研究

第一节　概　　述

一、中药新药工艺研究的定义

新药研究包括两大部分，即新药临床前研究和新药临床研究，临床前研究属于新药的基础研究，主要包括制备工艺、质量标准、稳定性、药理、毒理等研究内容。其中制备工艺是整个研究的核心，有着非常重要的作用。中药制备工艺研究就是以中医药理论为指导，将中药制药理论知识与具体生产实践相结合，综合运用现代制药技术和手段，在分析处方中药物的基础上，进行剂型选择、工艺路线设计、工艺技术条件筛选和中试等系列研究，并对研究资料进行整理和总结，使制备工艺做到科学、合理、先进、可行，使研制的新药达到安全、有效、可控和稳定。

二、中药新药工艺研究的目的

制药工艺决定了中药制药设备、中药制药生产的工程技术和工业化生产的系列问题，中药制备工艺路线是否合理、工艺参数是否可控、工艺与生产设备是否匹配、厂房设施布局是否合理决定着中药新药的质量，这也是传统中药行业走向世界与国际接轨的关键所在。因此，根据中药物料、有效成分的性质和临床需要确定剂型，开展工艺路线、工艺步骤、工艺条件筛选和优化，使中药新药工艺达到合理可行、稳定可控、安全科学，使研制和生产出的药品达到安全、有效、稳定和可控，获得能够适合工业化生产要求的工艺，是中药新药工艺研究的最终目的。

三、中药新药工艺研究的基本内容

中药新药工艺研究是中药新药研究的一个重要环节，是药效毒理研究、临床研究的基础。按照研究工作的实际步骤，可将中药新药工艺研究的内容分为六个部分。

（一）处方分析

对处方的分析即对处方所涉及的中医药理论的理解和对方剂中的药物进行方药分析。在实际工作中，对一个已经立项准备进行研制的新药，一般首先看到的是处方。可以从以下 5 个方面对处方进行分析：①以中医药理论为指导，了解处方的君、臣、佐、使和功能主治；②了解处方药味的传统用法；③了解处方药味的性味、归经、有毒无毒；④确认处方中药炮制与否、炮制的目的与方法；⑤检索现代研究文献，了解各药味所含化学成分及其理化性质，了解方中各药味的药理作用，特别是与处方功能主治相关的药理作用。对一类、二类新药，应能确定化学成分与药效的关系，对三类新药（一般是复方），应尽可能掌握化学成分与药效之间的关系。其目的在于使后面工艺路线的设计有的放矢，避免盲目性。在审评中，有些实验者在对处方不完全了解的情况下匆忙设计工艺路线、优选工艺条件，往往使得工艺先天不足，存在难以弥补的缺陷。

（二）剂型选择

剂型是药物使用的必备形式。在进行提取工艺、制剂成型工艺研究之前，首先要选择和确定剂型。选择剂型时要考虑以下因素：①临床需要，如治疗急症、重症的临床用药，注射剂当属优选剂型；②药物性质，如有效成分或有效部位已经明确时，应根据它们的物理、化学性质设计剂型；③用药对象，如儿科用药应尽可能选择易于服用的剂型；④处方剂量，处方剂量小时剂型选择难度小，处方剂量大时应选择载药量大的剂型；⑤其他因素，药物的味道、服用方便与否等都应在选择剂型时予以考虑。

（三）提取工艺的研究

中药新药的研究大多数是以中药饮片为起始原料。为了达到疗效高、剂量小的要求，除少数情况直接使用药材粉末外，一般中药饮片都需要经过提取。

1. 药材的鉴定与前处理　投料前的药材必须经过鉴定。鉴定的目的是辨明真假、优劣。目前中药材市场情况复杂，从药材公司购进的药材多数产地不明。中药注射剂的原料药必须固定产地。一般口服、外用制剂的原料药也提倡产地进货，特别是生产单位产地进货尤其必要。从药材公司购入的中药材，应当经过鉴定，药材标准中有含量测定的应对药材进行相关成分的含量测定。例如，在工艺研究过程中发现某一指标成分在提取物中的含量很低，如果没有测定药材含量，就难以判断是由于工艺条件设置不合理造成的，或是药材本身含量低造成的。

投料前的药材必须经过前处理，即对药材进行净制、切制、炮炙、粉碎。对哪些药材进行什么样的前处理，应根据方剂对药性的要求、药材质地、药材特性和不同提取方法的需要来决定。需炮制的药材应明确炮制目的、炮制方法及其依据。

2. 提取工艺路线的设计与选择

（1）设计原则　使中药新药的生产工艺具有科学性、先进性及生产的可行性。

（2）设计基础　对处方进行分析，即了解方剂的功能、主治，通过查阅文献分析每种药材所含的有效成分与药理作用。

（3）设计方法

1）对于处方中药味的有效成分或有效部位基本清楚的，可根据其理化性质及提取原理，基本确定工艺路线或设计不同的工艺路线，根据提取物中有效成分含量的多少来选择确定。

2）对复杂问题应全面考虑，设计多条路线，通过预试验选择。例如，复方中有些药味的基础研究（化学成分、理化性质、药理作用）几乎是空白，有些药味虽然所含化学成分有文献报道，但药理作用不甚明确；有的药味在处方中为佐使却起到引药归经、调和诸药的作用，该药的作用与化学成分尚找不到相关性；有的处方是祖传的验方，方中药味是一般中医极少用的，化学成分更不清楚。面对这些复杂情况，很难确定一种工艺路线，较常见的方法是将不同工艺路线得到的提取物通过药效学试验进行比较，即用动物实验筛选工艺。

3）提取工艺路线的选择没有一种固定的方法，可以通过各种方法、手段来证明所选定的提取工艺最大限度地富集了有效成分、最大限度地发挥了方剂的疗效。

(4) 设计中应予注意的问题

1）对新药进行工艺路线设计时切忌不做考察，盲目地照搬照套原剂型的老工艺。

2）对传统工艺，要继承，但不能盲目地继承，应加以研究、探求机制，做到知其然并知其所以然。

3）应当重视对提取溶剂的选择。选择溶剂应当考虑利于有效成分溶出、不影响药物疗效、化学成分清楚、质量稳定、安全、价廉易得等，而水和乙醇基本满足这些条件。

4）在需要两种以上溶剂提取时应注意先后顺序。

5）应充分考虑工业化生产的可行性。

6）对热不稳定性成分应注意减少受热时间。

7）不能将提取工艺路线的选择与提取条件的选择同时进行，应当先初步确定工艺路线，再进行具体工艺条件的筛选，否则往往使考察结果无法评价。

3. 提取工艺技术条件的研究 提取工艺路线初步确定后，应充分考虑可能影响提取效果的因素，进行科学、合理的试验设计，采用准确、简便、具有代表性、可量化的综合性评价指标与方法，优选合理的提取工艺条件。

(1) 单因素 在影响因素比较少时，可采用单因素、多水平的对比研究。

(2) 多因素 在大多数情况下，影响因素不是单一的，需对多因素、多水平同时进行考察，一般最常用的是正交试验方法。正交试验中常见的问题主要有以下几点。

1）正交试验方法不清楚、指标成分含量不明确，实验结果无从评价。

2）样本量太小，实验误差大，造成实验结果与常理不符。

3）正交试验中因素、水平设计不当，造成实验结果没有意义。为了避免此种情况的发生，提倡先做预实验。例如，水提取正交试验，提取次数、时间、加水量均设 2 水平，结果提取 2 次明显优于 1 次。但提取 3 次如何，不得而知。所以选择 2 水平设计时应慎重，一般多为 3 水平。但是即使是 3 水平的设计，如果水平设置不当，也有可能令正交试验结果中的几个因素对提取效果均无显著性影响，即 3 水平间均无显著性差异，$P>0.05$。

4）对异常的数据不做重复试验，不加分析，将错就错，听之任之。

5）正交试验考察指标选择不当或评分方法不当。考察指标应尽可能多地包含有效部位。例如，大黄 1 味单提，考察指标选择总蒽醌和结合蒽醌比选择单一成分大黄酸或大黄素更合理。有 2 个或 2 个以上考察指标时，正确的评分方法才能得出正确的结论。

6）不够重视对实验结果的分析。一是直观分析，二是方差分析。有 2 个以上考察指标时，综合直观分析、方差分析结果，往往很难确定一个工艺条件，常常会在 2 个、3 个工艺条件上难以取舍，这时应做验证实验，最终确定工艺条件，并且应当注意验证实验的样本量不宜太小。

（四）分离、纯化、浓缩与干燥工艺研究

1. 分离与纯化工艺研究 常用的分离方法有沉降分离法、滤过分离法、离心分离法。常用的纯化方法有水提醇沉法、醇提水沉法。其他的纯化方法有酸碱法、盐析法、透析法、吸附法、离子交换法、结晶法等。

分离纯化方法的选择应根据新药类别、剂型、给药途径、处方量及提取液性质来决定。例如，丹皮酚有结晶性，可以通过结晶法达到纯化目的；五类药需要富集药物的有效部位，所以大孔树脂吸附法常被应用在有效成分的纯化方面；注射剂对药液中的不溶性微粒有严格限制，所以常用超滤的方法进行精滤；黄芩苷的提取应用酸碱法；在复方提取液纯化中常应用水提醇沉法和醇提水沉法，无论采用哪种方法都应当说明该方法应用的合理性，提供纯化物含量指标，

必要时应通过实验确定纯化工艺的具体条件。例如，水提醇沉法应优选醇沉浓度；醇提水沉法应注意优选加水量；酸碱法应注意提取液的 pH 调节。对于新建立的方法，还应进行方法的可行性、安全性研究，提供相应的研究资料。

2. 浓缩与干燥工艺研究　常用的浓缩方法有减压蒸发、薄膜蒸发。常用的干燥方法有减压干燥、沸腾干燥、喷雾干燥、冷冻干燥。浓缩、干燥方法应根据药物性质来选择。具体工艺参数应经实验优选确定，如常用的喷雾干燥法，其主要影响因素有 4 个：提取液的密度、雾滴大小、进风温度和出风温度。浓缩、干燥方法及条件的优选，应在有相应生产设备的制药企业中进行。

（五）制剂成型工艺研究

制剂成型工艺是将药物半成品与辅料进行加工处理，制成剂型，形成最终产品的过程。辅料品种与用量应经实验优选确定。应当明确选择的目的、试验方法、结果、结论。应注意处方量与最终制成量之间的关系。根据中药用药量大的特点，提倡应用先进的成型方法和设备，尽可能减少辅料用量，以期减少服用剂量。

（六）中试研究

中试研究是对实验室工艺合理性研究的验证与完善，是保证工艺具有大生产可行性的必经环节。供质量标准、稳定性研究、药效毒理研究、临床研究的样品都应当是经过中试研究的成熟工艺制备的产品。中试规模应达到处方量的 10 倍以上（这里所说的不是 1 日处方量，而是以成品 1000 个单位计算的处方量）。提供至少 3 批中试生产及检测数据，包括批号、投料量、半成品量、辅料量、成品量、成品率。检测数据包括制剂通则要求的检查项目，微生物限度检查及含量测定结果。

第二节　中药新药处方

随着现代科学技术的不断发展，中药研究逐渐深入，越来越多的人开始关注中药新药的开发与研究。中药新药处方的遴选成为中医药研究领域的一项重要任务。在中药新药研制开发过程中，处方的确定是在辨证立法的基础上完成的。方解是对处方进行系统论述，明确全方的功能和主治，是研究者在开展工作之初对所研究处方的认识和理解。

一、中药新药处方的选择

中药新药研发是在中医药基本理论指导下，运用现代科学技术方法和手段，对中药资源进行深入研究和开发利用的过程。处方选择作为中药新药研发的起点，其重要性不言而喻。一个好的处方不仅直接关系到新药的临床疗效和安全性，也是新药能否成功上市并获得市场认可的关键因素。因此，如何筛选出具有良好疗效和安全性的处方已经成为中药制剂研发的关键性问题。研究者应当在继承传统的基础上，结合现代科技手段，从以下几个方面进行整合，以不断提高中药新药研发质量。

（一）遵循中医药基本理论

中医药基本理论是指导中医药实践的基石，包括中医诊断、中医治则、方剂学等。中药新药的处方选择一定要以中医药基本理论为指导，符合中医辨证施治精神和君臣佐使组方原则。

中医诊断是针对患者症状、体征、舌象、脉象等方面的综合分析。诊断明确后，方可确定治疗方案。因此，在选择中药新药处方时，应充分考虑中医诊断的结论。中医治则是指导中医药治疗的原则，包括辨证论治、三因制宜等。在选择中药新药处方时，要遵循中医治则，根据患者的病情、体质、环境等因素，制订合适的治疗方案。方剂学是研究中药配伍规律和方药组成的科学。在选择中药新药处方时，要充分运用方剂学的知识，合理搭配药物，达到最佳治疗效果。因此，在遵循中医药基本理论原则的前提下，遴选的中药新药处方既有药又有方，符合中医辨证论治的特点。

（二）注重药物安全性评价

药物安全性评价是中药新药研发的重要环节。在选择中药新药处方时，要充分考虑药物的毒性反应、副作用、过敏反应等因素，确保药物在临床应用中不会对患者造成伤害。在选择中药新药处方时，要确保药材的道地性、野生性和生长环境，避免污染和有害物质残留；要分析药物化学成分，了解潜在的毒副作用，有针对性地进行实验室安全性评估或者借鉴临床应用经验进行安全性评估，尽量选择低毒或无毒的药物，减少药物对人体产生的不良影响。另外，在选择中药新药处方时，要充分考虑过敏反应因素，尽可能避免选用可能导致过敏反应的药物。

（三）发挥现代科学技术的支持作用

现代科学技术的发展为中药新药研发提供了新的手段。在选择中药新药处方时，可以借助现代科学技术手段及其研究成果，保障药物的安全、有效、稳定和均一特性要求。

处方来源方面，中药新药的处方应来源于古代经典名方或中医临床经验方。古代经典名方是中医药宝库中的瑰宝，经过了千百年来的临床验证，具有较高的安全性和有效性。中医临床经验方则是中医在临床实践中总结出的有效方剂，具有较高的实用性和针对性。选择这些方剂作为新药的处方来源，有助于确保新药的安全性和有效性。另外，在处方选择时也要尽可能地使用具有法定标准（《中国药典》、《部颁药品标准》、地方药材标准）的药材，以保障药材供应充足、品质稳定。

药效学评价方面，新药处方的筛选应充分考虑药效学研究基础，包括药理作用、毒理作用、药效学评价和作用机制等方面的研究，这也是保障处方有效性的重要手段。

质量控制方面，中药新药处方的筛选应充分考虑能否建立完善的现代中药质量控制体系，包括对药材、中间体、成品等环节实施严格的质量检验，确保药物的质量稳定性和可控性。

化学成分方面，在选择中药新药处方时，可以结合现代中药化学研究成果对中药进行化学筛选，优选具有较高药效的中药。另外，可以运用生物信息学技术，预测药物靶点和作用机制，提高选用中药的命中率。

（四）注重药物经济学和临床实践

药物经济学和临床实践也是评价中药新药处方的两个重要方面。在选择中药新药处方时，要充分考虑药物的成本效益比和临床疗效，以满足患者和社会的需求。

药物经济学用于评价药物在治疗过程中的成本和效益。在选择中药新药处方时，要充分考虑药物的成本效益比，确保药物在治疗疾病的同时，不会给患者和社会带来过重的经济负担。

临床实践是检验中药新药疗效的最直接手段。在选择中药新药处方时，要关注、分析、评价临床试验和真实世界研究的数据，确保药物的临床疗效和安全性。

另外，中药新药处方的选择还应当遵循国家相关法律法规、指导原则和行业标准，确保研发过程的合规性。例如，选择的中药来源于某个濒危物种，实际选择的时候就应当注意来源的合法性。

选择中药新药处方是一项复杂的任务，需要充分考虑中医药基本理论、药物安全性、有效性、现代科学技术支持、药物经济学和临床实践等多方面因素。通过全面、综合的分析评价，才能研发出具有良好疗效、安全性和经济性的中药新药，为患者提供更多的治疗选择。

法规摘要

中药新药研制应当注重体现中医药原创思维及整体观，鼓励运用传统中药研究方法和现代科学技术研究、开发中药。支持研制基于古代经典名方、名老中医经验方、医疗机构配制的中药制剂（以下简称医疗机构中药制剂）等具有丰富中医临床实践经验的中药新药；支持研制对人体具有系统性调节干预功能等的中药新药，鼓励应用新兴科学和技术研究阐释中药的作用机理。

中药新药研制应当坚持以临床价值为导向，重视临床获益与风险评估，发挥中医药防病治病的独特优势和作用，注重满足尚未满足的临床需求。中药新药研制应当符合中医药理论，在中医药理论指导下合理组方，拟定功能、主治病证、适用人群、剂量、疗程、疗效特点和服药宜忌。鼓励在中医临床实践中观察疾病进展、证候转化、症状变化、药后反应等规律，为中药新药研制提供中医药理论的支持证据。

申请人研制中药应当加强中药材、中药饮片的源头质量控制，开展药材资源评估，保证中药材来源可追溯，明确药材基原、产地、采收期等。加强生产全过程的质量控制，保持批间质量的稳定可控。中药处方药味可经质量均一化处理后投料。申请人应当保障中药材资源的可持续利用，并应当关注对生态环境的影响。涉及濒危野生动植物的，应当符合国家有关规定。

《中药注册管理专门规定》（2023）

二、中药新药处方的组成

中药新药处方的组成是中药用药的主要形式和临床防病治病的物质基础。中药处方组成应充分体现中医辨证论治的原则，利用现代科学方法和先进的技术研究中药处方的配伍，不仅对阐明中医药理论的科学内涵具有特别重要的意义，而且也是发扬传统中医药优势、创新民族医药的一条重要途径。

（一）中药新药处方组成原则

1. 因病施治、对症用药　治法是治疗疾病的具体方法，也是组方的理论依据。中药新药处方应根据疾病的病因、病机、症状等方面进行组方，确保药物能够针对病因、对症治疗。此外，还需考虑患者的年龄、性别、体质、地域等因素，以实现个体化治疗。

2. 君臣佐使、配伍严谨　中药新药处方应遵循君臣佐使的组方原则，确保药物相互协同、相互制约，以达到平衡药效、降低毒副作用的目的。同时，应注意药物配伍的严谨性，避免用药禁忌。例如，麻黄汤中麻黄为君药，是一方之核心；桂枝为臣药，辅助君药加强治疗；杏仁为佐药，配合君、臣药加强治疗作用；甘草为使药，调和方中诸药。

3. 剂型合理、质量可控　中药新药处方组成时，制定剂型要根据病情而定，若病情急重，多选用汤剂；病情轻缓，又多选用丸剂。病情需要外用，又多制成膏剂或糊剂。制剂的目的，主要是有利于用药途径的选择。处方组成时，还应考虑药物的质量控制，确保药物在生产、储存、运输等环节的稳定性。

（二）中药新药处方组成研究思路

1. 文献调研 通过查阅古籍、现代专著、论文等资料，了解处方的来源、历史沿革、组方原理和临床应用情况。收集相关资料，为后续处方分析提供理论依据。

2. 中药性状研究 对处方中每味中药的性状进行分析，包括中药的来源、产地、药用部位、生长环境等，以及中药的外观、气味、味道、质地等特点。这有助于了解中药之间的相互关系和药效差异。

3. 药效分析 根据中药的药效作用特性，分析处方中各中药的作用机制、协同作用和相互作用。这有助于揭示处方的治疗原理和药物配伍的合理性。

4. 处方分析 研究处方的剂型、用法、用量等方面的特点，以及处方中各中药的配比关系，分析处方中君臣佐使之间药物相互作用、药物代谢等方面的内容。

5. 临床应用研究 通过搜集临床案例、病案分析等资料，了解处方的临床疗效、适应证、禁忌证、副作用等方面的信息。这有助于评估处方的安全性和有效性。

6. 药理作用评价研究 通过开展整体、器官和分子药理水平等层次的药理药效研究工作，探讨处方中各中药组分的药理作用机制、药效物质基础、药物代谢途径、不良反应等方面的问题。这有助于揭示处方的作用机制、组效关系、药代动力学特性。

7. 质量控制研究 对处方中的中药进行质量控制研究，包括鉴别、含量测定、活性筛选与化学分离、重金属农残检查等。这有助于确保处方在后续新药研发中的工艺稳定性和质量可控性。

8. 数据挖掘与分析 运用数据挖掘技术，对处方中的中药进行统计分析，探讨中药配伍的规律、药效特点、临床应用趋势以及不良反应等方面的内容。

9. 创新与发展 在继承传统中医处方的基础上，对处方进行创新和发展，包括中药药物的替换、剂型的改进、给药途径的改变以及增效减毒等。这有助于拓展处方的临床适用范围，为促进中医药事业传承、创新和发展提供科学依据。

研究中药处方的组成，一定要采取合适的研究方法，有效揭示中药处方的物质基础，分析其作用机制，指导临床合理用药，为新产品开发提供科学数据。

法规摘要

1. 处方组成药味名称应当与国家药品标准、药品注册标准或省、自治区、直辖市药材/饮片标准或炮制规范中收载的规范名称一致，应当明确每日用各药味药量。中药复方制剂药味的排列顺序需符合中医药的组方原则。

2. 主治需说明处方的具体临床定位，注意区别疾病治疗、对证治疗和症状治疗的表述；说明药物作用特点，如疾病治疗、症状缓解或减轻、对联用药物的影响等。古代经典名方中药复方制剂，其功能主治采用中医药术语表述。

3. 阐述主治病证的发病原因、疾病发展过程及转归、病证的分期分型等。运用中医药理论说明与病因病机对应的证候特点、治则治法，以及治疗优势和特点。

4. 应当明确处方来源，并简要说明处方药味、处方药量、剂型、适用人群（主治及人群范围）、用法用量及疗程等的演变情况及依据。

《中药新药复方制剂中医药理论申报资料撰写指导原则（试行）》(2021)
《古代经典名方中药复方制剂说明书撰写指导原则（试行）》(2021)

三、中药新药处方的方解

方解应当以中医药理论为指导，围绕主治病证的病因病机和治则治法，用规范的中医药术语阐释组方原理，体现方证一致。

（一）方解的概念

方解，又称为方义、组方原理、方义分析和方义解析等，指处方所主病证中各味中药的功效及其配伍关系；是对处方中各味中药的性味、功效、主治及其相互关系的阐述。在中药新药处方中，方解是药物组合的核心，对于阐释处方疗效、组方原理、指导临床、新方创制及处方安全性具有重要意义。

对于处方的分析，一般从病证开始，针对病因、病机、证候特点进行简要阐释，提出辨证结论和立法原则，然后根据主证、治法、论方析药，对处方进行全面探讨。

实例 4-1 牛黄清心丸方解举例

牛黄清心丸，具有清心化痰、镇惊祛风的功能。适于气血亏虚所致的虚烦不眠，头晕目眩，或肝风内扰、夹痰、夹火，横窜经络所致的神志混乱，言语不清，痰涎壅盛，癫痫惊风及痰迷心窍，痰火痰厥等证。方中牛黄性味苦凉，用以清心开窍，豁痰定惊，用为君药。水牛角性味咸寒，羚羊角性味咸寒，二药共用有清心肝、安神息风之功；黄芩、白蔹清热泻火解毒；麝香辛温，冰片辛苦微寒，与朱砂、雄黄同用以开窍醒神镇惊；当归、白芍、川芎、蒲黄、防风养血活血祛风。以上诸药辅助君药以奏清热、开窍、息风之功能，共为臣药。人参、白术、茯苓、山药、大枣、阿胶、麦冬益气养阴，补血扶正，以佐治气血不足之兼证；柴胡、大豆黄卷疏散退热，苦杏仁、桔梗宣肺降气，神曲行气消食，共收退热降气、化痰消食之功，为佐助之品；肉桂、干姜制约方中大队药物之寒凉，肉桂又有引火归原之功，共收佐制之效；以上诸药同用使补而不足，滋而不腻，共为佐药。甘草调和方中诸药，为使药。全方二十九味药共用，攻补兼施，标本同治，共奏清心化痰、益气养血、镇惊祛风之功。

（二）中药新药处方方解的基本原则

1. 辨证论治 是中医药治疗疾病的基本原则，要求根据患者的病情、体质、环境等因素，选择合适的药物组合。在中药新药处方方解中，要充分体现辨证论治的原则，确保药物的针对性和个性化。

2. 君臣佐使 是中医药方剂组成的基本规律。在中药新药处方方解中，要明确各药物的地位和作用，合理搭配，以达到最佳治疗效果。

3. 药物配伍 是方剂中的重要内容。在中药新药处方方解中，要重视药物间的相互作用，包括协同作用和拮抗作用，以提高药物的疗效和安全性。

4. 药物剂量 是影响药效的重要因素。在中药新药处方方解中，要充分考虑药物剂量的合理性，以确保药物在治疗疾病的同时，不会产生不良反应。

5. 药物煎煮方法 对药效的发挥具有重要影响。在中药新药处方方解中，要关注药物的煎煮方法，以保证药物的有效成分充分提取。

（三）中药新药处方方解的具体方法

1. 药物功效分析 对处方中的每种药物进行分析，了解其功效、作用及其适应证。在此基础上，总结药物的共同作用和特点，以便于阐述处方的疗效。

2. 药物相互作用分析 分析处方中各药物之间的相互作用，包括协同作用和拮抗作用。这有助于了解药物在处方中的相互关系，以及药效的发挥机制。

3. 君臣佐使分析 根据药物在处方中的地位和作用，明确君臣佐使的关系。这有助于阐述药物在治疗过程中的主次地位和协同作用。

4. 药物剂量分析 对处方中各药物的剂量进行详细分析，确保药物在治疗疾病的同时，不会产生不良反应。

5. 药物煎煮方法分析 关注药物的煎煮方法，确保药物的有效成分充分提取，从而提高药效。

（四）中药新药处方方解的撰写思路

中药新药的方解不只是分析出来的，而是在设立处方的时候就已完成。方解是依据君臣佐使的组方原则对方剂的组成进行合理解释，深入分析处方的功能主治及其理论基础，为新药研制提供思路和方向。

“君臣佐使”目前是方解撰写的主要形式，是中医较为公认的方解形式。现代中医药方剂中，也会出现“君臣佐使”定位出现争议的情况，这就要求我们应当尊古而不泥古，站在现代中药研究的角度去思考如何撰写方解。具体可以从以下几个方面思考。

一是明确研究目的。研究目的将直接影响方解的内容和方向。研究目的可以是评价新药的疗效、安全性、药效学特性等，也可以是对某一方面进行深入研究。二是梳理药物组成及作用。药物组成是处方方解的核心内容，因此在撰写过程中，需要对药物进行详细的梳理。首先，对方剂中的每味药物在性味、归经、功效等方面进行描述，以便展示药物的基本信息。其次，分析药物之间的相互关系，如协同作用、拮抗作用等，从而揭示方剂的整体药效。最后，对方剂的主要治疗作用或功效进行概括，如清热解毒、祛风止痛等。三是阐述方剂配伍原理。配伍原理是指导方剂组成和用药策略的关键因素。可以从君臣佐使、药物相互作用、病机与治法、剂量与比例等角度阐释处方配伍原理。

法规摘要

方解应当以中医药理论为指导，围绕主治病证的病因病机和治则治法，清晰阐释组方原理，体现方证一致。药味出现顺序应与“处方”中顺序一致。一般可以采用“君臣佐使”的组方分析理论进行分析：对于君药、臣药、佐药和使药齐备者，方解中应当明确君药、臣药、佐药和使药及其配伍原理，说明单味药的功效或多味药相合的功效；对于君药、臣药、佐药和使药难以齐备或确定者，应当明确君药及其功效，其他药味至少按其方药作用归类，分清主次，说明配伍原理和功效。难以采用“君臣佐使”的方式进行方解的，可以采用其他符合中医药理论的组方配伍分析方法。方解应当归纳全方的功能和配伍特点。

《中药新药复方制剂中医药理论申报资料撰写指导原则（试行）》（2021）

《古代经典名方中药复方制剂说明书撰写指导原则（试行）》（2021）

第三节　中药新药剂型选择

一、中药剂型的分类

（一）按发展历程分类

中药剂型按照时间的顺序可分为传统剂型和现代剂型。传统剂型至今仍应用于临床的主要有汤剂、丸剂、散剂、胶剂、酒剂等；现代剂型有片剂、胶囊剂、颗粒剂、注射液、浓缩丸剂、滴丸、栓剂、气雾剂、外用膏剂等。

（二）按物态分类

剂型按物态分类，可分为固体、半固体、液体和气体等。固体剂型有散剂、颗粒剂、丸剂、片剂、胶剂等；半固体剂型有煎膏剂、糖浆剂、软膏剂等；液体剂型有注射剂、汤剂、合剂、酒剂、酊剂等；气体分散剂型有气雾剂、粉雾剂等。

因物态相同，其制备特点及临床疗效也各有不同。例如，固体剂型一般需要粉碎、混合、制粒；半固体剂型一般需要熔化、研匀；液体剂型一般需要提取、分离、纯化、浓缩。疗效方面以液体、气体剂型起效最快，固体剂型起效较慢。这种分类法在生产、贮藏和运输上有一定指导意义。

（三）按制法分类

一般将制法相似的剂型归为一类，如浸出制剂是浸提中药药效成分而成的制剂，如汤剂、合剂、酒剂、酊剂、流浸膏剂与浸膏剂等。无菌制剂是采用灭菌方法或无菌技术而成的制剂，如注射剂、滴眼剂等。

（四）按给药途径分类

经胃肠道给药的剂型有汤剂、合剂、糖浆剂、煎膏剂、酒剂、流浸膏剂、散剂、颗粒剂、丸剂、片剂、胶囊剂等，还包括直肠给药的灌肠剂、栓剂等。

不经胃肠道给药的剂型有注射给药剂型、经皮给药剂型、黏膜给药剂型等。

此外，可根据药物进入人体后的释药行为将剂型分为速释、缓释、控释、靶向制剂等。速释制剂有滴丸、分散片、泡腾片，缓释制剂有缓释片、缓释胶囊，控释制剂有渗透泵片，靶向制剂有靶向给药乳剂、毫微型胶囊。

（五）按分散系统分类

液体制剂按照分散系统分类如下：真溶液型有芳香水剂、溶液剂、露剂、甘油剂及部分注射剂等；胶体溶液型有胶浆剂、火棉胶剂、涂膜剂等；乳浊液有口服乳剂、静脉乳剂、部分搽剂等；混悬液型有合剂、洗剂、混悬剂等。

二、剂型选择的原则

剂型是药物施于临床的最终形式。制剂疗效主要取决于药物本身，但是在一定条件下，剂型对药物疗效的发挥也起到关键作用。同一种药物，由于剂型不同，辅料不同，制备方法不同，药物的稳定性、起效时间、作用强度、作用部位、持续时间及副作用也有所不同。因此剂型的选择是中药制药研究与生产的主要内容之一。

剂型选择的基本原则如下所述。

（一）根据防治疾病需要选择

病有缓急，证有表里，须辨证施治。因此，对剂型的要求也各不相同。例如，急症患者需要药效迅速，宜用汤剂、注射剂、气雾剂、舌下片、滴丸等，如复方丹参滴丸；慢性病患者需要药效持久、舒缓，则可用丸剂、缓释制剂、混悬剂或其他长效制剂，如六味地黄丸；儿童或昏迷的患者以液体制剂为宜，如四磨汤口服液。

不同的给药部位对剂型的要求也不同。例如，皮肤疾病的患者一般可用软膏、膏药、涂膜剂、糊剂及巴布剂等外用制剂；而腔道疾病的患者一般可用栓剂、膜剂、条剂、线剂或钉剂等。

在新型给药系统中，缓释、控释制剂可使给药频率减少一半以上，每日一次或数日一次，适合于长期服药的慢性疾病患者，如硝苯地平缓释片、雷公藤缓释片。靶向制剂可使药物通过循环系统浓集于病灶部位，适合癌症患者，如榄香烯靶向脂质体。

（二）根据药物性质选择

根据中药药性特点，选择适宜的剂型，可达到减毒增效的作用。例如，汤剂可增强解表方中药物辛散之性，如麻黄汤、桂枝汤；丸剂释药缓慢，可减弱毒性或刺激性药物的毒性反应，如小金丸、小活络丸；散剂的粉体比表面积大，分散度大，起效迅速，如九分散、七厘散。

中药品种繁多，化学成分复杂，一味中药往往含有几种到一百多种化学成分，中药处方往往以复方为主，因而给剂型的选择增加了难度。水溶性成分、脂溶性成分、挥发性成分如何选择剂型，都要结合临床，在剂型选择上，尽最大可能使药效成分被人体充分吸收利用，达到治疗目的。八味丸治疗糖尿病需原粉入药，而水提则无效，因方中山茱萸所含的齐墩果酸、熊果酸在水中不能溶出。十滴水需用70%乙醇制成酊剂，因方中樟脑、桉油不溶于水。

中药药效成分在体内的生物药剂学过程是影响疗效的关键，应根据具体情况选择适宜的给药途径和剂型，如天花粉用于中期妊娠或死胎引产，适于制备成注射剂发挥疗效，若制成口服制剂则易被消化酶降解而失效；又如胰酶遇胃酸易失效，宜制成肠溶制剂。

（三）根据不同剂型的生物药剂学和药动学特征选择剂型

药物的生物药剂学和药动学是药物制剂评价的一个重要方面，主要了解药物在体内的吸收、分布、代谢、排泄过程。制剂的剂型因素在很大程度上影响着药物的吸收，从而影响其生物利用度和药动学特征。为了客观地评价所确定剂型的合理性，要证明所选剂型最优。如果是改进剂型药物，应与原剂型药物作对比实验；如果是新研制的药物，应将此处方药物制成符合临床用药目的和药物理化性质的两种以上不同剂型的药剂，通过体内药动学、药理效应法、体外溶出度法等的研究，反映药物不同剂型生物利用度的差异，从中优选出生物利用度较高的剂型。

（四）根据五方便的要求选择

根据服用、携带、生产、运输、贮藏方便等要求来选择适当的剂型。例如，汤剂味苦量大，服用不便，制成颗粒剂、口服液、胶囊剂等，既可保持汤剂疗效好的特点，又便于服用。甘草主产于我国西北、东北及内蒙古一带，在制剂中用量很大，尤其是生产复方甘草片等制剂时，所需甘草浸膏量多，为运输方便，可在产地将甘草制成浸膏。云南白药由散剂改成气雾剂后，使用与贮藏更加方便。

中药新药剂型设计还应保证制剂的安全性、有效性、质量可控、稳定性及顺应性。

三、中药新药的剂型设计

在中药新药的开发过程中，剂型的选择应在中医药理论的指导下进行，满足中医临床的需要，采用先进科学技术，使新药安全、有效、可控和稳定。中药新药设计目的在于根据疾病性质、临床用药需要及药效成分理化性质和生物学特征，确定合适的给药途径和药物剂型。在调查和研究药效成分理化性质和生物学特性的基础上，选择合适的辅料和制备工艺，筛选制剂的最佳处方和工艺条件，确定包装，最终制成适合于工业生产和临床应用的中药新药。

（一）中药新药剂型设计要点

1. 保证药物迅速到达作用部位　应使药物尽可能迅速到达病灶部位，然后保持其有效浓度，最终达到较高的生物利用度。例如，水溶性药物，静脉注射可以达到100%的生物利用度，其作用速率也容易控制。一次推注可立即发挥药效作用，也可滴注以稳定的速率发挥作用。外用膏剂、气雾剂、栓剂等比较容易到达皮肤、黏膜等部位，发挥局部药效，或药效成分被吸收进入血液循环，到达病灶部位而发挥疗效。

2. 避免或减少药物在体内转运过程中的破坏　应了解药效成分在体内是否存有肝脏首过效应，使其活性损失或失效；是否被生物膜和体液环境pH或酶所破坏，以便通过合理的剂型设计加以克服。

3. 降低或消除药物的刺激性与毒性反应　某些药效成分具有胃肠道刺激性或肝肾毒性，改变剂型可以减少刺激性或毒性反应，如雷公藤、马兜铃等中药有肝肾毒性。

4. 保证药物的稳定性　凡在水溶液中不稳定的药物，一般可考虑将其制成固体制剂，如片剂、胶囊剂、颗粒剂等，或注射用无菌粉末，均可提高稳定性；应根据药效成分的溶解度、粒径大小等理化性质决定最适宜的剂型。

药物的有效剂量可能也随剂型和给药途径而变化，静脉注射的药物直接入血。相对来说口服药物吸收时，存在各种物理、化学及生物学屏障，很难全部吸收入血。一般情况下，为达到同样的血药浓度与临床疗效，注射给药所需的剂量小于胃肠道给药的剂量。直肠、胃肠道、舌下、经皮等给药方式的药物吸收速率和吸收程度各不相同。因此，针对某一特定药物，不同的剂型和给药途径都需重新考虑其在临床应用过程中的有效剂量。

药物制剂自身性质和给药途径会影响药效成分的吸收行为。在应用时，有的要求全身用药，而有的需局部用药以避免全身吸收；有的要求快速吸收，而有的需缓慢吸收。适宜的制剂和剂型，对发挥药效、减少药物毒性反应、方便用药具有重要意义。不同的药物制剂，通过不同的给药途径进入体内后，其药物的吸收和作用机制及药效等可能存在较大差异。因此，应根据药物开发的目标确定具体的给药途径并设计适宜的剂型。

（二）常见给药途径及剂型的设计

1. 口服给药　口服给药（oral administration）是所有给药途径中最常见的一种。口服给药的剂型一般是经胃肠道黏膜和上皮细胞吸收，这种给药途径基本上发挥全身作用。口服给药是所有给药途径中最自然、最简单、最方便和最安全的给药方式。另一方面，口服给药也有一些缺点，主要是药物容易被胃肠道中的分泌物或酶破坏。

口服给药的剂型主要有片剂、胶囊剂、丸剂及液体制剂。片剂一般在胃肠道中崩解为药物颗粒或粉末，从而促进药物的溶出与吸收。肠溶片可以避免药效成分被胃液破坏。缓释、控释片可降低药物的毒性反应，能在较长时间内维持稳定的血药浓度，适用于需长期给药的疾病，如高血压、心脏病等。

与片剂相比，胶囊剂经口服给药后，胶囊壳破裂并溶解，一般胶囊剂的药物释放比片剂的释放还快。若将微乳、微球、微囊等包封于胶囊壳中，可使难溶性药物快速分散。

对于儿童或吞咽困难的患者，液体制剂是非常好的一种剂型。药物在胃肠道中迅速溶解或分散，迅速吸收，起效快。

口服剂型设计的一般要求：①胃肠道内吸收好，有良好的崩解、分散、溶出性能；②对胃肠道无刺激；③药效成分不被消化液分解；④无不良气味或味道。

2. 注射给药 注射给药（parenteral administration）的途径有皮下、肌内、血管内、脊髓腔、关节腔、腹腔、眼内、颅内注射等，其中皮下注射、肌内注射、静脉注射为三种常用的给药方式。注射给药适用于急症，或患者不能口服给药的情况，或口服给药吸收较差、经胃肠道失活的药物。例如，胰岛素、紫杉醇、青霉素等，首选注射给药。与口服给药相比，注射给药的吸收较快，且血药浓度较易预测。

注射剂是将药物溶于水中或人体可接受的溶剂中制成无菌的溶液、混悬液或乳状液。在溶液中不稳定的药物，可考虑制成冻干制剂或无菌粉末等。真溶液型药物容易被吸收，因此真溶液型注射剂比混悬液型注射剂起效更快。另外，因人体的环境是水性的，若将药物混悬于油性介质中，将形成贮库而达到药物的缓、控释效果。

注射给药常需要医护人员帮助，注射给药后，药物瞬间到达体内，血药峰浓度有可能超过治疗窗，造成毒性反应；注射给药后药物直接进入组织或血液，导致用药的不安全因素增加。无针注射，是指将溶液或者粉末形式的药物通过高压系统作用于皮肤而直接进入人体，这种技术在临床的应用越来越广泛。

3. 直肠给药 直肠给药（rectal administration）的主要形式是栓剂，它以固体的形式进入直肠后迅速熔化，释放药物，如双黄连栓剂。栓剂基质和药物载体的选择会显著影响药物释放的速度和程度。容易被消化液破坏或有首过效应的药效成分，可考虑设计成直肠给药；或患者失去意识、吞咽困难时，也可以考虑直肠给药。直肠给药既可发挥局部治疗作用也可发挥全身治疗作用，但使用并不方便，吸收的规律性不强，很难预测。

4. 经皮给药 经皮给药包括局部作用和全身作用两种效果。局部作用的药物主要起抗菌、消炎作用。常见剂型有软膏剂、乳膏剂、凝胶剂、贴剂等。软膏剂与乳膏剂主要起润滑、保护和局部治疗作用，如丹皮酚软膏、老鹳草软膏。

5. 肺部给药 肺部给药（respiratory administration）即药物以气雾剂、喷雾剂或粉雾剂的形式给药，肺部为药物的吸收提供很大的表面积，有丰富的毛细血管，因此肺部给药吸收速度快，几乎可以和静脉注射媲美。肺部给药可避开首过效应，因此多肽、蛋白质类药物适合这一给药途径，发挥局部或全身治疗作用。

第四节　中药新药制剂工艺研究

制剂工艺研究是以实现临床处方功效为目的，对原料药处理的原则、方法和步骤所做的研究和优化。制剂的工艺路线是中药生产科学性、合理性和可行性的基础和核心，直接影响临床用药的安全性和有效性，是中药新药研制的基础和保障。

中药新药制剂工艺研究是在中医药理论指导下，基于“质量源于设计”（quality by design，QbD）的理念，根据临床用药需求、处方组成、药物配伍及剂型特点，尊重传统用药经验，结合现代生产技术和实际，对制剂工艺路线进行的研究，保障药品的安全和有效。

一、中药新药制剂工艺研究的基本原则

（一）尊重传统用药经验的原则

中药新药大多数源于已有临床应用经验和确切有效的中药方剂，具有大量的人用临床数据，也蕴含着丰富的制剂经验和用药要求。例如，《温病条辨》记载银翘散的煎煮应为“香气大出，即取服，勿过煮”。现代研究表明：煎煮时间对银翘散化学成分含量影响较大，药材煮沸 5min 时，香气大出，挥发性成分大量溶出；煮沸 15min 后，香气变淡，提示活性成分已大量挥发。

（二）QbD 的原则

制剂工艺研究的目的就是将临床经验方成功转化为符合工业化生产、质量稳定可控等要求的药品。若工艺路线设计不合理，轻则可能操作困难、增加工时，严重的可直接影响药品的安全、有效。例如，传统制备大蜜丸常将药材打粉入药，将原方开发成片剂、胶囊剂等固体制剂时，也可将处方中部分药材打粉作为填充剂，以节约药材、保存药性；而将原方开发成口服液等液体制剂时，因有澄清度的要求，药材必须经过提取工艺。

（三）整体观的原则

整体观是指从全局考虑问题的观念，是中医药核心思想之一。中药新药常以多味中药组成，通过君臣佐使的配伍，形成整体功效，通过多组分发挥多途径、多靶点的协同作用，整体调节人体的阴阳平衡。因此，在进行中药新药制剂工艺研究时，工艺路线难以依靠简单的试验设计或若干个指标性成分的含量考察就能确定。应以既往的文献记载和临床实际应用过程中积累的数据为基础，以临床应用的安全性与有效性为前提，注重多途径、多方法、多样性的质量评价体系，开展临床经验方的有效性和安全性在生产工艺中传递的研究。

（四）工艺持续改进的原则

制剂工艺研究都经过小试、中试到大生产等多个阶段。各阶段受工艺条件、生产设备和批量规模等因素限制，所确定的工艺参数往往适用性不高，需要对工艺路线不断优化和改进。例如，对处方中挥发油的提取，小试、中试阶段常采用挥发油提取器，得率往往较高；而大生产阶段则利用提取罐的油水分离器，得率明显降低。即便是上市后的中药新药，随着生产技术的更迭和对产品内在质量认识的深入，生产工艺仍需要持续改进。

法规摘要

已上市中药的工艺变更包括：生产工艺路线、方法、参数等变更。中药生产工艺变更可能涉及药材前处理（包括药材净制、切制、炮炙、粉碎、灭菌等）、提取、分离纯化、浓缩、干燥、制剂成型等工艺的变更。其变更可能只涉及上述某一环节，也可涉及多个环节。

根据中药的特点，以及变更对药用物质基础或药物吸收利用的影响程度，工艺变更可分为三类：Ⅰ类变更、Ⅱ类变更和Ⅲ类变更。其中，Ⅲ类变更属重大变更，其变更会引起药用物质基础的明显改变，或对药物的吸收利用可能产生明显影响。无论何种类型的变更，都不应对药品的安全性、有效性产生负面影响。

《已上市中药生产工艺变更研究技术指导原则》（2017）

二、中药新药制剂工艺研究的基本方法

（一）理论推导法

理论推导法是在明确药物各有效成分和所选择剂型对原料质量要求的前提下，按其性质和加工要求进行工艺路线设计。例如，已知三棵针中的有效成分为小檗碱型生物碱，同时该药材中还含有大量的黏液质。生物碱可溶于酸水，故可用酸水提取；而提取液中的黏液质，可与Ca^{2+}形成不溶性沉淀而除去。由此在设计工艺路线时可通过加石灰水调 pH 将生物碱游离，同时又可将黏液质除去。所得药液由于浓度太低，小檗碱析出困难，可采用盐析法将小檗碱析出，再经过滤、干燥获得小檗碱粗品。最后，再根据制剂的需要进行精制。

（二）相似类比法

相似类比法是借鉴同一味药在某一成熟的成方制剂中起相似作用时所用的加工方法。在类比的同时要分析其他药味对此药用该方法是否无影响，或此药用该方法对其他药是否也无影响，做到借鉴与具体情况分析相结合。例如，六味地黄丸（蜜丸）对处方中牡丹皮的提取采用水蒸气蒸馏法，则改剂型的六味地黄丸（浓缩丸）在设计牡丹皮的提取工艺时，可借鉴蜜丸的工艺路线。

（三）实验对比法

实验对比法是根据实际情况，列出数种可能的方法，然后确定一个可量化的指标，通过对比试验，最终择优选择。例如，药材的提取，可选择煎煮、回流、压榨、渗漉等。该法工作量较大，但实验数据真实可靠，在制备工艺的初筛中最常用。

（四）综合择优法

综合择优法主要针对制剂研究的大生产阶段，药品的生产工艺除了考虑如何保障成药的安全和有效之外，还需考虑所选生产工艺的安全性、设备的复杂性、操作的难易度以及工艺路线是否绿色环保等。

三、中药新药制剂工艺流程

中药新药制剂工艺的研究应在《药品注册管理办法》及相应技术指导原则的规范下开展，科学合理设计工艺路线和优化工艺条件，决定着中药新药临床使用的安全和有效，是药品质量的关键。工艺流程包括小量试制、中试放大和工艺验证三个步骤，各步骤规模由小而大、逐步推进。

法规摘要

中药制剂生产工艺研究是以中药饮片为原料，在中医药理论指导下，根据临床用药情况，尊重传统药用经验，结合现代技术与生产实际，明确工艺路线和具体工艺参数。

研究内容包括：前处理研究、提取纯化与浓缩干燥研究、成型研究等。

1. 药材前处理 包括净制、切制、炮炙、粉碎、灭菌等。

2. 提取纯化、浓缩干燥 围绕药物有效性和安全性，开展饮片、中间体/中间产物和制剂的量质传递工作。

3. 制剂成型　确定制剂的处方（辅料）、工艺和设备、稳定性。

《中药复方制剂生产工艺研究技术指导原则（试行）》(2020)

四、中药新药制剂常用工艺

（一）粉碎工艺

粉碎是中药前处理过程中的必要环节。通过粉碎，可增加药物的表面积，加速药材中有效成分的浸出，促进吸收。在筛选工艺条件时应通过收粉率、有效成分浸出量等指标考察药材适合的粉碎方法和粉碎度，粉碎方法包括干法粉碎、湿法粉碎、低温粉碎、超微粉碎等。

实例 4-2　不同粉碎度对黄柏水煎液中盐酸小檗碱含量的影响

黄柏为芸香科植物黄皮树 *Phellodendron chinensis* Schneid.的干燥树皮，主要含有小檗碱、黄柏碱、木兰花碱等多种生物碱，以及黄柏酮、黄柏内酯、7-脱氢豆甾醇、β-谷甾醇、黏液质等。药材经粉碎后表面积增大，应有利于成分溶出；但若过度粉碎，大量药材细胞破裂，不溶性高分子物质将被浸出，影响后续工艺。而黄柏因含黏液质，药材粉碎后可能导致细胞内的黏液质溶入浸出液中，增大提取液黏度，导致扩散系数降低。该实验采用 HPLC 法测定黄柏水煎液中盐酸小檗碱含量，比较药材经不同粉碎度处理后小檗碱的溶出度。

黄柏饮片及药粉样品的制备：取黄柏饮片，经粉碎后，过药筛，制备成饮片（未经粉碎）、最粗粉（全部过一号筛，但混有能通过三号筛不超过 20%的粉末）和粗粉（全部通过二号筛，但混有能通过四号筛不超过 40%的粉末。）

由表 4-1 可看出，不同黄柏药材水煎液中盐酸小檗碱含量高低为：粗粉＞饮片＞最粗粉。粉碎度对黄柏有效成分提取含量虽有影响，但影响不显著。

表 4-1　水煎液中盐酸小檗碱含量测定结果（$n=3$）

	饮片	最粗粉	粗粉
含量（mg/mL）	0.126	0.113	0.129

（二）提取工艺

提取是采用适当的溶剂和方法将药材中所含有效成分转移至溶剂中的过程。中药成分复杂，提取应尽可能多地获取药效成分，并去除无效甚至有效的成分，从而提高产品的临床疗效。因此，有效成分的提取是中药新药制剂工艺的重要环节。中药提取常用的方法主要有煎煮法、浸渍法、渗漉法、回流法、水蒸气蒸馏法，以及超临界流体提取法、超声波提取法等新技术。

1. 煎煮法　系指以水为溶媒，通过加热煮沸提取药材中有效成分的方法。该法适用于有效成分能溶于水，且对湿、热较稳定的药材。但煎出液中杂质较多，尚有少量脂溶性成分，给后续工序带来不便，且煎出液容易霉变、腐败，应及时处理。一些不耐热及含挥发性成分的药材在煎煮受热过程中易被破坏或挥发而损失。

2. 浸渍法　系在常温或温热条件下以适当溶剂浸泡药材，以提取其中成分的方法。该法操作简单易行，适用于黏性的、无组织结构的、新鲜的或易于膨胀的药材提取，也可用于有效成分遇热不稳定或挥发的药材提取。由于该法属于静态浸出过程，所需时间长，不宜用水作溶剂，通常采用不同浓度乙醇或白酒进行浸渍。

3. 渗漉法　系指将药材粗粉装入渗漉容器内，自上部连续添加溶剂，下端出口连续流出渗漉液的提取方法。渗漉时，浸出过程能始终保持良好的浓度差，扩散较好地进行，故提取效率优于浸渍法。除乳香、松香、芦荟等非组织药材遇溶剂易软化而堵塞溶剂通道，不宜渗漉外，大部分药材都可用此法提取。

4. 回流法 系指用乙醇等挥发性有机溶剂为溶媒，在加热提取时，挥发性溶剂受热挥发，经冷凝后流回浸出器提取药材，周而复始，直至将有效成分提取完全的方法。该法溶剂用量较渗漉法少，但需要连续加热，不适用于受热易被破坏药材的提取。

5. 水蒸气蒸馏法 系指将含有挥发性成分的药材与水共同蒸馏，药材中挥发性成分与水蒸气一并馏出，经冷凝分离并获得挥发性成分的方法。该法适用于具有挥发性成分药材的提取，且要求此类成分能随水蒸气蒸馏而不被破坏，不与水发生反应，难溶于水或不溶于水。

6. 超临界流体提取法 系利用超临界流体（如 CO_2）具有与气体相当的高渗透性和低黏度，又兼有与液体相近的密度，作为溶剂对药材进行提取的方法。该法提取温度低，无溶剂残留，不污染环境，适合于挥发性、热敏性等物质的提取。

7. 超声波提取法 系利用超声波的空化效应、机械作用、热效应等增加药材中分子的运动频率和速度，增加溶剂的穿透力，从而提高有效成分提取率的方法。与传统的煎煮法、浸渍法、渗漉法比较，该法具有溶剂用量少、省时、节能、提取效率高等优点。

实例 4-3 不同方法提取益智仁挥发油

益智仁为姜科植物益智 *Alpinia oxyphylla* Miq.的干燥成熟果实，富含挥发油，且挥发油的成分及含量在一定程度上可以反映药材品质。该实验比较了益智仁经水蒸气蒸馏法、超临界 CO_2 萃取法、溶剂提取法、超声波提取法和索氏提取法 5 种方法所得挥发油的成分差异。

方法一：水蒸气蒸馏法。取益智仁粉 50.0g，装入挥发油提取器中，加热提取约 5h，至测定器中油量不再增加，静置分层后收集挥发油，用无水硫酸钠除去水分。

方法二：超临界 CO_2 萃取法。取益智仁粉 30.0，置于超临界 CO_2 萃取器中，设定萃取温度 45℃，萃取压力 15MPa，萃取时间 2h，收集挥发油。

方法三：溶剂提取法。取益智仁粉 30g，置于具塞锥形瓶中，加入石油醚，液料比 5mL/g，温度 35℃，振荡提取 2h，用旋转蒸发器回收溶剂，收集挥发油。

方法四：超声波提取法。取益智仁粉 30g，置于具塞锥形瓶中，加入石油醚，液料比 5mL/g，超声波提取 3 次，超声时间 75min，温度 35℃，用旋转蒸发器回收溶剂，收集挥发油。

方法五：索氏提取法。取益智仁粉 30g，置于索氏提取器，加入 150mL 石油醚提取 10h，以旋转蒸发器回收溶剂，收集挥发油。

由表 4-2 可知，不同提取方法挥发油得率为 1.50%～10.37%，且挥发油中成分重量和含量存在较大差异。

表 4-2 不同提取方法提取益智仁挥发油的效果

提取方法	得油率（%）	GC/MS 测定	
		共有峰占比*（%）	圆柚酮占比（%）
水蒸气蒸馏法	1.58	19.38	9.64
超临界 CO_2 萃取法	1.73	31.37	20.26
溶剂提取法	1.50	24.38	15.57
超声波提取法	1.60	24.51	14.79
索氏提取法	10.37	29.22	22.39

*共有峰分别为圆柚酮、巴伦西亚橘烯、香橙烯、别香橙烯、(-) -α-可巴烯。

（三）分离工艺

药材经过提取后，存在固-液混合体系，即药渣与提取液。分离即为将二者分开的方法，常用方法有沉降分离法、滤过分离法和离心分离法。

1. 沉降分离法 系利用固体与液体密度相差悬殊的特性，固体靠自身重量自然下沉，用虹吸法吸取上层澄清液，以达到固-液分离的方法。该法仅适合提取液中固体微粒多而质重的粗分；对固体含量少，颗粒细小而质轻的提取液不适用。

2. 滤过分离法 系将固-液混悬液通过一定规格的多孔介质，使固体粒子被截留，液体经介质流出而实现分离的方法。常用的滤过分离方法包括常压滤过、减压滤过、加压滤过、薄膜滤过等。

3. 离心分离法 系利用离心机高速旋转获得的离心力，使提取液中的固体与液体，或两种密度不同且不相混溶液体分离的方法。采用沉降分离和滤过分离难以完成的分离，可考虑离心分离；在制剂生产中遇到含水量较高、含颗粒小或黏度较大的混悬液，也可考虑离心分离。

（四）纯化工艺

中药成分复杂，提取液也如此。因此，需要采用适当的方法和设备除去药液中的杂质性成分，减少无效或毒性成分的含量。常用的方法包括：水提醇沉法、醇提水沉法、盐析法、酸碱法、澄清剂法、大孔树脂法等。其中，又以水提醇沉法应用最广泛；澄清剂法、大孔树脂法等新方法，也越来越受到重视。

1. 水提醇沉法 系指先用水为溶媒对药材进行提取，再用不同浓度的乙醇沉淀去除提取液中的杂质。该法主要用于药材水提液的纯化，可提高药液的澄明度和稳定性。一般药液中含醇量达到 50%～60%时，可去除淀粉等杂质；当含醇量达 75%以上时，除鞣质、水溶性色素等少数杂质外，蛋白质、糊化淀粉、部分糖类等大部分杂质均可沉淀而去除。

2. 醇提水沉法 系先用乙醇作为溶媒对药材进行提取，再用水去除提取液中的杂质，其原理及操作与水提醇沉法基本相同。该法适用于有效成分为醇溶性的或在醇和水中均有较好溶解度的。相较于水提醇沉法而言，本法可有效避免药材中的淀粉、蛋白质、黏液质等高分子杂质的浸出，通过水处理又可较方便地将醇提液中的树脂、油脂、色素等杂质沉淀除去。

3. 盐析法 系在含某些高分子物质的药液中加入大量无机盐，中和高分子物质表面的电荷，破坏表面的水化膜，使其溶解度降低沉淀析出而去除。该法适用于蛋白质的分离纯化，且不致使其变性。常用的无机盐有氯化钠、硫酸钠、硫酸镁、硫酸铵等。

4. 酸碱法 系指在药液中加入适量酸或碱调节 pH，使活性成分溶解或析出，达到分离的目的。例如，生物碱一般不溶于水，加酸后形成生物碱盐而在水中溶解度增加，随后再碱化其水溶液中形成游离生物碱而析出，从而与其他杂质分离。

5. 大孔树脂法 系利用树脂材料的多孔结构和选择性吸附性将提取液中有效成分吸附，再经洗脱回收，去除杂质的一种纯化方法。该方法的特点在于所得产品体积小、不吸潮、易制成各种剂型，有利于中药制剂剂型的升级换代，促进中药现代化。

实例 4-4 不同纯化工艺分离红景天中的红景天苷

红景天为景天科植物大花红景天 *Rhodiola crenulate*（Hook. f. et Thoms.）H. Ohba 的干燥根和根茎，其抗疲劳、抗炎等药理作用对人体有较大的益处，特别是对在高原生活、旅游的人们有缓解缺氧症状，增强机体抵抗能力的功效。红景天苷是红景天药材及其制剂的指标性成分，如何提高纯化过程中红景天苷的收率是红景天药材深加工过程中的关键点。该实验比较了乙醇沉淀法、澄清剂沉淀法、大孔树脂分离法 3 种方法纯化红景天水提液。

红景天水提液的制备：取红景天药材50g，置于圆底烧瓶中，加入8倍量（400mL）水，回流煎煮3次，第一次1h，第二次和第三次各为0.5h，合并提取液，浓缩至500mL。

方法一：乙醇沉淀法。取3份50mL提取液，加乙醇至含醇量分别为60%、70%和80%，静置24h后，分取上清液，回收溶剂，得干浸膏。

方法二：澄清剂沉淀法。取50mL提取液，加入ZTC1+1澄清剂A+B各1.8mL，60℃加热15min后，静置12h，分取上清液，回收溶剂，得干浸膏。

方法三：大孔树脂分离法。取50mL提取液，置于预处理好的AB-8型大孔树脂上，水洗除去杂质，收集20%乙醇洗脱液1000mL，回收溶剂，得干浸膏。

由表4-3可知，AB-8型大孔树脂纯化的样品中红景天苷含量最高，ZTC1+1澄清剂处理的则最低。不同浓度醇沉对红景天含量有影响，70%醇沉效果优于60%和80%处理的。

表4-3　不同纯化方法处理红景天提取液对红景天苷含量的影响（mg/mL）

	60%醇沉	70%醇沉	80%醇沉	ZTC1+1澄清剂	AB-8大孔树脂
红景天苷含量	0.1122	0.1408	0.1291	0.0278	0.2725

（五）浓缩工艺

浓缩是中药制剂成型前处理的重要步骤。药材浸提完成后，一般可得到4～5倍量或更多的提取液，这些药液往往有效成分浓度偏低，不适于直接用于临床或制备其他制剂，必须适当地减少液体体积，提高有效成分浓度。

1. 常压浓缩　是在一个大气压条件下进行的浓缩，适用于有效成分热稳定性好，溶剂无毒、无害、不易燃，特别是以水为溶剂药液的浓缩。但该法浓缩速度慢，时间长，含热敏性成分的药液则不适用。

2. 减压浓缩　系指将药液置于密闭容器中抽真空，降低容器内压力，从而使药液沸点降低而加快浓缩。本法应用较为普遍，适合于不耐热的中药提取液的浓缩及乙醇等有机溶剂的回收。但要使药液沸点降低，需要增大气化潜热，即减压浓缩比常压浓缩消耗的加热蒸汽的量多。

3. 薄膜浓缩　系指通过一定的手段将药液形成薄膜状，极大地增加气化面积而快速减少药液体积。本法浓缩效率高，受热时间短，能较好地避免局部过热的现象，适合于热敏性物料的处理。目前，薄膜浓缩的方法有2种：①使药液快速流过加热面形成液膜进行浓缩；②使药液剧烈地沸腾产生大量泡沫，利用泡沫内外表面进行浓缩。

4. 多效浓缩　系将两个或多个减压蒸发器串联，将药液引入蒸发器，同时给第一个蒸发器提供加热蒸汽，药液被加热后沸腾，所产生的二次蒸汽引入第二个蒸发器作为加热蒸汽，以此类推。由于二次蒸汽的反复利用，能节约能量，提高蒸发效率，因而利用多效蒸发器进行浓缩是目前最常用的方法。

（六）干燥工艺

干燥是固体制剂不可缺少的环节。通过干燥，可除去药材或中间体中所含水分或其他溶剂，减轻重量、缩小体积，便于运输和储存。干燥过程中一般需要升高温度，因此需要考虑物料的稳定性和适用性，如有些物料受热分解，有些物料失去液体成分后皱缩变形而影响成品外观。

1. 直接烘干　适合于大多数物料的干燥，系将湿物料置于烘箱或烘房中，利用热空气将液体气化而获得。但由于物料处于静止状态，干燥速度较慢。

2. 减压干燥　也称真空干燥，系利用液体在真空条件下，沸点大幅下降的特性，加快干燥速度，适合于热敏性物料的干燥。此外，真空条件可避免空气接触，减少污染；获得的产品松脆，易于粉碎。

3. 喷雾干燥　亦称一步制粒，系将中药提取液在加压条件下，以细小雾滴的形式（ϕ在 10μm 左右）喷入通热空气的干燥器内，液体分子迅速汽化而获得粉末或颗粒。其最大的优势在于物料受热面积大，传热迅速，液体蒸发极快，一般几秒到十几秒内可完成雾滴的干燥。而此时雾滴温度一般为 50℃左右，特别适合于热敏物料的干燥。

4. 冷冻干燥　系将中药提取液适度浓缩后，预先冻成固体，在低温真空条件下将水分子由固体直接升华为气体而除去。适合于极不耐热物料的干燥，如天花粉针剂、淀粉止血海绵等。

5. 辐射干燥　系利用湿物料对一定波长电磁波可吸收并产生热量，汽化水分子而干燥。按电磁波频率由高到低分为红外线干燥、远红外线干燥、微波干燥等。由于电磁波穿透力强，物料加热均匀，因而干燥时间短、效率高，产品质量好，适合于含有一定水分且对热稳定物料的干燥。

实例 4-5　不同干燥方法对黄芪浓缩液的影响

黄芪为豆科植物蒙古黄芪 *Astragalus membranaceus*（Fisch.）Bge.var.*mongholicus*（Bge.）Hsiao 或膜荚黄芪 *Astragalus membranaceus*（Fisch.）Bge.的干燥根，被誉为补气圣药，在我国已有 2000 多年的使用历史。黄芪富含皂苷、多糖类成分，干燥困难，且干燥后的浸膏复溶性差，从而影响后续的成型工艺及产品的质量。该实验对比了冷冻干燥、真空干燥、常压干燥、微波干燥 4 种方法对黄芪浓缩液的影响。

黄芪稠浸膏的制备：黄芪饮片适量，加 16 倍量水（6.67、4.67、4.67）分别提取 3 次，每次 70min，合并提取液，分别进行错流超滤（压力 0.12MPa，温度 25℃，流速 5.3m/s）和纳滤（压力 0.16MPa，温度 40℃，流速 4.5m/s），将过滤液减压浓缩至 1.29g/mL，备用。

方法一：真空干燥。取黄芪稠浸膏在真空度 0.08MPa，分别在（60℃，36h）、（70℃，28h）、（80℃，20h）、（90℃，10h）条件下干燥，得干膏。

方法二：常压干燥。分别在（70℃，48h）、（80℃，36h）、（90℃，24h）条件下干燥，得干膏。

方法三：微波干燥。分别在 75℃，（250W，0.167h）、（450W，0.100h）、（650W，0.067h）条件下干燥，得干膏。

方法四：冷冻干燥。在真空度 2×10^{-6}MPa、温度−80℃条件下，冻干 12h，得干膏。

由表 4-4 可知，不同干燥方式和条件对黄芪浓缩液的影响差异较大。

表 4-4　不同干燥方法处理黄芪提取液

方法	条件	黄芪甲苷（mg/g）	黄芪多糖（mg/g）	澄明度指数%	溶解性指数%
真空干燥	60℃，36h	0.766	6.817	54.46	85.02
	70℃，28h	0.733	6.888	53.75	86.92
	80℃，20h	0.733	6.869	53.52	85.31
	90℃，10h	0.700	6.700	51.76	84.99
常压干燥	70℃，48h	0.791	6.449	37.24	83.93
	80℃，36h	0.798	6.950	37.15	83.55
	90℃，24h	0.768	6.799	37.14	81.52
微波干燥	250W，0.167h	0.761	6.656	45.25	78.76
	450W，0.100h	0.798	6.812	43.13	83.97
	650W，0.067h	0.755	7.029	41.10	82.25
冷冻干燥	−80℃，12h	0.812	7.098	67.22	95.31

（七）成型工艺

制剂成型工艺研究一般应考虑成型工艺路线和制备技术的选择，应注意实验室条件与中试和生产的衔接，对单元操作或关键工艺，应进行考察，以保证质量的稳定，并提供详细的制剂成型工艺流程，各工序技术条件、实验数据等资料。一般情况下，制备工艺路线及其各工序的技术条件随剂型与品种不同而异，成型工艺需要研究的内容也不一样，应该有针对性地设计方案，选择指标，进行实验，筛选相应的工艺技术条件。

制备工艺对药品的影响最终反映在制剂质量上，工艺研究的目的是保证生产过程中药品质量的稳定，并建立生产过程的控制指标和工艺参数。制剂的制备工艺通常由多个生产步骤组成，涉及多种生产设备，均可能对制剂生产造成影响。成型工艺研究要确定影响制剂生产的关键环节和因素，并建立相应的过程控制措施。

1. 工艺路线选择 不同的剂型，其成型工艺迥然不同，就是同一剂型亦可有不同的成型工艺路线。选择何种工艺路线，要受制剂处方中物料性质的影响，通常以制剂处方中半成品的物理性状、化学性质与生物学特性作为工艺路线的选择依据。工艺路线的改进又可能使处方中辅料的组成与用量发生变化。可见处方决定工艺路线，工艺路线可改变处方，二者相辅相成。

成型工艺设计工艺流程越简单，不可控的因素就越少，生产工艺就越容易实施。因此，成型工艺设计时，应力求工艺流程简练，工序越少越好。

2. 评价指标的选择 制剂成型工艺研究评价指标的选择，是确保制剂成型研究达到预期目的的重要内容。成型技术及制剂设备等的优选应根据不同药物及其剂型的具体情况选择评价指标，以进行制剂性能与稳定性评价。评价指标应是客观的、可量化的。例如，颗粒的流动性、物料的可压性、吸湿性等可作为片剂成型工艺的考察指标。

3. 制剂技术、制剂设备的选择 制剂处方筛选、制剂成型均需在一定的制剂技术和设备条件下才能实现。在制剂研究过程中，特定的制剂技术和设备可能对成型工艺，以及所使用辅料的种类、用量产生很大影响，应正确选用。固定所用设备及其工艺参数，以减少批间质量差异，保证药品的安全、有效，以及其质量的稳定。先进的制剂技术以及相应的制剂设备，是提高制剂水平和产品质量的重要方面，也应予以关注。

4. 工艺参数的确定 基本的制备工艺确定后，应结合药物的理化性质、制剂设备等因素，通过实验研究确定具体的工艺参数。实验研究过程中应注意考察工艺各环节对产品质量的影响，并确定制备工艺的关键环节。对于关键环节，应考虑制备条件和工艺参数在一定范围改变对产品质量的影响，根据研究结果，建立相应的质量控制参数和指标（表 4-5）。

表 4-5 主要剂型及其基本评价项目

剂型	质量评价项目
片剂	性状、硬度、崩解度、崩解时限、水分、溶出度或释放度、含量均匀度、有关物质、含量
胶囊剂	性状、颗粒的流动性、水分、溶出度或释放度、均匀度、有关物质、含量
颗粒剂	性状、粒度、流动性、溶出度、溶化性、干燥失重、有关物质、含量
注射剂	性状、溶液的颜色与澄清度、澄明度、pH、不溶性微粒、渗透压、有关物质、含量、无菌、细菌内毒素或热原、刺激性等
滴眼剂	溶液型：性状、粒度、pH、渗透压、有关物质、含量
软膏剂	性状、粒度、稠度、有关物质、含量
液体制剂	溶液型：性状、澄清度、pH、有关物质、含量 混悬性：性状、粒度、pH、有关物质、含量 乳剂型：性状、稳定性、有关物质、含量

续表

剂型	质量评价项目
贴剂	性状、剥脱力、黏附强度、透皮速率、释放度、均匀性、有关物质、含量
凝胶剂	性状、pH、粒度、黏度、有关物质、含量
栓剂	性状、融变时限、溶出度或释放度、有关物质、含量

5. 制剂评价　制剂处方筛选和优化主要包括制剂基本性能评价、稳定性评价及临床研究评价三部分。

（1）制剂基本性能评价　根据剂型的特点，选择影响制剂内在质量和稳定性的关键项目，进行制剂的基本性能考察。可采用经典的比较法，分别研究不同处方对制剂质量的影响。例如，对液体制剂或半固体制剂的 pH 考察，可以设计不同 pH 的系列处方，考察其在灭菌前后制剂质量的变化，以评价 pH 对处方质量及稳定性的影响，初步确定处方的合理 pH 范围。同时，也可选用正交设计、均匀设计或其他科学的方法进行处方筛选和优化。上述研究应尽可能揭示对药品处方有显著性影响或无显著性影响的因素，如原料药的粒度、辅料的流动性和分子量、处方的 pH 等。

（2）稳定性评价　对制剂基本项目考察合格的样品，应选择两种以上处方样品进行稳定性考察，根据外观、pH、药物溶出或释放行为、有关物质及含量等制剂关键项目考察结果，筛选出相对满意的处方。具体试验方法可参照药物稳定性试验指导原则进行。上述影响因素实验仅是对制剂处方的一种简单筛选，尚不能全面代表所选处方的稳定性情况。该处方产品需要继续进行加速实验及长期留样稳定性研究，根据最终稳定性实验结果对处方进行评价。

对于制剂给药时拟使用附带专用溶剂的，或使用前需要用其他溶剂稀释、配液的（如静脉注射用粉针和水针），还需要考虑对制剂与输液等稀释溶剂的配伍性进行研究，主要考察制剂的物理及化学稳定性（如药物吸附、沉淀、变色、含量下降、杂质增加等），考察项目的设置取决于剂型的特性及临床用药的要求，具体方法可参考稳定性试验有关指导原则进行。上述研究结果为药品的正确使用提供了指导，根据研究结果可在药品说明书中明确哪些稀释液可以与药品配伍，哪些稀释液不得与药品配伍。

（3）临床研究评价　药物研发最终需要根据临床研究结果，对处方做出最终评价。临床研究也是制剂处方筛选和优化的重要环节。例如，对于水难溶性药物口服固体制剂而言，药物粒度改变对生物利用度可能有较大影响，处方药物粒度范围的最终确定主要是依据有关临床研究的结果。而对于缓释制剂、控释制剂、经皮给药制剂等特殊制剂，临床药动学研究结果是处方研究的重要依据。当然，处方研究中需密切注意临床前（动物实验）信息的采集和分析。在植入剂、透皮贴剂等制剂处方研究工作中，动物实验结果是进行处方筛选和评价的重要指标。

6. 处方的调整与确定　一般通过制剂基本性能、稳定性和临床评价，基本可确定制剂的处方。在完成有关临床研究和主要稳定性试验后，必要时可根据研究结果对制剂处方进行调整，但要通过试验证明这种变化的合理性，其基本研究思路和方法可参考上述处方研究内容进行，如体外比较性研究（如溶出曲线比较）和稳定性考察等。

第五节　中药新药中试研究

中药新药的中试研究是指在实验室完成系列工艺研究后，采用与生产基本相符的条件进行工艺放大研究的过程。《中药、天然药物注射剂基本技术要求》中规定，应进行合适的中试以上研究规模和工艺条件的研究，以保证确定的工艺与实际大生产的工艺相一致。中试研究是对实验室工艺合理性的验证与完善，是保证工艺达到生产稳定性、可操作性的必经环节，是药物研究工作的重要内容之一，直接关系到药品的安全、有效和质量可控。

一、中试研究的目的

中试放大的目的是验证、复审和完善实验室工艺所研究确定的制剂条件，以及研究选定的工业化生产设备结构、材质、安装和车间布置等，为正式生产提供数据以及物质量和消耗等。

确定工艺路线后，中药制剂的制备工艺不会因小试、中试放大和大型生产条件不同而有明显变化，但各步最佳工艺条件，则随试验规模和设备等外部条件的不同而有可能需要调整。中药新药的质量标准研究、稳定性研究、药理与毒理研究、临床研究用样品应是中试规模以上的产品。

二、中试研究的内容

（一）中试研究的作用

为保证质量标准的制订、稳定性考察、药理毒理和临床研究结果的可靠，所用样品都应经中试研究确定的工艺制备而成。

通过中试研究，可发现工艺可行性、劳动保护、环保、生产成本等方面存在的问题，以减少药品研发的风险。

（二）中试研究的有关问题

中试研究设备与生产设备的技术参数应基本相符。中试样品如用于临床研究，应当在符合《药品生产质量管理规范》条件的车间制备。

由于药品剂型不同，所用生产工艺、设备、生产车间条件、辅料、包装等有很大差异，因此在中试研究中要结合剂型，特别要考虑如何适应生产的特点开展工作，注意以下问题。

1. 规模与批次 投料量、半成品率、成品率是衡量中试研究可行性、稳定性的重要指标。一般情况下，中试研究的投料量为制剂处方量（以制成1000个制剂单位计算）的10倍以上。装量≥100ml的液体制剂应适当扩大中试规模；以有效成分、有效部位为原料或以全生药粉入药的制剂，可适当降低中试研究的投料量，但均要达到中试研究的目的。半成品率、成品率应相对稳定。

中试研究一般需经过多批次试验，以达到工艺稳定的目的。申报临床研究时，应提供至少3批稳定的中试研究数据，包括批号、投料量、半成品量、辅料量、成品量、成品率等。

变更药品规格的补充申请一般不需提供中试研究资料，但改变辅料的除外。

2. 质量控制 中试研究过程中应考察各关键工序的工艺参数及相关的检测数据，注意建立中间体的内控质量标准。

与样品含量测定相关的药材，应提供所用药材及中试样品含量测定数据，并计算转移率。

实例 4-6 脉络舒通颗粒中试研究

（一）工艺稳定性考察

为了考察工艺的稳定性，按质量标准的规定对 3 批中试产品进行了检验，工艺参数及检测结果见表 4-6。

表 4-6 3 批中试生产数据

项目	批号 240320	批号 240325	批号 240330
投料量（kg）	29.70	29.70	29.70
全蝎极细粉（g）	280.05	285.22	280.12
干浸膏粉（kg）	6.90	6.95	6.86
干浸膏得率（%）	23.47	23.64	23.33
乳糖（kg）	1.35	1.35	1.35
糖粉（kg）	1.35	1.35	1.35
70%乙醇（mL）	2000	2200	2000
颗粒得量（kg）	9.57	9.43	9.52
颗粒理论值（kg）	10.00	10.00	10.00
成品得量（袋）	172	170	171
成品理论值（袋）	182	182	182
成品得率（%）	94.5	93.4	94.0
粒度	合格	合格	合格
水分含量（%）	3.6	3.8	3.2
溶化性	合格	合格	合格
装量差异	合格	合格	合格
需氧菌（cfu/g）	合格	合格	合格
霉菌、酵母菌（cfu/g）	合格	合格	合格
大肠埃希菌（cfu/g）	合格	合格	合格
沙门菌（cfu/g）	合格	合格	合格
丹参酮ⅡA 含量（mg/袋）	1.32	1.35	1.30
绿原酸含量（mg/袋）	45.21	47.22	46.78

（二）工艺研究小结

全蝎粉碎试验结果表明，其极细粉出粉率达 90%以上；以醇浸膏得率及丹参酮ⅡA 提取量为考察指标，最佳醇提工艺为：药材加 70%乙醇提取两次，第一次加 6 倍量 70%乙醇提取 2h，第二次加 5 倍量 70%乙醇提取 1.5h；以浸膏得率及绿原酸提取量为考察指标，最佳水提取工艺为：药材加水煎煮两次，第一次加 10 倍量水，煎煮 1.5h，第二次与醇提后药渣合并加 8 倍量水煎煮 1.0h；真空干燥条件为：真空度-0.08MPa，温度 60～70℃；生产车间的湿度应控制在 55%；3 批中试产品检测结果表明工艺基本稳定，以上结果为制订脉络舒通颗粒的制备工艺提供了试验依据。

（三）注解

1. 剂型选择的理由 本品处方为经验方，临床以汤剂入药，治疗脑出血恢复期之阴虚风动瘀阻证，疗效确切。中风患者常见口舌歪斜，胶囊、片剂等固体剂型吞服不便，颗粒剂开水冲服，既保持了汤剂易吸收、显效快的特点，又克服了汤剂临用煎煮不便的缺点，且具成药服用、贮藏、携带方便等优点，同时剂量准确，质量可控，因此选择颗粒剂剂型。

2. 工艺参数的调整 实际生产中，流浸膏极易吸潮，黏度大，乳糖的成型性和抗吸湿性最佳，最适合于易吸湿物料的成型，但乳糖价格昂贵，与价格低廉的糖粉混合使用，降低了成本，颗粒性质也较好，因此辅料配方为乳糖：糖粉=1：1。

思考题

1. 中药新药制剂工艺研究的基本原则有哪些？
2. 中药新药制剂工艺研究的过程中，有哪些提取和分离的方法？
3. 简述中药制剂中常用的“三提三煎”工艺流程及其目的。
4. 阐述中药固体制剂（如片剂、胶囊）的制备流程，并讨论影响制剂质量的关键因素。
5. 简述中药处方组成的原则。
6. 中药新药的给药途径有哪些？

- 中药新药制剂工艺研究
  - 概述
    - 中药新药工艺研究的定义
    - 中药新药工艺研究的目的
    - 中药新药工艺研究的基本内容
      - 处方分析
      - 剂型选择
      - 提取工艺的研究
      - 分离、纯化、浓缩与干燥工艺研究
      - 制剂成型工艺研究
      - 中试研究
  - 中药新药处方
    - 中药新药处方的选择
      - 遵循中医药基本理论
      - 注重药物安全性评价
      - 发挥现代科学技术的支持作用
      - 注重药物经济学和临床实践
    - 中药新药处方的组成
      - 中药新药处方组成原则
      - 中药新药处方组成研究思路
    - 中药新药处方的方解
      - 方解的概念
      - 中药新药处方方解的基本原则
      - 中药新药处方方解的具体方法
      - 中药新药处方方解的撰写思路
  - 中药新药剂型选择
    - 中药剂型的分类
      - 按发展历程分类
      - 按物态分类
      - 按制法分类
      - 按给药途径分类
      - 按分散系统分类
    - 剂型选择的原则
      - 根据防治疾病需要选择
      - 根据药物性质选择
      - 根据不同剂型的生物药剂学和药动学特征选择剂型
      - 根据五方便的要求选择
    - 中药新药的剂型设计
      - 中药新药剂型设计要点
      - 常见给药途径及剂型的设计
  - 中药新药制剂工艺研究
    - 中药新药制剂工艺研究的基本原则
      - 尊重传统用药经验的原则
      - QbD的原则
      - 整体观的原则
      - 工艺持续改进的原则
    - 中药新药制剂工艺研究的基本方法
      - 理论推导法
      - 相似类比法
      - 实验对比法
      - 综合择优法
    - 中药新药制剂工艺流程
    - 中药新药制剂常用工艺
      - 粉碎工艺
      - 提取工艺
      - 分离工艺
      - 纯化工艺
      - 浓缩工艺
      - 干燥工艺
      - 成型工艺
  - 中药新药中试研究
    - 中试研究的目的
    - 中试研究的内容
      - 中试研究的作用
      - 中试研究的有关问题

第五章　中药新药质量标准研究

第一节　概　　述

药品质量标准是指把反映药品质量特性的技术参数、指标明确规定下来，形成技术文件，规定药品质量规格及检验的方法，是为保证药品质量而对各种检查项目、指标、限度、范围等所做的规定。药品质量标准是药品的纯度、成分含量、组分、生物有效性、疗效、毒性反应、热原度、无菌度、物理化学性质以及杂质的综合表现。中药新药的质量标准研究是中药新药研究与开发的重要组成部分，完善的质量标准是保证中药安全有效和质量可控的基础。

中药新药质量标准的制定，其目的在于保证药品的可控性、重现性和稳定性。所制定的各项内容要能充分地反映出该制剂所含成分作用与药品功效主治的一致性、剂型的合理性、工艺的可行性、质量标准的针对性、临床用药的安全有效性等。

一、中药新药质量标准研究程序

质量标准的研究应在《药品注册管理办法》及相关技术指导原则的基础上进行，质量标准拟定的各项内容应参照《中国药典》（现行版）、部（局）颁药品标准。中药新药的质量标准必须在处方（药味、用量）固定、原料（饮片、提取物等）质量稳定、制备工艺稳定的前提下制定，才能真实反映和控制最终产品的质量。所研究样品必须是经过全面系统的工艺研究的中试产品（1～3 批，每批不少于 10 个处方量），同时连续 3 批大生产。用这些样品来验证所制定的质量标准并加以修改完善，否则所制定的质量标准不能真正反映该药的内在质量及生产实际。其基本步骤是：查阅资料→设计方案→检测样品→制订草案→反复试验→修改完善。

二、中药新药质量标准研究技术指导原则

（一）遵循中医药理论指导

中药尤其是复方制剂的物质基础复杂，在进行质量研究时应遵循传统中医药理论与实践，根据不同中药的特点，采用各种研究技术和方法，有针对性地开展质量研究，反映中药整体质量。

（二）传统质量控制方法与现代质量研究方法并重

传统经验方法对中药的质量研究和质量控制具有重要意义，同时鼓励现代科学技术在中药质量研究中的应用。应根据药物自身特点，运用物理、化学或生物学等现代研究方法分析药品

的质量特征，研究质量特征的表征方法、关键质量属性、质量评价方法和量质传递规律，有效地反映药品的质量。

（三）以药用物质基础为重要研究内容

在中药新药质量研究过程中，药用物质基础研究应以中医药理论和临床实践为指导，同时关注与安全性、有效性的关联研究。通过药用物质基础相关属性的研究为生产过程控制和质量标准制定提供科学依据。

（四）以保证安全有效、质量可控为目标

中药新药的质量控制方法和指标应能反映药品的安全、有效、稳定、可控。药材/饮片、中间体、制剂的药用物质及关键质量属性、量质传递规律以及药用物质与辅料、药包材相互影响是质量研究的主要内容，应围绕安全性和有效性选择适宜的研究方法和质量控制指标，以客观地表征中药质量特征，为中药质量控制提供科学依据

（五）贯穿药品全生命周期

中药质量研究不仅应体现在原辅料质量、生产工艺及设备选择、过程控制与管理、制剂质量标准制定、风险控制与评估等药品生产全过程，还应贯穿于药品全生命周期。应加强药品上市后质量研究，不断提升产品质量，构建符合中药特点的全过程和全生命周期的质量控制体系，保证中药新药质量的可控性和稳定均一。

第二节　中药新药质量标准的制定

中药新药质量标准的内容一般包括药品名称、汉语拼音、处方、制法、性状、鉴别、检查、浸出物、指纹/特征图谱、含量测定、功能与主治、用法与用量、注意、规格、贮藏等项目，应依次予以说明。

一、原料（饮片）及辅料的质量标准

处方中的组分应符合《中国药典》（现行版）、《新药审批办法》分类与申报资料的说明要求。

二、中药新药质量标准的内容

（一）药品名称、汉语拼音

中药新药申报时首先应确定名称，新药的名称包括药品正名和汉语拼音，中药新药的命名应按国家药品监督管理部门的有关规定进行命名。命名总的要求是明确、简短、科学，避免使用容易误解和混同的药品名称，更不应与已有的药品名称重复。

1. 单味制剂　一般应采用中药材、药材饮片、中药有效成分、中药有效部位与剂型名结合，如石蕊花散、丹参口服液、巴戟天寡糖胶囊等；也可采用中药有效成分、中药有效部位与功能结合剂型命名。此外，中药材人工制成品的名称应与天然品的名称有所区别。

2. 复方制剂

(1) 采用处方内主要药材名称的缩写加剂型命名　如辛芩颗粒，由细辛、黄芩等十味中药

组成；参苓白术散，由人参、茯苓、白术等十味中药组成。

（2）采用药物味数加剂型命名 如四物汤等，由当归、川芎、白芍、熟地组成。

（3）采用药味数与主要药材，或药味数与功效并加剂型命名 如六味地黄丸、十一味参芪片。

（4）采用主要药材和药引结合并加剂型命名 如川芎茶调散，以茶水调服。

（5）采用主要功效加剂型命名 可直接以功能命名，如补中益气合剂、养阴清肺糖浆、补心丹、定志丸等；也可采用比喻、双关、借代、对偶等各种修辞手法来表示制剂功效，如玉屏风散，本方治表虚自汗，形容固表作用像一扇屏风。

（6）采用主要药材名加功效及剂型命名 如龙胆泻肝丸、银翘解毒冲剂。

（7）采用剂量（入药剂量、方中药物剂量比例、单次剂量）加剂型命名 如七厘散，具有散瘀消肿、定痛止血的功能，过服易耗伤正气，不宜大量久服，一般每次只服“七厘”，即以每次用量来命名。又如六一散，由滑石粉、甘草组成，两药剂量比例为6∶1，故名。

（8）采用药物颜色加剂型命名 以颜色来命名的方剂大多因成品颜色有一定的特征性，给人留下深刻的印象，故据此命名，便于推广与应用，如桃花汤，药物组成为赤石脂一斤，干姜一两，粳米一斤，因赤石脂色赤白相间，别名桃花石，煎煮成汤后，其色淡红，鲜艳犹如桃花，故称桃花汤。

（9）采用服药时间加剂型命名 如鸡鸣散，所谓“鸡鸣”，是指鸡鸣时分，此方须在清晨空腹时服下，故名“鸡鸣散”。

（10）采用用法加剂型命名 如小儿敷脐止泻散、含化上清片、外用紫金锭等。

（11）采用主治加药物作用的病位（中医术语）及剂型命名 如温胆汤、养阴清肺丸、清热泻脾散、清胃散、少腹逐瘀汤、化滞柔肝胶囊等。

（12）采用突出中国传统文化特色方式命名 在遵照命名原则条件下，命名可体现阴阳五行、古代学术派别思想、古代物品的名称等，如左金丸，有清泻肝火、降逆止呕之功。心属火，肝属木，肺属金，肝位于右而行气于左，肝木得肺金所制则生化正常。清心火以佐肺金而制肝于左，所以名曰“左金丸”。

（二）处方

1. 处方药味的名称 应使用国家药品标准或药品注册标准中的名称，避免使用别名或异名，详细要求参照《中国药典》的有关规范。如含有无国家药品标准且不具有药品注册标准的中药饮片、提取物，应单独建立该药味的质量标准，并附于制剂标准中，提取物的质量标准应包括其制备工艺。

2. 处方药味的顺序 复方制剂的处方药味一般根据中医药理论，按“君臣佐使”顺序排列。

3. 处方量 处方中各药材的用量一律用法定计量单位。固体药味的用量单位为克（g），液体药味的用量单位为克（g）或毫升（mL）。处方中各药味量一般以1000个制剂单位（片、粒、g、mL等）的制成量折算；除特殊情况外，各药味量的数值一般采用整数位。

（三）制法

中药制剂的制法与质量有密切的关系。制法为生产工艺的简要描述，一般包含前处理、提取、纯化、浓缩、干燥和成型等工艺过程及主要工艺参数。

制法描述的格式和用语可参照《中国药典》和《国家药品标准工作手册》的格式和用语进行规范，要求用词准确、语言简练、逻辑严谨，避免使用易产生误解或歧义的语句。

（四）性状

制剂的性状指除去包装后的直观情况，在一定程度上性状反映了药品的质量特性，应按制剂本身或内容物的实际状态描述其外观、形态、嗅、味、溶解度及物理常数等。通常描述外观颜色的色差范围不宜过宽。复合色的描述应为辅色在前、主色在后，如黄棕色是以棕色为主。性状项的其他内容要求应参照《中国药典》凡例。

（五）鉴别

中药制剂鉴别项目原则上对处方中各药材均应进行实验研究。鉴别的常用方法包括显微鉴别法、化学反应法、色谱法、光谱法和生物学方法等，鉴别检验一般应采用专属性强、灵敏度高、重现性好、快速和操作便捷的方法，鼓励研究建立一次试验同时鉴别多个药味的方法。

制剂中若有直接入药的生药粉，一般应建立显微鉴别方法；若制剂中含有多种直接入药的生药粉，在显微鉴别方法中应分别描述各药味的专属性特征。化学反应鉴别法一般适用于制剂中含有矿物类药味，以及有类似结构特征的大类化学成分的鉴别。色谱法主要包括薄层色谱法（TLC）、高效薄层色谱法（HPTLC）、气相色谱法（GC）和高效液相色谱法（HPLC）、超高效液相色谱法（UPLC）等。TLC 法可采用保留因子和显色特征等进行鉴别，对特征斑点的个数、保留因子、斑点颜色、紫外吸收/荧光特征等与标准物质的一致性予以详细描述；HPLC 法、GC 法可采用保留时间等色谱特征进行鉴别。若处方中含有动物来源的药味并且在制剂中仅其蛋白质、多肽等生物大分子成分具备识别特征，应研究建立相应的特异性检验检测方法。

（六）检查

检查主要指控制药材或制剂中可能引入的杂质或与药品质量有关的项目。参照《中国药典》中各相关制剂通则项下规定的检查项目和必要的其他检查项目进行检查，并制订相应的限量范围。

1. 与剂型相关的检查项目　应根据剂型特点及临床用药需要，参照《中国药典》制剂通则的相应规定，建立反映制剂特性的检查方法，如水分、pH、相对密度、灰分、重量差异和微生物限度等。若《中国药典》制剂通则中与剂型相关的检查项目有两种或两种以上的方法作为可选项，应根据制剂特点进行合理选择，并说明原因。

2. 与安全性相关的检查项目　处方含易被重金属及有害元素污染的药味，或其生产过程中使用的设备、辅料、分离材料等有可能引入有害元素，应建立相应的重金属及有害元素的限量检查方法，应在充分研究和风险评估的基础上制订合理的限度，并符合《中国药典》等标准的相关规定。

制剂工艺中若使用有机溶剂（乙醇除外）进行提取加工，在质量标准中应建立有机溶剂残留检查法；若使用大孔吸附树脂进行分离纯化，应根据树脂的类型、树脂的可能降解产物和使用溶剂等情况，研究建立提取物中可能的树脂有机物残留的限量检查方法，如苯乙烯型大孔吸附树脂可能的降解产物主要包括但不限于苯、正己烷、甲苯、二甲苯、苯乙烯、二乙基苯等。上述溶剂残留限度或树脂有机物残留限度应符合《中国药典》的规定，或参照国际人用药品注册技术协调委员会（ICH）的相关要求制定。

若处方中的药味含有某一种或一类毒性成分而非药效成分，应针对该药味建立有关毒性成分的限量检查方法，其限度可根据相应的毒理学或文献研究资料合理制定。

3. 与中药制剂特性相关的检查项目　应根据药品的特点建立有针对性的检查项目，如提取的天然单一成分口服固体制剂应建立有关物质、溶出度等的检查方法；含难溶性提取物的口服固体制剂，应进行溶出度的检查研究。主要指标成分为多糖类物质的制剂，应研究建立多糖分子量分布等反映大分子物质结构特征的专属性检查方法。

4. 检查限度的确定 质量标准中应详细说明各项检查的检验方法及其限度。一般列入质量标准的检查项目，应从安全性方面及生产实际充分论证该检验方法及其限度的合理性。设定的检查限度尤其是有害物质检查限度应在安全性数据所能支持的水平范围以内。

（七）浸出物

浸出物检查可用作控制提取物总量一致性的指标。浸出物的检测方法可根据制剂所含主要成分的理化性质选择适宜的溶剂（不限于一种），基于不同的溶剂可将浸出物分为水溶性浸出物、醇溶性浸出物、乙酸乙酯浸出物及挥发性醚浸出物等。应系统研究考察各种影响因素对浸出物检测的影响，如辅料的影响等。浸出物的检测方法中应注明溶剂的种类及用量、测定方法及温度参数等，并规定合理的浸出物限度范围。必须指出，在中药新药无法建立含量测定时，可暂按浸出物（液体制剂可测定总固体）测定作为质量控制项目，但必须具有针对性和控制质量的意义，如含量测定项所测含量值甚微时，应同时建立浸出物项目。

（八）指纹/特征图谱

中药新药制剂（提取的天然单一成分制剂除外）一般应进行指纹/特征图谱研究并建立相应的标准。内容一般包括建立分析方法、色谱峰的指认、建立对照图谱、数据分析与评价等过程。

指纹/特征图谱一般采用各种色谱方法，如 HPLC/UPLC 法、HPTLC 法、GC 法等。应根据所含主要成分的性质研究建立合适的供试品制备方法。若药品中含多种理化性质差异较大的不同类型成分，可考虑针对不同类型成分分别制备供试品，并建立多个指纹/特征图谱以分别反映不同类型成分的信息。若一种方法不能完整体现供试品所含成分特征，可采用两种或两种以上的方法获取不同的指纹/特征图谱进行分析（详见本章第三节）。

（九）含量测定

中药制剂多为复方，按君、臣、佐、使配伍组方，所含成分复杂，应择其重点建立含量测定项目。复方制剂的含量测定，每一制剂可根据不同的处方组成，建立一项至多项含量测定。

1. 含量测定指标的选择 制剂的处方组成不同，其含量测定指标选择也不相同。提取的天然单一成分制剂选择该成分进行含量测定。组成基本明确的提取物制剂应建立一个或多个主要指标成分的含量测定方法，应研究建立大类成分的含量测定方法。

复方制剂应尽可能研究建立处方中多个药味的含量测定方法，根据其功能主治，应首选与药品安全性、有效性相关联的化学成分，一般优先选择有效/活性成分、毒性成分、君药所含指标成分等为含量测定指标。此外，需考虑含量测定指标与工艺、稳定性的相关性，并尽可能建立多成分或多组分的含量测定方法。若制法中包含多种工艺路线，应针对各种工艺路线研究建立相关有效/活性成分或指标成分的含量测定方法；若有提取挥发油的工艺，应进行挥发油总量或相应指标成分的含量测定方法研究，视情况列入标准；若含有明确的热敏感成分，应进行可反映生产过程中物料的受热程度及稳定性的含量测定方法研究，视情况列入标准。

2. 含量测定方法 包括容量（滴定）法、色谱法、光谱法等，其中色谱法包括 GC 和 HPLC/UPLC 等，挥发性成分可优先考虑 GC 或气相色谱-质谱法（GC-MS），非挥发性成分可优先考虑 HPLC/UPLC。矿物类药味的无机成分可采用容量法、原子吸收光谱法（AAS）、电感耦合等离子体原子发射光谱法（ICP-AES）、电感耦合等离子体质谱法（ICP-MS）等方法进行含量测定。

含量测定所采用的方法应通过方法学验证。

3. 含量范围 提取的天然单一成分及其制剂一般应规定主成分的含量范围；应根据其含量情况和制剂的要求，规定单位制剂中该成分相当于标示量的百分比范围；制剂应根据提取物的含量情况和制剂的要求，规定大类成分和主要指标成分的含量范围。

复方制剂鼓励建立多个含量测定指标，并对各含量测定指标规定含量范围。处方若含有可能既为有效成分又为有毒成分的药味，应对其进行含量测定并规定含量范围。

（十）生物活性测定

生物活性测定方法一般包括生物效价测定法和生物活性限值测定法。由于现有的常规物理化学方法在控制药品质量方面具有一定的局限性，鼓励探索开展生物活性测定研究，建立生物活性测定方法以作为常规物理化学方法的替代或补充。

采用生物活性测定方法应符合药理学研究的随机、对照、重复的基本原则，建立的方法应具备简单、精确、可行、可控的特点，并有明确的判断标准。试验系统的选择与实验原理和制定指标密切相关，应选择背景资料清楚、影响因素少、检测指标灵敏和性价比高的试验系统。表征药物的生物活性强度的含量（效价）测定方法，应按生物活性测定方法的要求进行验证。具体可参照《中国药典》（2020 年版）四部通则 9105 中药生物活性测定指导原则进行。

（十一）功能与主治

要突出主要功效，并应与主治衔接，先写功效，后写主治，中间以句号隔开，并以“用于”二字连接。

（十二）用法与用量

先写用法，后写一次量及一日使用次数；同时可供外用的，则列在服法之后，并用句号隔开。用量一般为常人有效剂量，儿童使用或以儿童使用为主的中药制剂，应注明儿童剂量或不同年龄的儿童剂量。毒剧药要注明极量。

（十三）注意

“注意”按照临床试验结果和药物性能描述，包括各种禁忌，如孕妇及其他疾病和体质方面的禁忌、饮食的禁忌或注明该药为毒剧药。

（十四）规格

药品规格通常以单位制剂（每粒、片、克、毫升、丸）中所含药物成分的量表示。但是，复方制剂所含成分复杂，难以直接在规格项下直接标示所含成分的量，制剂规格表述应参照《中成药规格表述技术指导原则》的相关要求。

（十五）贮藏

贮藏项目表述的内容系对药品贮藏与保管的基本要求。应通过对直接接触药材（饮片）、提取物、制剂的包装材料和贮藏条件进行系统考察，根据稳定性影响因素和药品稳定性考察的试验结果，确定贮藏条件。

三、中药新药质量标准研究中应注意的问题

由于中药所含化学成分复杂、有效成分大多不明确等特点，中药质量标准整体上仍存在不少需要解决的问题。

（一）鉴别、检查

原则上处方各药味均应进行鉴别试验，根据试验情况，建立相应的鉴别方法。但目前已上市的中药复方制剂质量标准中鉴别的药味数大多数未能覆盖处方的全部药味，尤其是处方药味较多的中药复方制剂。已发布的指导原则中鼓励采用多种形式开展中药活性成分的探索性研究，尽量做到全方药味鉴别。鉴别方法要求专属性强、分离度好、灵敏度高，同时应附有彩色照片。显微鉴别对成分不清、化学测定干扰较大的药材粉末入药的药味尤为重要，应描述清楚，结论不要太笼统。

根据剂型特点和临床用药的需要，应建立与安全性相关的检查项目，包括重金属及有害元素、有机溶剂残留、毒性成分的限量检查，并应从安全性及生产实际充分论证检验方法及其限度的合理性。还应根据药品的特点建立专属性、针对性的检查方法，如用生物的品种应增加生物活性测定，有效成分为大分子化合物的制剂应相应增加分子量检测项目。

（二）含量测定

1. 含量测定的指标选择 中药新药的含量测定方法和内容是质量可控性的重要标准。指标的选择应与临床适应证、药品安全性、工艺路线的实际情况和复方制剂质量标准的专属性等相关。

根据中药复方制剂的功能主治，一般首选与药品安全性、有效性相关联的化学成分。处方中既为有效成分又为有毒成分的药味，应对其进行含量测定并规定含量范围；含有挥发油和热敏性成分时，应开展研究并视情况列入标准，并明确指出含量测定指标应规定为含量范围。其中活性成分明确的应针对性定量。对于适应证完全不同的中药复方制剂，加强对含量测定指标的代表性和方法的专属性研究，对质控水平的提高意义重大。

2. 含量范围的确定 目前大多数中药复方新药质量标准中含量测定项下仅规定了含量测定指标含量的下限，无法反映产品质量，甚至新药的有效性和安全性。为保证中药复方新药临床用药安全有效，建议在质量标准中规定其所含有效成分或指标成分的含量范围，以提高不同批次产品的质量均一性和稳定性。

（三）指纹图谱/特征图谱

中药复方制剂建立指纹图谱的难度较大，一般可以采用特征图谱测定来表征其制剂的特定成分组成特征。应根据所含主要成分的性质研究建立合适的供试品制备方法。若一种方法不能完整体现供试品所含成分特征，可采用两种或两种以上的方法获取不同的指纹/特征图谱进行分析。

（四）生物活性测定

目前，中药新药质量控制指标与药品的安全性和有效性缺少关联，生物活性测定被期望成为常规理化方法的补充。生物活性测定是推动中药质量标准走进临床、关联疗效的关键举措。不过，该方法的应用还在摸索阶段，应鼓励探索生物效应检测研究以更好控制中药新药的内在质量。

第三节 中药新药指纹图谱研究

自《中国药典》（2010 年版）首次收载指纹图谱技术以来，中药质量控制水平得到了显著提高。中药指纹图谱技术已成为中药新药质量标准体系中不可或缺的技术手段，对于推动“安全、有效、稳定、可控”的中药研制、开发和生产应用发挥了重要作用。

一、指纹图谱的概念

中药指纹图谱通常是指中药化学（成分）指纹图谱，即中药（包括中药原料、中药提取物和中药制剂等）经适当处理后，采用一定的分析手段得到的能够标示该中药特性的共有峰图谱。中药指纹图谱是一种综合的、可量化的鉴别手段，它是建立在中药化学成分系统研究的基础上，通过比较图谱的共性与差异，用于评价中药材、饮片、中间体、中药成方制剂质量的真实性、稳定性和一致性。中药指纹图谱的基本属性是“整体性”和“模糊性”。整体性强调的是中药指纹图谱可以全面地反映中药所含化学成分的种类与数量，进而反映中药的质量和中医用药所体现的整体疗效；模糊性强调的是待测样品的指纹图谱与对照指纹图谱之间的相似性，而不是相同性。

中药指纹图谱按应用对象可分为中药材（原料药材）指纹图谱、中药成方制剂原料药指纹图谱、中间体（生产过程中间产物）指纹图谱和中药成方制剂指纹图谱。按测定技术分类，主要有色谱和光谱技术。然而，常用的色谱和光谱技术主要适用于对中药中挥发油、生物碱、黄酮、皂苷、香豆素等生物小分子有效成分进行检测，而对于生物大分子物质（如多糖和蛋白质等）有效成分的分析检验存在一定难度，这些技术不能完全反映药材或提取物的整体药效作用。此外，中药指纹图谱的建立通常不要求所有色谱峰与基线完全分离，这导致指纹图谱中的色谱峰纯度不够，在选择特征组分峰时，难免会选择到与基线未完全分离的色谱峰，这将使分析结果的不确定性增加。

指纹图谱在中药质量控制中具有优势与局限性，但相比于单一成分的定性定量方法，它仍然是中药质量控制研究中的一大进步，在中药研究和质量控制中发挥重要作用。

二、指纹图谱研究方法

根据研究对象不同，中药指纹图谱研究的方法也不同，目前，可分为色谱法、光谱法和其他方法。其中，色谱法发展最快、应用最广泛，尤其是高效液相色谱法和气相色谱法已成为公认的常用分析方法。

（一）色谱法

色谱法是利用物质在两相间具有不同的分配系数的特性，实现物质相互分离的方法。根据其原理，色谱法可以分为吸附色谱、分配色谱、离子交换色谱、排阻色谱和电色谱等。根据流动相的性质不同，色谱法可以分为液相色谱法、气相色谱法和超临界流体色谱法。

1. 高效液相色谱法　是指纹图谱研究方法中常用的测定方法。HPLC 具有高效、高灵敏度、快速分离的特点，适用范围广泛。几乎所有的有机化合物都可以通过 HPLC 进行定性和定量分析。在中药质量控制中，HPLC 具有极其重要的地位。

2. 气相色谱法　是液相色谱法的有利补充，该方法灵敏度高、分离度好、分析速度快、精密度高，主要适于气体、挥发性和半挥发性液体及经过衍生化后能够气化的物质的定性和定量分析。对于非挥发性成分，可以使用裂解气相色谱或闪蒸气相色谱来进行鉴定。随着气相色谱-质谱联用技术的发展，该技术已成为鉴别富含挥发油类药材的首选方法。

3. 薄层色谱法　是一种传统的定性和定量分析方法，属于平面色谱。它具有快速、经济、操作简单、适应范围广、重现性好、灵活多样及色谱后衍生简单方便的特点。TLC 的分析结果易于辨认，在中药鉴别中被广泛使用。

4. 高效毛细管电泳法（HPCE） 是以毛细管为分离通道、以高压直流电场为驱动力的新型分离分析技术。借助特定的检测器，毛细管电泳几乎能分析所有化合物，从无机离子到蛋白质和高分子聚合物，甚至整个细胞和病毒。HPCE 具有高灵敏度、高分辨率、高速度、样品用量低和成本低的优点，可用于中药材真伪和产地的鉴定。

（二）光谱法

光谱法包括紫外光谱法（UV）和红外光谱法（IR）。

1. 紫外光谱法 是一种测量物质在紫外和可见光波段吸收能量的分析方法。它反映了分子内部电子的吸收跃迁情况。不同的化合物可能具有相似的吸收光谱，因此，相同的紫外光谱并不一定表示相同的化合物。在中药制剂分析中，常需要与其他技术如 HPLC、HPCE 等联用，以进行多种成分的分析。因此，紫外-可见光谱在中药分析中的应用局限于总量测定。

2. 红外光谱法 又称分子的振动光谱法，通过测量物质在红外波段吸收光能，对各主要吸收峰做出明确的解析，揭示不同类型的化学键和功能团，为化合物的结构和组成提供可靠信息。红外光谱法最大的特点是对药材可以进行“无损伤”检测，是药材整体本质的反映。中药中各化学成分在质和量方面如果相对稳定，那么只要在 4000～400cm^{-1} 范围内比较光谱的差异即可。

（三）其他方法

1. 质谱（MS） 是利用高速电子流轰击样品分子，使其断开形成带电的碎片离子，并在磁场或交变电场或在真空环境中被分离，从而对分子的分子量和分子结构做出判断。质谱具有灵敏和精确的特点，通常只需要微克级或更少量的样品便可分析和鉴定，是目前最精确的测量方法。然而，质谱法对提取液中主要成分的含量要求较高，通常需要与液相色谱和气相色谱等分离技术联用。

2. 磁共振波谱（NMR） 是一种基于特定原子核在外磁场中吸收与其裂分能级之间能量差相对应的射频场能量而产生共振现象的分析方法。通过化学位移值、谱峰多重性、耦合常数值、谱峰相对强度及在二维谱和多维谱中呈现的相关峰，可以提供分子中原子连接方式和空间相对取向等定性的结构信息。此外，利用分子特定基团的质子数与相应谱峰的峰面积之间的关系，还可以进行定量测定。

3. 电化学分析 是根据溶液中物质的电化学性质及其变化规律，建立电位、电导、电流和电量等电学量与被测物质某些量之间的计量关系，从而对组分进行定性和定量分析。电化学检测法在分析由性质相近或结构相似的化合物组成的复杂样品时，其选择性有一定的限制，在分析中药提取物中总生物碱、总皂苷、总蒽醌、总黄酮等物质时，必须先进行类似物相互分离预处理，然后再进行分析测定。这是因为这些类似物在电化学性质上可能相似，导致电化学检测法难以准确区分它们。因此，在电化学分析中，为了获得可靠的结果，需要采取适当的样品处理和分离步骤。

除了上述方法之外，还有其他一些分析方法可供选择，如 X 射线衍射法、高速逆流色谱法（HSCCC）和 DNA 指纹图谱法等。

三、指纹图谱研究流程

中药指纹图谱应当根据中医药特点及质量设计要求开展针对性的研究。研究流程一般包括研究对象及研究方法的确定、样品收集、供试品制备、参照物的选择、指纹图谱方法学研究与系统适用性研究等。

（一）研究对象及研究方法的确定

首先，需要确定研究对象。不论是单味中药还是中药复方，其所含成分都相对复杂，一种中药可能含有多种活性组分，并具有多种临床应用。因此，在研究某个注射剂或中药制剂的指纹图谱时，首先需要调研相关的文献、新药申报资料（质量和工艺部分）以及其他研究结果，以尽可能详尽地了解药材、饮片、中间体及成品中所含成分的种类和理化性质。经综合分析后，可以确定成品中的药效成分或有效组分作为研究对象，即分析检测的目标。以黄芪多糖注射液为例，它是以黄芪中的多糖为原料制成，因此，在研究黄芪多糖注射液的指纹图谱时，应以多糖作为研究对象。同样，在研究其中间体的指纹图谱时，也应以多糖作为研究对象。而在研究黄芪原药材的指纹图谱时，应将黄芪中所含的黄酮、皂苷和多糖作为研究对象。又例如，一些注射剂品种为复方制剂，由两味或两味以上中药组成，所含组分种类较多，成分复杂。对于复方注射剂的指纹图谱研究，可以根据君臣佐使的原则，以君药、臣药中的有效成分作为主要研究对象，以减少工作量，对于佐使药中的成分，可以采用其他指纹图谱方法进行辅助和补充研究。

其次，需要选择适当的研究方法。一个中药制剂的指纹图谱应可以同时采用两种或更多种方法进行。指纹图谱研究方法的选择应基于研究对象的物理化学性质。目前，大多数化合物采用 HPLC。例如，黄芪多糖注射液中的黄酮、皂苷和多糖等成分都可以采用 HPLC 进行分析检测。对于具有较小极性的挥发油成分，如土木香中的土木香内酯、异土木香内酯和二氢土木香内酯等，应采用 GC。而对于一些难以检测或采用以上方法无法获得理想分离效果的成分，可以考虑采用 TLC 或尝试使用毛细管电泳法（CE）方法。此外，在方法选择时还需考虑药品检验系统复核时的设备、技术等因素。

（二）样品收集

样品的收集是研究指纹图谱的最初且最关键的步骤，收集的样品必须有科学性、代表性与广泛性。样品收集不少于 10 个批次，不可将同一批次样品分散成数个批次充当样品。

1. 原料药材　针对用于制剂的原料药材进行指纹图谱研究时，药材的稳定性至关重要。在收集原药材样品时，应遵循以下原则：①应尽可能固定药材的品种、产地、药用部位、采收时间和炮制加工方法；②对于已在生产中使用过的药材，应结合临床使用情况有选择性地收集样品，重点选择工艺稳定、疗效稳定、无不良反应的批次。研究过程中，还需注意采收时间和药材部位的差异对指纹图谱的影响。理论上，收集的药材批次越多越好，但最低要求是 10 批。供试品应确保真实性，并具备完整的采样原始记录。

2. 中间体（提取物）　是通过规范的生产工艺生产的，用于中成药投料的挥发油、油脂、浸膏、流浸膏、干浸膏、有效成分、有效部位等成分。生产关键技术及相应参数应做好详细记录。

在中药制剂的生产过程中，中药材的质量差异会传递至处方药味、中间体及成品，直接影响中药制剂批间质量的稳定。为减少中药制剂批间质量波动并达到预期质量目标，在不改变投料量的前提下，对不同批次的具有一定质量波动的合格处方药味，采用适当方法投料混合，进行均一化。在实际生产中，药材混批可能存在一定难度，可以通过混合不同批次的中间体（提取物）代替药材的混批。但均一化不是中药制剂生产必须采用的措施。

3. 制剂　为保证实验数据的可追溯性，应明确记录产品批号、生产单位、成品批号与半成品（提取物）批号之间的相关性。建立产品的“对照用指纹图谱”应基于标准化提取物或不少于 10 批产品的指纹图谱。各批样品须留样，并记录相关参数，并在实验完成后附上指纹图谱。

（三）供试品溶液的制备

供试品制备需要按照具体的分析对象，在对样品基本特性进行了解的情况下，采用规范的处理方式进行。供试品制备操作过程应按照定量测定的要求，保证样品物质信息不减失、不转化。对于化学成分类别相差较大的样品，可根据类别成分的性质，按照分析要求，对样品分别进行预处理，制备2张以上的指纹图谱。

1. 原药材、饮片供试品溶液的制备 对于地上部分的药材，取样量应在0.5～1kg，并记录茎、叶、花、果等部位的大致比例。对于果实类药材，在生产过程中通常会去除种子，因此在取样时应去除种子，并做好记录。如果药材的外观质量存在不均匀性，如大小不一、肥瘦不等或粗细不匀，应确保所取的供试品样本具有代表性，并在后续实验中进行必要的比较试验，以评估其中成分的差异。在取样后，适当粉碎并混合均匀，然后从中称取所需的试验样品量。一般来说，供试品与取样量的比例为1∶10。

选用适宜的溶剂（尽可能与生产工艺的提取溶剂一致或接近）和提取方法，尽量使较多成分在谱图中反映出来，并达到较好的分离效果。例如，在黄芪中提取黄酮类成分时，可以采用碱萃取的方法；而对于皂苷类成分，可以使用大孔吸附树脂进行吸附除杂。苦参中的总生物碱则可以通过阳离子交换树脂进行分离，而挥发性样品通常采用水蒸气蒸馏法制备。此外，在样品富集后，还可以使用氧化铝预柱、C_{18}预柱、硅胶预柱、聚酰胺预柱等除去色素等杂质。

2. 中间体（提取物）供试品溶液的制备 根据中间体（提取物）所含化学成分的理化性质和检测方法的要求，参考制剂和相关产品的制备工艺选择适宜方法进行制备，确保中间体（提取物）中的主要化学成分在指纹图谱中得以体现。标签须注明编号或批号，并与取样的药材编号保持一致，或者有明确的关联，以确保数据的可追溯性。

3. 制剂供试品溶液的制备 各类制剂供试品溶液制备需根据样品的具体情况，采用直接使用、稀释或溶剂提取等方法。液体注射剂一般可直接或稀释后作为供试品溶液，必要时也可用适宜的溶剂提取、纯化后制备成一定量的溶液。固体制剂和相关产品（冻干粉针）需注意附加剂对分析方法是否有干扰。若有干扰，须采用适宜的样品预处理方法消除干扰物质。

（四）参照物的选择

建立指纹图谱应设立参照物（或参照峰）。参照物的选择应基于品种特点，选取适宜的对照药材、对照提取物、一个或多个主要活性成分或指标成分等作为参照物，主要用于评估指纹图谱的稳定性和重现性，且有助于指纹图谱的辨识。参照物的选择应考虑药材-饮片-中间体-制剂的关联性，结合药效及制备工艺进行研究。即使与临床药效没有确切的关联，参照物仍起着辨识和评价指纹图谱特征的指导作用。参照物应明确注明名称、来源和纯度。如果没有可用的参照物，也可以选择指纹图谱中稳定的色谱峰作为参照峰，并说明其色谱行为和相关数据，尽可能阐明其化学结构和化学名称。

（五）指纹图谱方法学研究

指纹图谱实验方法学研究的目的是考察和证明建立的指纹图谱测定方法具有可行性和可重复性，符合指纹图谱测定的要求。中药指纹图谱测定是一个复杂的分析过程，影响因素多，条件繁杂，合理的实验方法有效性评价是对测定整体过程和分析系统的综合验证，需要在建立指纹图谱方法时充分考虑。建立中药指纹图谱方法学研究包括专属性试验、精密度（重复性和重现性）试验及耐用性试验等。方法学验证的具体内容如下。

1. 专属性（specificity） 是指指纹图谱的测定方法对中药样品特征的分析鉴定能力。中药化学成分复杂，在多数情况下存在许多未知成分，因此很难准确标定成分、评价分离程度和全面显示化学成分。因此，指纹图谱方法的专属性应从中药有效部位所包含的成分群入手，根据相应的样品理化性质，确定一定的分离分析方法和检测手段。需要评价有关样品（如药材、中间体和制剂成品）之间的相关性，并尽可能地显示样品的特征响应，确保其具有较大的响应值，以减少由于方法波动引起的判别误差。

2. 精密度（precision） 是指规定条件下对均质样品多次取样进行一系列检测结果的接近程度（离散程度）。精密度考察应使用均质和可信的样品。在得不到均质和可信样品的情况下，可用在实验室配制的相应样品或样品溶液进行考察。指纹图谱实验方法的精密度通常以多次测量结果（相似度值）的变异性、标准偏差或变异系数来表示。具体精密度测量可用重复性（repeatability）和再现性（reproducibility）等进行考察。

重复性是指在同样的操作条件下，在较短时间间隔的精密度，也称间隙测量精密度。重复性的评价应在方法的规定浓度范围内至少测定 9 次（如 3 种浓度，每一浓度水平测定 3 次），或在 100%的试验浓度下，至少测定 6 次，将所得结果进行相似性评价。

再现性是指在不同实验室之间的精密度。在方法需要标准化的时候，再现性是通过实验室之间的评价，在不同实验室采取复核、审核、标化、盲试等不同的方法进行精密度考察，同时需要考察真实值的变异范围，确定方法本身的误差来源。

重复性和再现性试验结果的具体评价范围应根据实际情况确定。具体方法，如选择高效液相色谱法和气相色谱法建立中药指纹图谱，可考察仪器的精密度和方法重复性。

3. 耐用性（robustness） 是指不同条件下分析同一样品所得测试结果的变化程度，是中药指纹图谱测定方法耐受环境变化的显示。例如，色谱指纹图谱，在实际验证中首先需要考虑各个实验室不同温度和湿度等条件（不同实验环境）、不同分析人员、不同厂家仪器（包括同一厂家不同规格仪器）、不同厂家的试剂和不同色谱柱［不同批号和（或）供应商］等；其次，需要考虑方法本身因参数波动的影响，如流速、柱温、波长变异、展开剂比例、流动相组成等的影响；最后，还包括分析溶液的稳定性、提取时间、流动相 pH 变化、流动相组分变化的影响等。对于薄层色谱还包括薄层板和展开系统，气相色谱包括不同类型的色谱柱、载气、柱温、进样口和检测器温度等。色谱系统耐用性试验后，应对结果予以说明，并确定不引起系统较大变化的范围，确保方法的有效性。

（六）系统适用性研究

指纹图谱的系统适用性研究是对指纹图谱方法在样品分析中的广泛适用性进行评估和验证的过程，需要对指纹图谱的再现性和可行性进行研究。指纹图谱的再现性是要求同一品种同一样品的指纹图谱在不同实验室和不同操作者之间具有较高的相似度，以验证方法的可行性和稳定性。这意味着在不同实验条件下，特征峰的出现位置、强度和形状应保持一致。通过标准化的实验操作和严格的质量控制，确保指纹图谱的再现性，使其成为可靠的分析方法。指纹图谱的可行性要求所使用的色谱方法和试验条件易于推广和执行。一旦由药品监督管理部门批准成为质量标准，生产厂家、中等水平的分析实验室和省级以上的法定检验机构应能够执行该标准。这意味着所采用的分析技术和实验操作应简单、可靠，并能够在各种实验室和检验机构中广泛应用。

四、指纹图谱的评价

中药指纹图谱的评价方法是将样品指纹图谱与建立起来的该品种的对照指纹图谱（共有模式）进行相似性比较，以评价和控制该药品的质量。中药指纹图谱的评价与含量测定不同，它注重的是相似性而不是相同性。指纹图谱的相似性主要从两个方面考虑：一是色谱的整体“面貌”，即有指纹峰的数目、位置和顺序，以及峰之间的比例（薄层色谱还包括斑点的颜色）等是否相似，以判断样品的真实性；二是供试品与对照样品或“对照用指纹图谱”的总积分值，以及不同批次样品指纹图谱之间的差异程度。如果总积分面积相差较大（如±20%），则说明相同量的样品中含有的内在物质有明显的“量”的差异。对于这种差异是否允许，应视具体品种和工艺的实际情况，并结合含量测定项目综合判断。这种比较应在同一台仪器及条件下进行平行测定。为了简化日常检验中的计算，积分数据可以简化为3位有效数字，或者直接读取图谱纵坐标的刻度值。

相似性的比较可以用“相似度”表达。可以通过相关系数法、夹角余弦法、Nei系数法、改进Nei系数法等方法计算供试品指纹图谱的相似性。目前大多数中药指纹图谱的相似度计算借助于国家药典委员会推荐的“中药指纹图谱计算机辅助相似度评价软件”计算。除个别品种视具体情况而定外，一般情况下相似度在0.9～1.0被认为符合要求。相似度小于0.9，但直观比较难以否定的供试品可进一步采用模式识别方法（如主成分分析）检查原因。

中药成方制剂的指纹图谱与中间体、原药材（中药材与饮片）的指纹图谱应有一定的相关性和可追溯性，可通过直观分析或现代信息学方法进行分析。中药材指纹图谱中的色谱峰一般应比制剂多（或者相等），允许原药材中的某些特征峰在提取物、制剂指纹图谱中因生产工艺而有规律地丢失；中间体与制剂的指纹图谱应非常接近；制剂指纹图谱中所呈现的各特征峰应在药材及中间体的指纹图谱中得到追踪。

实例5-1 荒漠肉苁蓉HPLC色谱图与指纹图谱

具体如图5-1和图5-2所示。

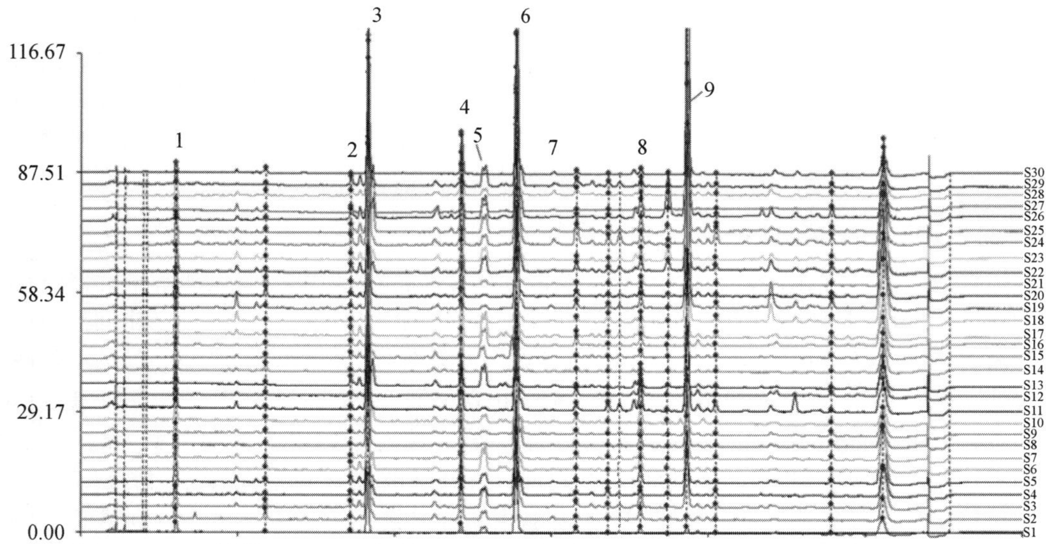

图5-1 30批次荒漠肉苁蓉指纹图谱（9个共有峰，3. 松果菊苷，6. 毛蕊花糖苷）

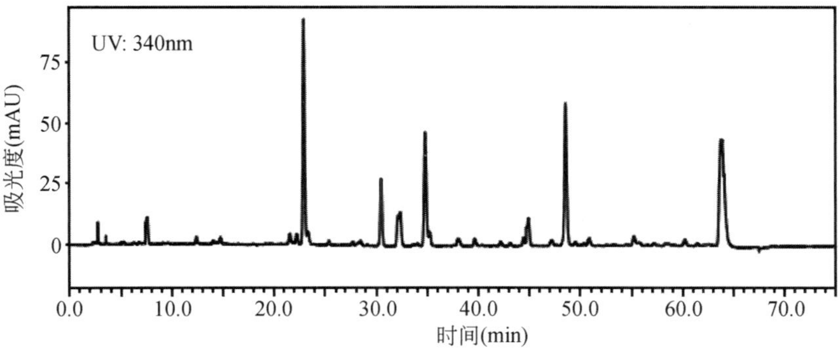

图 5-2 荒漠肉苁蓉 HPLC 色谱图

第四节 实 例

健脾益气口服液质量标准草案及起草说明

一、健脾益气口服液质量标准草案

【名称】

健脾益气口服液 Jianpi Yiqi Koufuye

【处方】

党参、黄芪、陈皮、制何首乌、白术、麦冬、浮小麦、鸡内金，制成 1000mL。

【制法】

以上八味，加 8 倍量水煎煮 3 次，第一次 1h，第二次 0.5h，第三次 0.5h，合并煎液，滤过，滤液浓缩至相对密度为 1.10～1.15（60℃），离心，加水约至 1000mL，煮沸，放至室温或放冷，加入 1%滑石粉，冷藏（4～7℃）24h，滤过，滤液加入单糖浆适量，膜滤，滤液加入苯甲酸钠 3g，加水至 1000mL，搅匀，灌封，灭菌（115℃，30min），即得。

【性状】

本品为深红棕色液体；气微、味微甜。

【鉴别】

1. 取本品 20mL，用水饱和的正丁醇振摇提取 3 次，每次 20mL，合并正丁醇液，用 1%氢氧化钠试液洗涤 3 次，每次 20mL，弃去碱液，合并正丁醇液，再用正丁醇饱和的水洗至中性，将正丁醇液蒸干，残渣加甲醇 1mL 使溶解，作为供试品溶液。另取黄芪对照药材 1g，加水 100mL，煎煮 30min，滤过，滤液浓缩至 20mL，同法制备作为对照药材溶液。同法制备阴性对照溶液。照薄层色谱法［《中国药典》（2020 年版）四部通则 0502］试验，分别吸取上述对照药材溶液 5μL，供试品溶液 10μL，分别点于同一硅胶 G 薄层板上，以二氯甲烷-甲醇-水（13∶7∶2）的下层溶液为展开剂，展开，取出，晾干，喷以 10%硫酸乙醇溶液，在 105℃加热至斑点显色清晰，置紫外光灯（365nm）下检视。供试品色谱中，在与对照品色谱相应的位置上，显相同颜色的荧光斑点。

2. 取本品 30mL，加石油醚（30～60℃）30mL，振摇提取 1 次，弃去石油醚层，加水饱和正丁醇萃取 2 次，每次 30mL，弃去水层，合并正丁醇液，蒸干，残渣加甲醇 1mL 使溶解，作为供试品溶液。取白术对照药材 2g，加水 50mL，煮沸 30min，滤过，滤液浓缩成 30mL，同法制成对照药材溶液。照薄层色谱法［《中国药典》（2020 年版）四部通则 0502］试验，吸取上述两种溶液各 10μL，分别点于同一硅胶 G 薄层板上，以环己烷-乙酸乙酯（7∶3）为展开剂，展开，取出，晾干，喷以 5%对二甲氨基苯甲醛的 10%硫酸乙醇溶液，在 105℃加热约 10min，立即于 365nm 紫外光灯下检视。供试品色谱中，在与对照药材色谱相应的位置上，显相同颜色的荧光斑点。

3. 取本品 20mL，用乙酸乙酯振摇提取 3 次，每次 20mL，合并乙酸乙酯液，蒸干，残渣加甲醇 1mL 使溶解，作为供试品溶液。另取陈皮对照药材 1g，加水 60mL，煮沸 30min，滤过，滤液浓缩成 20mL，同供试品溶液的制备方法制成对照药材溶液。照薄层色谱法［《中国药典》（2020 年版）四部通则 0502］试验，分别吸取对照药材溶液 2μL、供试品溶液 5μL，分别点于同一硅胶 G 薄层板上，以乙酸乙酯-甲醇-水（100∶17∶13）为展开剂，取出，晾干，喷以 1%三氯化铝试液，在 105℃加热至斑点清晰，置紫外光灯（365nm）下检视。供试品色谱中，在与对照药材色谱相应的位置上，显相同颜色的荧光斑点。

4. 取本品 20mL，用乙酸乙酯振摇提取 3 次，每次 20mL，合并乙酸乙酯液，蒸干，残渣加甲醇 1mL 使溶解，作为供试品溶液。另取制何首乌对照药材 0.5g，加甲醇 30mL，超声提取 30min，滤过，蒸干，残渣加水 20mL 使溶解，同法制成对照药材溶液。照薄层色谱法［《中国药典》（2020 年版）四部通则 0502］，分别吸取对照药材溶液 10μL、供试品溶液 5μL，分别点于同一硅胶 G 薄层板上，以乙酸乙酯-甲酸-水（20∶1∶1）为展开剂，取出，晾干，喷以 10%硫酸乙醇溶液，在 105℃加热至斑点清晰。供试品色谱中，在与对照药材色谱相应的位置上，显相同颜色的斑点。

5. 取本品 2mL，置于 10mL 量瓶中，加甲醇至刻度，摇匀，作为供试品溶液。另取党参炔苷对照品适量，加甲醇制成每 1mL 含 0.15mg 的溶液，作为对照品溶液。照高效液相色谱法［《中国药典》（2020 年版）四部通则 0521］试验，以十八烷基硅烷键合硅胶为填充剂，以乙腈-水（20∶80）为流动相；检测波长为 210nm；理论板数按党参缺苷峰计算应不低于 2000。分别精密吸取供试品溶液与对照品溶液各 10μL，注入液相色谱仪，记录色谱仪。供试品色谱中应呈现与对照品色谱峰保留时间相同的色谱峰。

【检查】

相对密度　应不低于 1.10［《中国药典》（2020 年版）四部通则 0601］。

pH　应为 4.0～6.0［《中国药典》（2020 年版）四部通则 0631］。

其他　应符合合剂项下有关的各项规定［《中国药典》（2020 年版）四部通则 0181］。

【含量测定】

照高效液相色谱法［《中国药典》（2020 年版）四部通则 0512］测定。

色谱条件与系统适用性试验　以十八烷基硅烷键合硅胶为填充剂；以乙腈-2.2%冰醋酸溶液为流动相，梯度洗脱，如表 5-1 所示；检测波长为 320nm。理论塔板数按橙皮苷峰计算应不低于 3000。按 2,3,5,4'-四羟基二苯乙烯-2-*O*-*β*-*D*-葡萄糖苷峰计算应不低于 3000。

表 5-1　梯度洗脱表

时间（min）	乙腈（%）	2.2%冰醋酸（%）
0～30	14.5	85.5
30～40	25	75
40～55	14.5	85.5

对照品溶液的制备　取橙皮苷对照品、二苯乙烯苷对照品适量，精密称定，加甲醇制成每1mL分别含0.35mg、0.2mg的混合溶液，即得。

供试品溶液的制备　精密量取本品1mL，置5mL量瓶中，加纯水至刻度，摇匀，倒入2mL离心管，13 000r/min离心10min，即得。

测定法　分别精密吸取对照品溶液和供试品溶液各10μL，注入液相色谱仪，测定，即得。

本品每1mL含橙皮苷（$C_{28}H_{34}O_{15}$）计，不得少于120μg。每1mL含2,3,5,4'-四羟基二苯乙烯-2-*O*-*β*-*D*-葡萄糖苷对照品溶液（$C_{20}H_{22}O_9$）计，不得少于60μg。

【功能与主治】

健脾益气固表，适用于肺脾气虚型小儿消化不良。

【用法与用量】

口服。一次10～20mL，一日3次。用时摇匀。

【规格】

每支装10mL。

【储藏】

密封，置阴凉处。

二、健脾益气口服液质量标准（草案）起草说明

【名称】

健脾益气口服液；拼音：Jianpi Yiqi Koufuye

【处方】

党参、黄芪、陈皮、制何首乌、白术、麦冬、浮小麦、鸡内金，制成1000mL。

【制法】

按1000个制剂单位制备。

【性状】

本品为深红棕色液体；味微甜。

【鉴别】

对健脾益气口服液中黄芪、党参、陈皮、制何首乌、白术、麦冬、浮小麦、鸡内金进行了薄层鉴别研究，结果黄芪、陈皮、制何首乌、白术与各自对照药材相应位置上显相同颜色斑点，阴性无干扰，通过TLC的方法学验证，列入质量标准草案；党参的TLC鉴别阴性有干扰，采用HPLC鉴别，专属性强，故列入质量标准草案。麦冬、浮小麦、鸡内金TLC鉴别阴性有干扰，故不列入质量标准草案。

【检查】

1. 相对密度　抽取三批口服液，按《中国药典》（2020年版）四部通则0601相对密度检查法测定，每份样品重复3次，结果如表5-2所示。

表5-2　相对密度测定结果

批号	相对密度		
20190901	1.04	1.04	1.05
20190902	1.06	1.05	1.06
20190903	1.04	1.05	1.05

2. pH 抽取三批口服液，按《中国药典》（2020 年版）四部通则 0631 项下 pH 测定法测定，每份样品重复 3 次，结果如表 5-3 所示。

表 5-3 pH 测定结果

批号	pH		
20190901	5.16	5.15	5.16
20190902	5.13	5.12	5.12
20190903	5.15	5.15	5.14

3. 装量 抽取三批口服液，按《中国药典》（2020 年版）四部通则 0181 合剂项下的装量检查法检查，结果如表 5-4 所示。

表 5-4 装量检查结果

批号	标示量（mL）	装量（mL）	装量/标示量（%）	检查结果
20190901	10.0	9.9	99.0	合格
	10.0	10.0	100.0	
	10.0	10.0	100.0	
	10.0	10.1	101.0	
	10.0	10.0	100.0	
20190902	10.0	10.0	100.0	合格
	10.0	10.1	101.0	
	10.0	9.9	99.0	
	10.0	10.1	101.0	
	10.0	9.8	98.0	
20190903	10.0	9.9	99.0	合格
	10.0	10.0	100.0	
	10.0	10.0	100.0	
	10.0	10.0	100.0	
	10.0	10.1	101.0	

注：20mL 以下，每个容器的装量不少于标示量的 93%。

结果表明，三批样品均符合药典规定。

4. 重金属 按《中国药典》（2020 年版）四部通则 0821 重金属检查法第二法进行检查，结果如表 5-5 所示。

表 5-5 重金属测定结果

批号	20190901	20190902	20190903
结果	＜10ppm	＜10ppm	＜10ppm

结果表明，三批样品所含重金属均不超过 10ppm，该制剂处方中无矿物类药物，故该项不列入质量标准草案。

5. 砷盐 按《中国药典》（2020 年版）四部通则 0822 砷盐检查法第一法（古蔡氏法）检查法检查，结果如表 5-6 所示。

表 5-6　砷盐测定结果

批号	20190901	20190902	20190903
结果	＜2ppm	＜2ppm	＜2ppm

结果表明，三批样品所含砷盐均不超过 2ppm，故该项不列入质量标准草案。

6. 农药残留量　按《中国药典》（2020 年版）四部通则 2341 农药残留量测定法第一法 1.9 中有机氯农药残留量测定法检查。结果表明，三批样品均未检出有机氯农药残留量，故该项不列入质量标准草案。

7. 微生物限度　按《中国药典》（2020 年版）四部通则 1105 检查，结果如表 5-7 所示。

表 5-7　微生物限度测定结果

批号	20190901	20190902	20190903
细菌数（cfu/g）	＜10	＜10	＜10
霉菌/酵母菌（cfu/g）	＜100	＜100	＜100
大肠埃希菌（cfu/g）	—	—	—
活螨/个	—	—	—

—：未检出

综上，对健脾益气口服液的相对密度、pH、装量、重金属、砷盐、农药残留量、微生物限度进行检查，结果均符合要求。

【含量测定】

健脾益气口服液的制备需经过浓缩、精制纯化、灭菌等一系列工序，当中的成分有着不同程度的损失，其中毛蕊异黄酮葡萄糖苷在最终成品时含量已低于万分之一水平，该含量水平下进行定量分析结果不准确，故在建立制剂的质量标准时舍弃对毛蕊异黄酮葡萄糖苷的含量测定。

色谱条件与系统适用性：色谱柱为 Ultimate XB-C_{18} 柱（4.6mm×250mm，5μm）；以乙腈（A）-2.2%冰醋酸溶液（B）为流动相；以 1mL/min 流速梯度洗脱（0～30min，14.5%A；30～40min，25%A；40～45min，14.5%A；45～55min，14.5%A）；检测波长：320nm；柱温：30℃；进样量：10μL。在该色谱条件下，橙皮苷、2,3,5,4'-四羟基二苯乙烯-2-*O*-*β*-*D*-葡萄糖苷理论板数均大于 3000。

1. 对照品溶液的制备　分别取橙皮苷、2,3,5,4'-四羟基二苯乙烯-2-*O*-*β*-*D*-葡萄糖苷对照品适量，精密称定，置量瓶中，加甲醇制成每 1mL 分别含 0.4810mg、0.08361mg 的混合对照品溶液。

2. 供试品溶液的制备　取健脾益气口服液 1mL，置 5mL 量瓶中，加水至刻度，摇匀，13 000r/min 离心 10min，取上清液，即得。

3. 测定法　分别精密吸取对照物溶液与供试品溶液各 10μL，注入液相色谱仪，测定，记录色谱图，即得。

在上述色谱条件下，在 2,3,5,4'-四羟基二苯乙烯-2-*O*-*β*-*D*-葡萄糖苷、橙皮苷对照品峰相应位置上无干扰，专属性良好。

4. 线性与范围　分别精密吸取混合对照品溶液 0.50mL、1.25mL、2.50mL、3.50mL、4.00mL 至 5.00mL 容量瓶中，用甲醇定容至刻度，制成系列浓度的混合对照品溶液，按“色谱条件与系统适用性”项下的色谱条件进样测定。以对照品浓度为横坐标（*X*，μg/mL）、峰面积（*Y*）

为纵坐标进行线性回归。橙皮苷回归方程 $Y=2.7535\times10^{-7}X-2.1617\times10^{-3}$（$R^2=0.9993$），范围为 48.10～384.80μg/mL；2,3,5,4'-四羟基二苯乙烯-2-*O*-*β*-*D*-葡萄糖苷回归方程 $Y=2.4732\times10^{-7}X-7.3467\times10^{-4}$（$R^2=0.9958$），范围为 6.61～66.89μg/mL。结果表明，上述成分的浓度在相应范围内与峰面积的线性关系良好。

5. 精密度 精密吸取混合对照品溶液按“色谱条件与系统适用性”项下的色谱条件连续进样 6 次，记录峰面积。结果显示，橙皮苷、2,3,5,4'-四羟基二苯乙烯-2-*O*-*β*-*D*-葡萄糖苷的峰面积的 RSD 分别为 0.32%、0.40%（$n=6$），表明仪器的精密度良好。

6. 稳定性 取同一份供试品溶液，分别在 0h、2h、4h、8h、12h、24h 进样，测定。结果显示橙皮苷、2,3,5,4'-四羟基二苯乙烯-2-*O*-*β*-*D*-葡萄糖苷含量的 RSD 分别为 0.74%、2.36%，表明供试品溶液在 24h 内测定稳定。

7. 重复性 精密吸取供试品溶液，平行 6 份，进样，测定，采用标准曲线法计算含量。结果显示，橙皮苷、2,3,5,4'-四羟基二苯乙烯-2-*O*-*β*-*D*-葡萄糖苷含量的 RSD 分别为 0.68%、0.76%（$n=6$），表明重复性良好。

8. 加样回收率 精密吸取供试品溶液适量，平行 6 份，分别加入浓度与体积相近的混合标品溶液，按“色谱条件与系统适用性”项下的色谱条件进样，测定，采用标准曲线法计算 2 种成分含量，并计算回收率（%）。结果显示，橙皮苷、2,3,5,4'-四羟基二苯乙烯-2-*O*-*β*-*D*-葡萄糖苷的平均回收率分别为 96.14%、101.05%，RSD 分别为 1.06%、0.74%（$n=6$），表明该测定方法准确性良好。

根据上述试验及稳定性试验结果，考虑到药材的来源，以及实际生产、贮藏等因素，暂定药材刚满足最低限量以及样品经稳定性试验 12 个月后的含量为基础上可减少 20%，故暂定本品每 1mL 含橙皮苷不得少于 120μg、含 2,3,5,4'-四羟基二苯乙烯-2-*O*-*β*-*D*-葡萄糖苷不得少于 60μg。

【功能与主治】

健脾、益气、固表，适用于肺脾气虚型小儿消化不良。

【用法与用量】

与原合剂一致。口服。一次 10～20mL，一日 3 次。用时摇匀。

【规格】

每支装 10mL。

【储藏】

根据健脾益气口服液稳定性试验结果，橙皮苷、2,3,5,4'-四羟基二苯乙烯-2-*O*-*β*-*D*-葡萄糖苷在高温情况下含量有下降趋势，故暂定健脾益气口服液需密封，置阴凉处贮存。

思考题

1. 中药新药研究过程中，如果存在无标准的药材，申报时需增加哪些质量研究资料？
2. 中药新药的研制与开发中如何体现中医药理论指导？
3. 我国药用辅料是如何管理的？执行的标准有哪些？
4. 中药注射剂指纹图谱的制定有何要求？
5. 现代科技如基因组学、蛋白质组学等在中药新药质量标准研究中的应用是什么？
6. 试述中药新药质量标准在获得国际认可度上有何障碍。

- 中药新药质量标准研究
  - 概述
    - 中药新药质量标准研究程序
    - 中药新药质量标准研究技术指导原则
      - 遵循中医药理论指导
      - 传统质量控制方法与现代质量研究方法并重
      - 以药用物质基础为重要研究内容
      - 以保证安全有效、质量可控为目标
      - 贯穿药品全生命周期
  - 中药新药质量标准的制定
    - 原料(饮片)及辅料的质量标准
    - 中药新药质量标准的内容
      - 药品名称、汉语拼音
      - 处方
      - 制法
      - 性状
      - 鉴别
      - 检查
      - 浸出物
      - 指纹/特征图谱
      - 含量测定
      - 生物活性测定
      - 功能与主治
      - 用法与用量
      - 注意
      - 规格
      - 贮藏
    - 中药新药质量标准研究中应注意的问题
      - 检查、鉴别
      - 含量测定
      - 指纹图谱/特征图谱
      - 生物活性测定
  - 中药新药指纹图谱研究
    - 指纹图谱概念
    - 指纹图谱研究方法
      - 色谱法
      - 光谱法
      - 其他方法
    - 指纹图谱研究流程
      - 研究对象及研究方法的确定
      - 样品收集
      - 供试品溶液的制备
      - 参照物的选择
      - 指纹图谱方法学研究
      - 系统适用性研究
    - 指纹图谱的评价
  - 实例
    - 健脾益气口服液质量标准草案
    - 健脾益气口服液质量标准(草案)起草说明

第六章　中药新药稳定性研究

第一节　概　　述

一、中药新药稳定性研究的含义及研究意义

中药新药稳定性研究是通过考察中药新药的物理、化学及生物学特性在不同环境条件下（如温度、湿度、光照等）随时间变化的情况，以认识和预测中药制剂质量的变化趋势，为中药制剂生产、包装、贮藏、运输条件的确定和有效期的制定提供科学依据。

安全、有效和稳定是对药物制剂的基本要求，而稳定性是保证安全和有效的基础。因此，稳定性研究作为评价药品质量的重要内容，对保证用药的安全性和有效性，避免药品变质，延缓药物降解，合理组方，优化设计工艺及推动中药制剂质量的整体提高具有重要意义，在药品的研究、开发和注册管理中占有重要地位。

中药新药稳定性研究应贯穿于药品的全生命周期，不应当止于其研究与开发过程，上市后还应当持续关注可能影响其质量的因素。药品上市许可持有人和研究者是中药新药稳定性研究的责任主体，应当基于品种特点，有针对性地设计稳定性的研究试验方案，综合评估试验结果。

制剂稳定性是中药制剂申请临床试验、上市许可、上市后变更等研究过程中必不可少的重要环节，国家鼓励药品研发机构及上市许可持有人在中药制剂特点以及现有认知水平、技术条件基础上采用新技术、新方法开展中药制剂的稳定性研究，如采用新的研究方法，还应当证明其科学合理性。

二、中药新药稳定性研究的基本原则

（一）研究设计应当科学合理

根据研究对象特点，结合中药制剂注册申请的不同类别、不同阶段的稳定性研究目标，进行系统试验设计。

稳定性试验样品应当具有代表性，通常采用至少中试规模批次的样品进行。应当根据品种的处方、工艺、剂型等特点选择合适的考察指标，所用分析方法应当进行方法学验证。考察温度、光照、湿度等条件时，应当考虑到药品在贮藏、运输及使用过程中可能遇到的环境因素。应当基于对中药制剂的质量标准和稳定性变化趋势，设置合理的考察时间点。

（二）研究设计应当反映中药制剂的整体质量

中药制剂多数是多成分的复杂体系，单一指标有明显的局限性，应当从多角度、多维度选择多个指标进行稳定研究与评价，内容一般涵盖物理、化学、生物学方面，并关注考察指标与有效性、安全性、质量可控性的关联。

一般以质量标准及《中国药典》四部制剂通则中与稳定性相关的指标作为考察项目。必要时，应当考察反映质量变化的其他指标。

稳定性试验数据还应当采用适当的处理软件进行系统分析和评估，依据不同检测项目的结果及其变化趋势与差异程度，分析评估是否符合中药制剂质量要求。

（三）研究设计应当反映中药制剂的质量变化情况

在中药制剂保存期间易发生变化的指标，如挥发性、热敏性、易氧化水解等不稳定成分，可能会影响其质量、安全性和有效性的考察项目，应当重点关注。

考察指标出现明显变化时，应当从制剂处方、生产工艺、包装材料和容器、贮藏条件等方面分析原因，提出改进措施，关注其与有效性、安全性、质量可控性的关联，并进行综合评估，确定贮藏条件和有效期。

三、中药新药稳定性研究内容与范畴

根据制剂稳定性变化的实质，中药新药稳定性变化一般包括物理、化学和生物学三个方面。

（一）物理稳定性变化

物理稳定性变化指中药制剂在制备、贮藏等过程中发生的物理性质变化，从而影响制剂稳定性。主要包括溶解度的改变、吸湿、潮解、液化或结块、粒径或分散状态的改变等。

1. 溶解度的改变

(1) 温度的改变 温度对药物溶解度的变化有直接的影响。以黄芩苷为例，其溶解度（S）在 30～50℃范围内，*S* 与温度（*T*）呈良好的线性关系，根据其方程式可预测黄芩苷在 32℃和 37℃水中的溶解度分别为 47.55μg/ml、56.79μg/ml，与实验值（45.48±0.94）μg/ml、（55.16±0.53）μg/ml 较为接近，为其外用及内服中药制剂的制备和贮藏稳定性研究提供了参考，见表 6-1。

表 6-1 温度对黄芩苷溶解度的影响

T（℃）	30	35	40	45	50
S（μg/ml）	42.05±3.76	55.81±5.46	66.76±9.70	69.61±0.70	88.65±3.75
方程	$\ln S=3.3619/T+14.879$（$r=0.9778$）				

注：$\ln S=\Delta Hs/(RT)+C$，*R* 为气体摩尔常数，ΔHs 为摩尔溶解焓$\Delta Hs=27.94$J/mol，*C* 为常数。

此外，采用一定浓度的乙醇溶液作为溶剂，经热浸法制备的浸出制剂，如未经冷藏处理直接灌装，在贮藏温度低于生产温度时极易析出沉淀。

(2) 盐析作用 在溶液中加入无机盐类可使某些成分溶解度降低而析出。含甘草的中药制剂中质量内控成分甘草酸可由于芒硝（$NaSO_4 \cdot 10H_2O$）的盐析作用，使部分甘草酸析出，在制备过程会与药渣一起被滤除，导致内控成分含量降低，在贮藏过程会析出沉淀影响澄明度。

(3) 陈化作用 中药制剂中有效成分或杂质为高分子物质时，在放置过程中，由于受空气、光线等因素的影响，可使胶体陈化而析出沉淀。例如，酒剂、酊剂、流浸膏等制剂在贮存一段时间后可能析出沉淀。

2. 吸湿、潮解、液化或结块

(1)吸湿与潮解 某些吸湿性很强的药物或者辅料在贮藏过程中易发生吸湿与潮解。例如，中药的干浸膏、颗粒、无机盐类等及乳糖、蔗糖等强吸湿性辅料。

(2)液化 可形成低共融混合物的药物在制备或贮藏过程中发生液化现象而引起稳定性的改变。

(3) 结块 粉粒类药物（如散剂、颗粒剂等）可由于药物或辅料的因素导致吸湿性增加而出现结块，同时可能引起内控成分的分解而失效。

3. 粒径或分散状态的改变 中药制剂组分或制剂本身的粒径或分散状态的改变可直接影响制剂的质量稳定性，其中如乳剂、混悬剂等分散相易发生聚结、凝聚、分层或析出，导致使用不便或分剂量不准，甚至影响在体内的 ADME（吸收、分布、代谢、排泄）过程。

（二）化学稳定性改变

化学稳定性变化是指药物由于受温度、光照等条件影响发生水解、氧化等化学降解反应，使药物含量（或效价）降低、色泽和外观产生变化，甚至产生有毒物质等。

1. 含量（效价）降低 如二至丸中 11 种化学成分单体（女贞酸、女贞苷 G13、毛蕊花糖苷、异毛蕊花糖苷、松果菊苷、蟛蜞菊内酯、异绿原酸 A、异槲皮苷、木樨榄苷-11-甲酯、橄榄苦苷、特女贞苷）常温条件下各化合物均较为稳定。但蟛蜞菊内酯在常温环境中，日光照射降解较明显，半衰期为 27.18h，且降解速度大于紫外光环境；异毛蕊花糖苷在紫外光灯条件下极易降解，半衰期为 40.76h。

2. 变色或外观变化 中药制剂发生氧化、还原、聚合、分解等反应时，可引起颜色、外观等变化，如颜色加深、产生浑浊或沉淀、产气等。如分子结构中含有酚羟基的药物接触高价铁离子，会使颜色加深（图 6-1）；而中药制剂中所含葡萄糖在酸性溶液中会发生缩合及异构，引起颜色及 pH 的改变；中药泡腾片等所含碳酸盐、碳酸氢盐与酸性药物配伍可发生中和反应而产生二氧化碳气体。

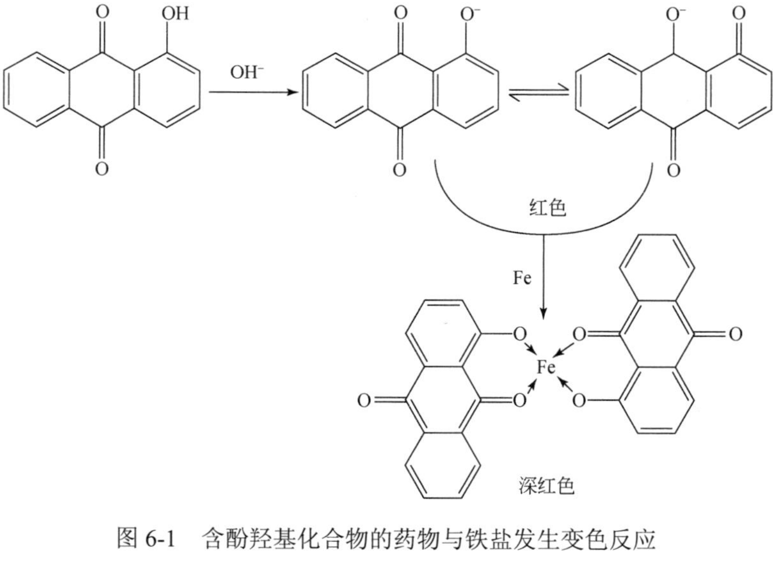

图 6-1　含酚羟基化合物的药物与铁盐发生变色反应

3. 产生有毒物质 部分含有伯胺或仲胺的药物可能与乳糖产生作用（图 6-2）；此外，聚乙二醇两端的羟基既能醚化又能酯化，与含碘、银、汞等成分的中药制备成中药制剂可能发生化学稳定性的改变。

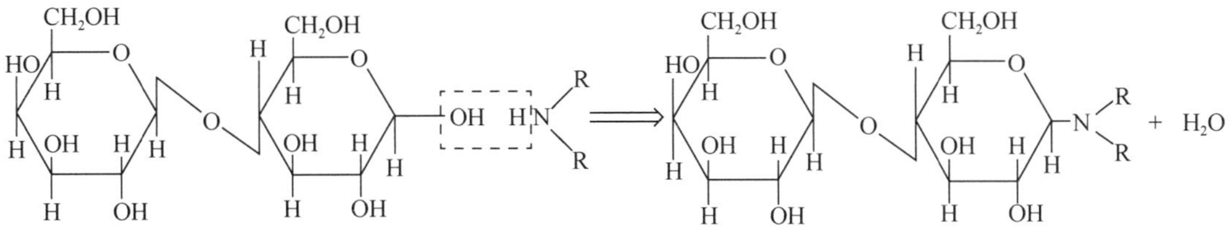

图 6-2　含伯胺或仲胺的药物与乳糖的化学反应

（三）生物学稳定性变化

生物学稳定性变化是指制剂由于受微生物污染，导致制剂发生腐败、变质等现象，如糖浆剂的霉变、乳剂的酸败等。

总之，制剂稳定性的各种变化可单独发生，也可同时发生，一种变化可能成为另一种变化的诱因。相对于化学药物制剂而言，引起中药新药稳定性变化的因素更加复杂，研究的难度、方法学等诸方面更加困难。因此在实际工作中，需要从物理、化学和生物学三个方面对中药制剂的稳定性进行全面评价。

四、中药新药稳定性研究的现状

化学药物制剂的稳定性研究起步较早，具有丰富的资料积累。相较而言，中药新药稳定性的研究最早从液体制剂开始，逐渐发展到其他剂型，起步较晚。我国最早报道的是 1981 年采用化学动力学的原理来评价威灵仙注射液中原白头翁素的稳定性，发现 pH、温度、光照、添加剂等因素对原白头翁素的稳定性均有影响。1985 年卫生部颁布施行的《新药审批办法》，就已将稳定性试验作为新药申报资料项目之一；在《中国药典》（2020 年版）中，包含“原料药物与制剂稳定性试验指导原则（9001）”和“生物制品稳定性试验指导原则（9402）”等制剂稳定性相关内容；2023 年国家药品监督管理局药物评审中心发布的《中药新药稳定性研究技术指导原则（试行）》鼓励采用新技术、新方法开展中药新药稳定性研究。适用于中药制剂申请临床试验、上市许可、上市后变更等研究过程中的稳定性研究，中药制剂中间产物、天然药物稳定性研究亦可参考本技术指导原则。根据该指导原则，稳定性研究应当反映中药制剂的整体质量及质量变化情况，根据研究目的和条件的不同，稳定性试验可分为影响因素试验、加速试验和长期试验等。稳定性研究的内容应当根据注册申请的分类及药品的具体情况，围绕稳定性研究的目的进行设计和开展，并明确了申请临床试验、申请上市许可及上市后变更中药新药稳定性研究的具体要求。

近年来，中药新药稳定性研究的报道逐渐增多，几乎涵盖所有中药剂型。稳定性评价围绕化学、物理和生物学三个方面系统开展，采用的试验方法有影响因素试验、长期试验和加速试验，加速试验中除采用了常规试验法和经典恒温加速试验法外，尚有台阶变温法、初均速法、单测点法和其他简化的方法。中药制剂所具有的多成分特点，使选择能够表征制剂效应和全面反映制剂稳定性的评价指标成为研究的难点和热点，这也成为中药新药稳定性有别于化学制剂稳定性研究的主要特征。

总之，无论是从国家层面还是从企业层面，中药制剂的稳定性研究出现了日新月异的变化，但研究的深度和广度还不够，需要充分尊重中药制剂“中医药理论指导”和“多成分、多环节、多靶点”的特点，吸收国内外先进的方法与技术手段，通过系统的理论探讨和实验研究，不断提升中药新药稳定性的研究水平。

第二节　中药新药稳定性研究内容及方法

根据研究目的和条件的不同，稳定性试验可分为影响因素试验、加速试验和长期试验等。影响因素试验一般采用 1 批样品进行，加速试验和长期试验应当采用 3 批样品进行。加速试验和长期试验所用包装材料和容器应当与拟上市包装一致。

临用现配的中药制剂，或多剂量包装开启后有一定使用期限的中药制剂等，应当根据其具体的临床使用情况，进行配伍稳定性试验或开启后使用的稳定性试验。

一、影响因素试验

影响因素试验是在比加速试验更激烈的条件下探讨药物的稳定性、了解影响稳定性因素及所含成分的变化情况，为制剂处方设计、工艺筛选、包装材料和容器选择、贮藏条件确定等提供依据，并为加速试验和长期试验拟采用的温度和湿度等条件提供参考。

影响因素试验一般包括高温、高湿、强光照射试验，影响因素试验一般采用 1 批样品进行，如果试验结果不明确，则应当加试 2 个批次样品。固体样品应当置于适宜的开口容器中（如称量瓶或培养皿）。分散放置，厚度不超过 3mm（疏松样品可略厚），必要时加透明盖子保护（如所含成分易挥发或升华等）。液体样品应当置于化学惰性的透明容器中。对于其他形态的样品，可根据具体情况，选择适当的容器和方法进行考察。制剂需除去外包装，并根据试验目的和制剂特性考虑是否除去内包装。

（一）高温试验

高温试验主要用于评价药物对温度的敏感性。供试品置适宜的恒温设备中，设置温度一般高于加速试验温度 10℃以上（如 50℃、60℃），通常可设定为 0 天、5 天、10 天、30 天取样。与 0 天比较，若供试品质量发生明显变化，则可降低温度试验，如温度由 50℃或 60℃降低为 40℃；如 50℃或 60℃无显著变化，则不必进行 40℃试验。

实例 6-1　高温条件下考察六味参花颗粒（无糖型）的稳定性

取适量颗粒置于敞口的干燥玻璃器皿中（厚度不超过 2mm），放置于恒温箱中（60℃），分别在第 5 天、第 10 天、第 30 天称取适量样品，并肉眼观察外观性状，以及进行 TLC、水分测定、含量测定等项目评价，考察其稳定性。与第 0 天数据比较，六味参花颗粒（无糖型）的外观性状无明显变色、结块形成等，TLC、水分、含量测定结果均在合格范围内，说明本品在高温环境下质量较为稳定（表 6-2）。

表 6-2　六味参花颗粒（无糖型）高温试验结果

时间（天）	性状	竹节参 TLC 鉴别	飞龙掌血 TLC 鉴别	水分（%）	人参皂苷 R_0 含量（mg/袋）
0	符合规定	检出	检出	7.63	3.05
5	符合规定	检出	检出	7.52	3.03
10	符合规定	检出	检出	7.43	3.06
30	符合规定	检出	检出	7.26	3.01

（二）高湿试验

高湿试验用于评价药物对湿度的敏感性。将供试品置恒湿密闭容器中，在 25℃分别于相对湿度 90%±5%条件下放置 10 天，于第 0 天、第 5 天、第 10 天取样检测，按照稳定性重点考察项目要求检测，检测项目应当包括吸湿增重等。若吸湿增重在 5%以上，则在相对湿度 75%±5%条件下，同法进行试验；若吸湿增重在 5%以下，其他考察项目符合要求，则不再进行此项试验。

恒湿条件可以通过恒温恒湿箱或在密闭容器内放置饱和盐溶液来实现。根据不同的湿度要求，可选择氯化钠饱和溶液（15.5～60℃，相对湿度 RH=75%±1%）或硝酸钾饱和溶液（25℃，相对湿度 RH=92.5%）

水性液体制剂可不进行此项试验。

实例 6-2　高湿条件下考察六味参花颗粒（无糖型）的稳定性

取适量颗粒精密称定，置于相对湿度为 92.5%的容器中（底部放置适量硝酸钾饱和溶液）。分别在第 5 天和第 10 天进行称重。由于在相对湿度 92.5%放置时，称重结果增加大于 5%，所以需同法取样，在相对湿度为 75%（其底部放置适量氯化钠饱和溶液）的环境下考察，称重结果见表 6-3。吸湿增重结果表明，在高湿环境时，六味参花颗粒（无糖型）因其粉体学特性而表现出较强的吸湿性，且易潮解结块，因此贮藏需干燥密封。

表 6-3　六味参花颗粒（无糖型）高湿的稳定性试验结果

时间（天）	湿度（92.5±5）%		湿度（72.5±5）%	
	外观性状	增重（%）	外观性状	增重（%）
0	符合规定	/	符合规定	/
5	有粘连	12.58	有轻微粘连	6.98
10	粘连，部分结块	30.09	粘连，部分结块	19.82

（三）强光照射试验

考察药物对光线的敏感性，为制剂包装和贮运条件确定提供依据，尤其是易受光线影响而降解、变色的固体制剂（如含补骨脂素的颗粒剂等）。通常应当采用去除包装的样品进行试验；需要考察包装对光照的保护作用时，可采用有内包装或内包装加外包装的样品进行试验。

将供试品开口置于光照箱或其他适宜的光照装置内，可选择输出相似于 D65/ID65 发射标准的光源，或同时暴露于冷白荧光灯和近紫外光灯下，在照度为 4500lx±500lx、光源总照度应当不低于 1.2×10^6/x • h 和近紫外能量不低于 200W • h/m^2 条件下，于适宜时间取样检测。试验中应当注意控制温度，与室温保持一致，并注意观察供试品的外观变化。

实例 6-3　高湿条件下考察六味参花颗粒（无糖型）的稳定性

取适量颗粒置于敞口的干燥玻璃器皿中（厚度不超过 2mm），放置于强光照射试验箱中，控制光照强度为（4500±500）lx，紫外光强度为 83～100　W/cm^2，温度为室温 25℃。分别在第 5 天和第 10 天取适量颗粒，与第 0 天数据进行比较。六味参花颗粒（无糖型）的外观性状无明显变色、无结块形成等，TLC 结果、水分、含量测定均在合格范围内，说明本品在强光照设备环境下质量较为稳定（表 6-4）。

表 6-4 六味参花颗粒（无糖型）的强光照射稳定性试验结果

时间（天）	性状	竹节参 TLC 鉴别	飞龙掌血 TLC 鉴别	水分（%）	人参皂苷 R_0 含量（mg/袋）
0	符合规定	检出	检出	7.63	3.05
5	符合规定	检出	检出	7.60	3.02
10	符合规定	检出	检出	7.43	2.97
30	符合规定	检出	检出	7.42	2.98

此外，还可根据药物性质设计其他试验，如探讨 pH、氧及其他条件（如冷冻等）对药物稳定性的影响。

二、加速试验

加速试验是在高于长期贮藏温度和湿度条件下进行的稳定性试验，可为制剂处方设计、质量评价、包装、运输、贮藏条件等提供试验依据，并根据试验结果确定是否需要进行中间条件下的稳定性试验及确定长期试验的放置条件。

加速试验一般在 40℃±2℃、RH75%±5%条件下进行试验，考察时间为 6 个月，检测至少包括初始、中间和末次等 3 个时间点（如 0 个月、3 个月、6 个月）。根据研发经验，预计加速试验可能会出现明显变化时，则应当在试验设计中考虑增加检测时间点。如果在 25℃±2℃、RH60%±5%条件下进行长期试验，当加速试验过程中质量发生了明显变化时，则应当进行中间条件（30℃±2℃、RH65%±5%）试验。

膏药、胶剂、乳剂、混悬剂、软膏剂、乳膏剂、糊剂、凝胶剂、眼膏剂、栓剂、气雾剂、泡腾片及泡腾颗粒可直接采用中间条件（30℃±2℃、RH65%±5%）进行试验。

对拟冷藏贮藏（5℃±3℃）的制剂，加速试验可在 25℃±2℃、RH60%±5%条件下进行，时间为 6 个月。如果加速试验 3 个月以内发生明显变化，则不必进行 6 个月的试验。

对拟冷冻贮藏（-20℃±5℃）的制剂，应当对一批样品在 5℃±3℃或 25℃±2℃条件下放置适当的时间进行试验，以了解短期偏离标签贮藏条件（如运输或搬运时）对其的影响。

对有特殊温湿度要求的制剂，可制定其他试验温度、湿度。

实例 6-4 六味参花颗粒（无糖型）的稳定性研究

取拟上市包装的六味参花颗粒（无糖型）供试品三批，在 40℃±2℃、RH75%±5%（饱和的氯化钠溶液）条件下保存，分别于 1 个月、2 个月、3 个月、6 个月取样一次进行检测，检测结果与 0 个月进行对比，结果见表 6-5。

表 6-5 六味参花颗粒（无糖型）的加速稳定性试验结果

批号	时间（个月）	性状	竹节参 TLC 鉴别	飞龙掌血 TLC 鉴别	装量差异	人参皂苷 R_0 含量（mg/袋）
221203	0	合格	检出	检出	合格	3.05
	1	合格	检出	检出	合格	3.05
	2	合格	检出	检出	合格	3.06
	3	合格	检出	检出	合格	3.03
	6	合格	检出	检出	合格	3.11

续表

批号	时间（个月）	性状	竹节参 TLC 鉴别	飞龙掌血 TLC 鉴别	装量差异	人参皂苷 R_0 含量（mg/袋）
221204	0	合格	检出	检出	合格	3.07
	1	合格	检出	检出	合格	3.09
	2	合格	检出	检出	合格	3.10
	3	合格	检出	检出	合格	3.18
	6	合格	检出	检出	合格	3.08
221205	0	合格	检出	检出	合格	3.13
	1	合格	检出	检出	合格	3.22
	2	合格	检出	检出	合格	3.06
	3	合格	检出	检出	合格	3.11
	6	合格	检出	检出	合格	3.09

检测结果显示，六味参花颗粒（无糖型）在加速试验条件下 6 个月期间，其性状、鉴别、装量差异检查、含量测定等指标与 0 个月相比基本一致，说明在其现有包装材料下，该品稳定性良好。

三、长期试验

长期试验是在接近制剂的实际贮藏条件下进行的稳定性试验，其目的是为制剂的包装、贮藏条件及有效期提供依据。

供试品放置条件通常为 25℃±2℃、RH60%±5%或 30℃±2℃、RH65%±5%，考察时间点应当能预测制剂的稳定性情况。拟定的有效期为 12 个月以上，检测频率一般为第一年每 3 个月一次，第二年每 6 个月一次，以后每年一次，直至拟定的有效期。仍需继续考察的，根据产品特性，可分别于 18 个月、24 个月、36 个月等取样进行检测，将结果与 0 个月比较以确定制剂的有效期。

对温度特别敏感的药物，长期试验可在温度 5℃±3℃的条件下放置 12 个月，按上述时间要求进行检测，12 个月以后，仍需按规定继续考察，制订在低温贮存条件下的有效期。

对拟冷冻贮藏的制剂，长期试验可在温度-20℃±5℃条件下至少放置 12 个月，有效期应根据长期试验放置条件下实际时间的数据而定。

对于包装在半透明容器中的制剂，应在温度 25℃±2℃、相对湿度 40%±5%，或 30℃±2℃、相对湿度 35%±5%的条件下进行试验。

对于需要溶解或稀释后使用的粉针剂、注射液等，应考察临用时配制和使用过程中的稳定性。

对于所有制剂，应充分考虑运输路线、交通工具、距离、时间、条件（温度、湿度、振动情况等）、产品包装（外包装、内包装等）、产品放置和温度监控情况（监控器的数量、位置等）等对产品质量的影响。

此外，有些中药制剂还应考察临用时配制和使用过程中的稳定性。例如，应对配制或稀释后使用、在特殊环境（如高原低压、海洋高盐雾等环境）使用的制剂开展相应的稳定性研究，同时还应对药物的配伍稳定性进行研究，为说明书/标签上的配制、贮藏条件和配制或稀释后的使用期限提供依据。

实例 6-5 **六味参花颗粒（无糖型）的稳定性研究**

取拟上市包装的六味参花颗粒（无糖型）供试品三批，在 25℃±2℃、RH60%±5%（饱和的二水溴化钠溶液）条件下保存，分别于 3 个月、6 个月、9 个月、12 个月取样一次进行检测，检测结果与 0 个月进行对比，结果见表 6-6。

表 6-6　六味参花颗粒（无糖型）长期稳定性质量考察结果

批号	时间（个月）	性状	竹节参 TLC 鉴别	飞龙掌血 TLC 鉴别	装量差异	人参皂苷 R_0 含量（mg/袋）
221203	0	合格	检出	检出	合格	3.09
	3	合格	检出	检出	合格	3.11
	6	合格	检出	检出	合格	3.16
	9	合格	检出	检出	合格	3.07
	12	合格	检出	检出	合格	3.09
221204	0	合格	检出	检出	合格	3.17
	3	合格	检出	检出	合格	3.19
	6	合格	检出	检出	合格	3.11
	9	合格	检出	检出	合格	3.08
	12	合格	检出	检出	合格	3.18
221205	0	合格	检出	检出	合格	3.03
	3	合格	检出	检出	合格	3.14
	6	合格	检出	检出	合格	3.16
	9	合格	检出	检出	合格	3.09
	12	合格	检出	检出	合格	3.13

在 25℃±2℃、RH60%±5%（饱和的二水溴化钠溶液）条件下考察 12 个月，样品的性状、薄层鉴别、装量差异、人参皂苷 R_0 含量几无变化，均符合质量要求，说明该工艺生产的产品稳定性较好，有效期至少为 12 个月；如需延长有效期，可继续进行考察。

四、中药制剂稳定性重点考察项目

原料药物及主要剂型的重点考察项目可参考《中国药典》（2020 年版）四部通则“原料药物与制剂稳定性试验指导原则（9001）”中的附表。该表中未列入的考察项目及剂型，可根据剂型及品种的特点制订。对于缓控释制剂、肠溶制剂等应考察释放度等，微粒制剂应考察粒径、包封率或泄漏率等。

第三节　中药新药稳定性研究的要求与结果评价

一、中药新药稳定性研究的要求

稳定性研究的内容应当根据注册申请的分类（如中药创新药、经典名方制剂等）以及含中药成分的新产品（食字号、消字号、妆字号等）具体开发情况，围绕稳定性研究的目的进行设计和开展工作。原料药物与中药新药制剂一起申报的，应当同时提交原料药物的稳定性研究资料。

（一）申请临床试验的中药新药稳定性研究要求

对于申请临床试验的中药制剂，应当提供符合临床研究要求的稳定性研究资料，初步确定适宜的包装材料和容器、贮藏条件，保证临床试验期间所用样品的质量稳定。一般情况下，应当提供影响因素试验、3 批样品不少于 6 个月的加速试验及长期试验资料。

（二）申请上市许可的中药新药稳定性研究要求

对于申请上市许可的中药新药制剂，应当提供全部已完成的稳定研究资料。一般情况下，应当包括影响因素试验、至少 3 批商业规模样品的 6 个月加速试验和 18 个月及以上的长期试验研究数据，以确定申报注册药品的实际有效期。如申报时尚未完成 18 个月的长期试验研究，可提供至少 12 个月的长期试验数据。药品上市后，应当按照提交的稳定性研究承诺继续进行长期试验，直至考察的时间可以覆盖拟定的有效期。采用不同包装材料和容器时，每种包装材质均应当进行稳定性研究。

以人用经验作为上市许可申请注册评审证据的中药新药制剂，如果申报制剂与人用经验所用药物处方、生产工艺、关键工艺参数、辅料种类及其用量、剂型、规格、直接接触药品的包装材料和容器等一致时，人用经验所用药物的稳定性研究数据可作为申报制剂及稳定性研究的支持性数据。

按古代经典名方目录管理的中药复方制剂，如果中试规模样品与商业规模样品处方、生产工艺、关键工艺参数、辅料种类及用量、剂型、规格、直接接触药品的包装材料和容器等一致时，中试样品的长期试验数据可作为商业规模样品稳定性研究的支持性数据。

（三）上市后变更的中药新药稳定性研究要求

已上市中药制剂药学变更经评估需进行稳定性研究的，基于变更风险及变更情形，申报或备案时，一般应当提供 3～6 个月加速和长期试验研究资料，以考察变更对中药制剂稳定性的影响；上市后，应当按照提交的稳定性研究承诺继续进行长期试验，直至考察的时间可以覆盖拟定的有效期。必要时应当与变更前的稳定性研究资料进行对比，以评价变更的合理性，并根据研究结果，确定变更后中药制剂的包装、贮藏条件和有效期。如药品标准不能较好地反映中药制剂质量，对于制剂质量的可控性低，应当先开展质量及质量标准研究工作，根据中药制剂特点，选择合适的考察项目及检测方法，开展稳定性研究。

对于仅为装量规格变更，不涉及变更处方工艺、包装材料的，应当进行稳定性分析。如涉及包装容器空间大小等影响药品稳定性的因素应当进行稳定性研究。

二、中药新药稳定性研究结果的分析评估

稳定性结果评价应当科学合理，尽可能准确反映中药制剂的稳定性状况，关注其与有效性、安全性、质量可控性的关联。应当根据中药注册分类不同类别的特点进行稳定性研究结果评估。如从单一植物、动物、矿物等物质中提取得到的提取物及其制剂（中药注册分类 1.2 类），应当关注提取物大类成分的种类及比例变化，指纹图谱/特征图谱的相似度、相对保留时间、相对峰面积等变化；其中单一成分制成的制剂，应当关注各检测时间点单体成分的含量、有关物质及产品理化性质等的变化情况。

（一）贮藏条件的确定

根据稳定性试验结果，同时结合中药制剂在贮藏、运输、流通、使用过程中可能遇到的情

况进行综合分析，确定产品的贮藏条件。

贮藏条件应当按照《中国药典》及国家的相关要求，在说明书/标签中准确规范表述；也可采用试验所确定的具体条件，如以“不超过30℃保存”“不超过25℃保存”等方式表述。

（二）包装材料和容器的确定

一般应当根据制剂性质和影响因素试验结果，初步确定包装材料和容器。结合加速稳定性试验、长期稳定性试验和（或）相容性试验结果，进一步验证所采用的包装材料和容器的合理性。

高风险制剂（吸入制剂、注射剂、滴眼剂等）及其包装材料和容器变更的稳定性试验，应当考虑包装材料和容器以及封闭系统可能对制剂具有的潜在不良影响，与包装材料和容器的相容性试验一并设计。相容性研究的具体要求与试验方法，可参照相关技术指导原则。新材质的包装材料和容器还应当考虑研究其对制剂安全性的影响。

对于包装在非渗透性容器（如半固体制剂的密封铝管、溶液剂的密封玻璃安瓿等）中的中药制剂，由于这种容器具有防潮及防溶剂通过的特点，可不考虑药物对湿度的敏感性或可能的溶剂损失，即其稳定性研究可不考虑湿度的影响。

对于包装在半渗透性容器（如低密度聚乙烯、聚丙烯等制备的输液袋、塑料安瓿、眼用制剂容器等）中的中药制剂，其加速试验应当在 40℃±2℃、RH25%±5%的条件下进行试验，长期试验可选择在25℃±2℃、RH40%±5%或30℃±2℃、RH35%±5%的条件下进行试验。

对采用半渗透性容器包装的水溶性制剂，在上述稳定性试验中，除评估该制剂的物理、化学、生物学稳定性外，还应当评估其潜在的失水性等相关指标，具体研究参照相关技术指导原则。

对于非水或溶剂型基质的药物，可建立其他可比的方法进行试验，并应说明所建方法的合理性。

（三）有效期的确定

有效期应当根据加速试验和长期试验的结果分析确定，一般情况下，以长期试验结果为依据，可取长期试验结果与0个月数据相比无明显变化的最长时间点为有效期。

三、稳定性研究承诺及药品上市后的稳定性考察

对于上市许可申请，当申报注册的3个商业规模批次样品的长期稳定性数据已涵盖拟定的有效期时，则认为无须进行批准后的稳定性研究承诺。当递交的资料包含了至少3个商业规模批次样品的稳定性试验数据，但长期稳定性数据尚未至拟定的有效期时，则应当承诺继续进行研究直到拟定的有效期。

在药品获准上市许可后，药品上市许可持有人应当切实履行主体责任，采用实际生产规模的药品进行留样观察，持续关注可能影响药品质量的因素，根据考察结果，对包装、贮藏条件进行确认或改进，并进一步确定有效期。

四、中药新药制剂稳定性研究报告内容

中药新药制剂稳定性研究报告的内容应当与注册分类的要求保持一致，一般包括以下几个方面的内容。

1）供试品的品名、规格、剂型、批号、批产量、生产企业、生产日期和试验开始时间，并应当说明原料药物的来源和执行标准。

2）稳定性试验的条件，如温度、光照强度、相对湿度、容器等。应当明确包装材料和容器类型、颜色、密封方式等。

3）稳定性研究中各质量检测方法和指标的限度要求。

4）在研究起始和试验中间的各个取样点获得的实际分析数据，一般应当以表格的方式提交，并附相应的图谱。

5）检测结果应当如实申报，不宜仅采用“符合要求”等表述。检测结果应当用每个制剂单位所含有效成分的量（如μg、mg、g）或有效成分标示量的百分数等表述，并给出其与0个月检测结果比较的变化率。如果在某个时间点进行了多次检测，应当提供所有的检测结果及其相对标准偏差（RSD）。

6）应根据研发过程中稳定性研究结果，结合药物的性质、生产工艺等进行综合分析，确定包装材料和容器、贮藏条件、有效期。

思考题

1. 中药成分的复杂性对稳定性研究有何影响？
2. 加速稳定性试验在中药新药研发中的作用是什么？
3. 如何通过稳定性研究数据建立中药新药的有效期？
4. 如何利用现代分析技术提高中药新药稳定性研究的效率和准确性？
5. 中药新药的稳定性研究在不同国家和地区的法规要求有何差异？
6. 如何将药物的安全性和有效性研究与中药新药的稳定性研究相结合？

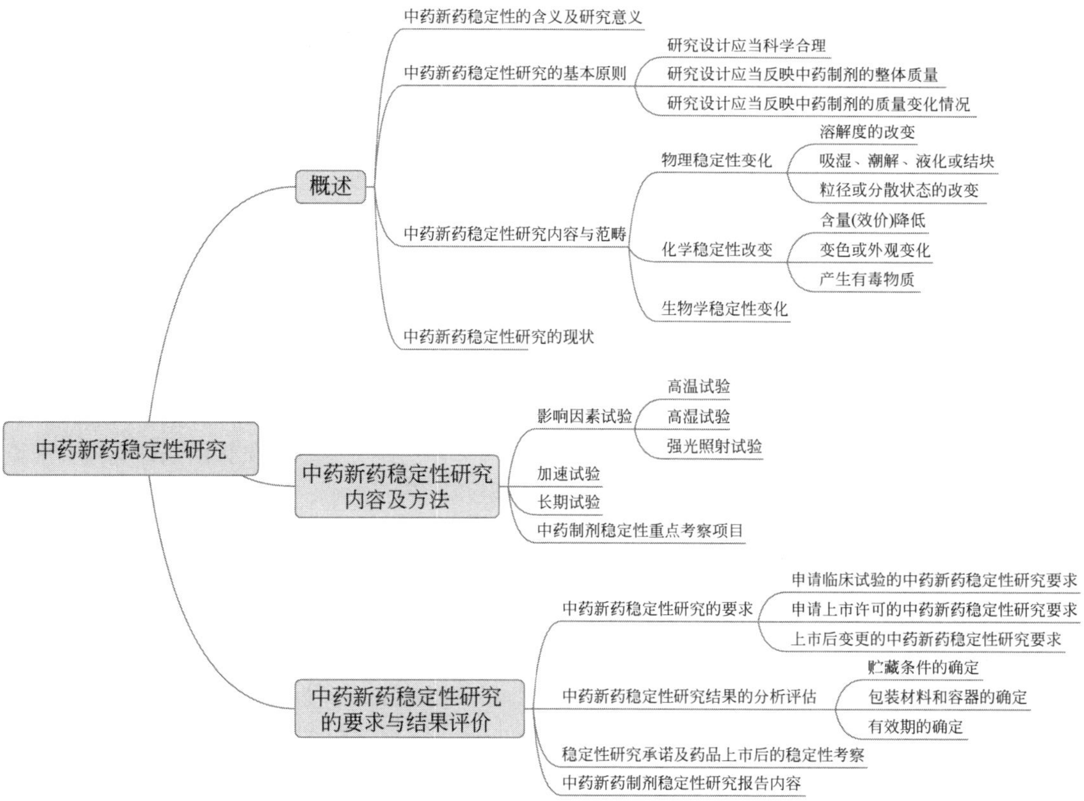

第七章　中药新药药理学研究

中药新药药理学研究的目的：一是判断一个新药是否有预防、治疗或诊断疾病的作用，即是否有效，有效强度如何；二是和已上市药物比较有何特点；三是通过药理作用机制的研究为新药开发和临床应用提供参考依据。临床前药理学评价是新药评价的核心之一，有效与否、作用强度如何将决定该药能否进入后期临床试验，其主要内容包括主要药效学及其作用机制研究、次要药效学、药动学、安全药理学、药效学药物相互作用。主要药效学，即与受试物期望的治疗目的相关的活性和（或）作用模型的研究；次要药效学，即与受试物期望的治疗目的不相关的活性和（或）作用模型的研究；安全药理学研究，即受试物在治疗范围或治疗范围以上剂量时，潜在的不期望出现的对生理功能的不良影响的研究。药效学药物相互作用，是指两种或两种以上药物同时或先后顺序应用时，药物之间的相互影响和干扰可改变药物的体内过程及机体对药物的反应性，从而使药物的药理效应或毒性发生变化。中药新药药理学评价是新药研究的核心之一，中药新药不仅有效且强度达到临床意义才有进一步开发的价值。

第一节　主要药效学研究

一、研究目的和基本要求

（一）研究目的

1. 确定中药药理作用　新药药理试验的目的在于对药物有效性进行必要的探索，中药新药的药效学研究首先应遵循中医药理论，再运用现代科学方法研究中药对机体的药理作用。试验采用整体动物、器官组织、细胞等实验系统，进行中药新药的量效、时效、不同给药途径与药效关系等方面的研究，以及与其他同类药品的对比试验以确定新药应用前景等，为临床研究提供可靠的剂量、疗程及给药方法等科学依据，使得临床药效学试验研究顺利进行。

2. 阐明中药多重药理作用特点　中医中药从整体治疗出发，用药讲究配伍，因而中药成分复杂，其药理作用具有作用多重、量效关系复杂、作用有缓急之分、作用呈双向调节等特点，有别于成分和作用相对单一的化学药物，这给中药药效的科学评价带来一定要求和困难。试验方案设计时需结合中药功能主治进行权重设立，全面评价中药作用多途径、多功效的药理作用，为成药药效评价提供科学依据。

3. 揭示中药多靶点作用机制　无论是单味药还是复方中药，其物质基础均不同于西药的相对单一。西药具有特定的作用靶点，呈专一性、针对性的作用方式。而中药是多种活性物质的组合，这些活性成分按照一定的中医理论要求配伍组合，作用于机体的多个靶点，经多途径的整合发挥作用，呈现多效性。例如，人参中含有人参皂苷类、脂肪酸、挥发油、氨基酸、糖类、黄酮、维生素、核苷酸及其他碱基等物质，人参具有改善中枢神经系统、循环系统、血液和造血系统、内分泌系统、免疫系统等多方面（靶点）功能，这些功能并非人参中某一单体成分的作用，而是人参皂苷等活性成分共同起作用。

4. 发现中药适应证　中药新药开发多数是基于有临床应用基础的处方，在药效学评价时一般基于研究目的设计评价指标，如果在条件许可时，试验设计时思考周全，动物模型和观测指标选择充分合理，用药周期和给药途径选择正确，经常会发现一种中药同时对多种检测指标均有疗效。这对于有心的科学研究者而言，无疑是发现中药新适应证的最好启示，若对这种启示再加以验证，可能发现药物的新用途。

（二）基本要求

1. 研究者的资质　试验主要负责人应具有药理、毒理、医学专业高级技术职称或为有较高的理论水平与工作经验的研究者，可确保试验设计合理，实施规范，数据可靠，结果可信，结论判断准确。试验报告应有负责人签字及单位盖章。

2. 受试药物　应是处方明确、工艺固定、质量稳定的提取物或制剂。

3. 研究机构的资质　研究单位应取得实验动物使用资质，具有较高的科研水平、技术力量、质量体系及组织管理能力，具有较好的客观条件、实验室、仪器设备等。从事新药非临床安全性评价的实验室应符合《药品非临床研究质量管理规范》（GLP）的相应要求，药理学研究也应参照实行。

4. 实验动物　应符合国家规定的等级动物要求，必要时可选用特定年龄、性别的动物或特殊模型动物。

5. 规范原始记录　实验记录应符合《药品研究实验记录暂行规定》的要求。实验记录应真实、完整、规范，对试验中出现的新问题或特殊现象均应写明情况，防止漏记和随意涂改，描记和形态学检查应有相应的记录图或照片，不得伪造、编造数据，实验记录的内容通常应包括下列几项：①实验名称：每项实验应首先注明课题名称和实验名称。②实验设计或方案，这是实验研究的实施依据，各项实验的首页应有一份详细的实验设计或方案。③实验时间：每次实验须按年月日顺序记录实验日期和时间。④实验材料：受试样品、对照样品及其他实验材料的来源及批号；实验动物的种属、来源及合格证；菌种、瘤株、细胞株及其来源；实验仪器设备名称、型号；主要试剂的生产厂家、规格和生产批号；自制试剂的配制方法、时间和保存条件等。实验材料如有变化，应在相应的实验记录中加以说明。⑤实验环境：根据实验的具体要求，记录实验当天的天气情况和实验微小气候，如温度、湿度、光照及通风等。⑥实验方法：常规实验方法应在首次实验记录时注明方法来源，并简述主要步骤。改进、创新的实验方法应详细记录实验步骤和操作细节。⑦实验过程：详细记录操作过程、观察到的现象、异常现象的处理、影响因素的分析等。⑧实验结果：准确记录定量观察指标的实验数据和定性观察指标的实验变化。⑨结果分析：每次实验结果应做数据处理和分析，并有明确的文字小结。⑩实验人员：应记录所有参加实验研究的人员。

二、药效学试验设计基本原则

在进行药效学研究工作之前，首先应该明确研究对象的功能主治、适应证，在充分查阅和熟悉文献、药物研究指导原则的基础上，开展试验方案设计，拟定开展药效学试验的目标和内容，确定阳性对照药，选择动物模型，确定分组和剂量、观察指标、给药途径、所需仪器设备及其他材料，安排试验进度，参加人员及分工等。根据以上原则所设计的方案是研究实施的依据，但试验方案也不是一成不变的，在实施过程中，根据具体情况，可以进一步修改、补充、完善及调整。

1. 试验方案设计的依据和原则 试验方案设计应依据《药品注册管理办法》及有关药政规定和技术指导原则，并参照中药新药的组方、剂型、给药途径，特别是功能主治，以及借鉴临床经验及有关科研和文献资料。试验设计的基本原则是“随机、对照、重复”。

2. 根据新药实际情况设计试验 ①根据主治、参考功能选择相应的试验方法，这适合大多数中药，包括以西医病名为主治的新药。例如，主治阳痿证的药物，应首选与生殖系统（特别是性功能）有关的试验，同时参照新药的功能和（或）疾病的主要症状，以相应的试验作为辅助药效，从多方面证实新药的药效。例如，健脾补肾可选用一些健脾调整胃肠功能的试验，治疗急性支气管炎的药物，除了抗感染、抗炎作用外，针对疾病的症状，还要做镇咳、祛痰及解热试验等。②应根据新药的主要功能和病证的临床症状，设计药理试验方案。例如，治疗脾虚证的药物，根据脾虚证的表现即消化系统功能减退、副交感神经系统功能偏亢、免疫功能和代谢能力偏低等设计试验。药效学试验应以运化水谷及健脾益气为主，故选做有关胃肠功能的试验，对脾虚模型动物的治疗作用试验，以及抗应激试验和免疫功能测定试验等。③对缺乏动物模型试验方法的新药，如系统性红斑狼疮、皮肌炎、系统性硬皮病等免疫性疾病、精神病及梅核气、奔豚证等，应根据疾病的病因病机、病理变化、临床症状及新药的主要功能等，设计药理试验方案，用间接的药效提示新药的作用，再结合临床研究，对新药的有效性做出评价。例如，银屑病的确切病因尚不明确，可能与遗传、代谢障碍、感染、免疫功能紊乱等因素有关；基本病理特点为皮损部位表皮细胞过度增殖和角化不全，药效学可选择调节表皮细胞生长，影响免疫功能、抗炎和止痒作用，以及活血化瘀等试验。

3. 新药研究的试验方案应按新药注册申报要求设计 中药及其复方的药理作用广泛，常为多成分、多靶点、多系统的综合效应，故应选择相对应的方法从多方面反映新药的药效。但必须紧扣功能主治，避免“以广取胜”。主要药效学研究，应选择能够反映药效本质的实验方法和观察指标，首先应确定主要作用（关键性药效），一般主要作用设 1～3 项，每项应选做 2～3 种试验方法，从多项指标验证其药效。其他作用（辅助性药效）可酌情做 2～5 项，每项选做 1～2 种试验方法，应分清主次，突出重点。

新药的药效应能证实其主要治疗作用，以及较重要的其他治疗作用，主要的药效作用应该明确，并力求反映量效和（或）时效关系。有时若药效不够明显或仅见作用趋势，统计学处理无显著性差异，应如实上报作为参考，但仅适用于辅助药效。对于提纯的有效单体或含杂质较少的有效部位的新药及中药注射剂，可应用更高的技术手段，运用体内、体外多种试验方法，从多方面、多层次、全面深入地阐明其药理作用，也可只做能充分证实其主要治疗作用的药效学试验，但应有明确的量效关系和时效关系，并有一定的作用机制研究尽可能用实验证明其有效成分或有效部位（群）就是主要药理作用的成分。

对于局部用药治疗远隔部位或全身疾病的药物，如局部或穴位贴敷治疗高血压、冠心病等，如有可能应进行透皮吸收试验，以了解药物吸收剂量及吸收速度等，有助于评价药效。但很多中药成分复杂，目前还难以确定有效成分，进行透皮吸收试验尚有困难。至于药物的作用机制、药动学及复方中药的配伍试验等，在可能情况下适当选做。由于中药的特点及技术上的困难等因素，目前不作强求。

中药材新的药用部位，以人工方法在动物体内的制取物和引种（养殖）药材的药效学试验，均应与原药材做对比试验。以中药疗效为主的中药和化学药品复方制剂，需做该组方中的中药、化学药品、制剂三者在药效、毒理方面的对比试验，以发现组分间的任何协同或拮抗作用，要有资料证明该复方制剂在药效或毒性反应等方面具有一定的优点，包括药效作用的增强和（或）互相补充，毒性反应的降低等。

三、实验模型与给药方法

（一）药效学试验的方法

1. 体外试验　又称离体试验，是在体外进行的试验观察方法，包括离体器官、离体组织、细胞体外培养及试管内试验等，它可以排除体内多种因素的干扰，重复性好，结果易于分析，具有省药、省动物等优点，适用于分析试验，特别是作用机制的研究。但存在一定的缺点和局限性，尤其是中药粗制剂，其直接与器官、细胞等接触，杂质和理化性质均能影响试验的结果，如药物的溶解性、粒度、pH、无机离子及鞣质、不溶性物质等。因此，某些药物往往在体外试验中具有较好的作用，在体内却不一定呈现相应的效果。再则，离体试验失去了机体完整统一的内环境和神经体液调节，与临床状态相差较大，有些药物需经体内代谢成活性成分后才有相应的药理作用。因此，离体试验与体内试验结果不一致的现象时有发生。例如，栀子苷在体外利胆作用很弱，但在体内栀子苷代谢为苷元京尼平后，利胆作用明显增强，正如磺胺类药物体外的抗菌作用甚弱，体内却很强。

血清药理学的试验方法是首先给动物服药，一定时间后取血清作为药物源进行药理学观察，这种试验方法适用于对中药，特别是对中药复方进行药效评价及其作用机制的研究，还可进行血清药物化学及药动学的研究。受试动物多用大鼠、豚鼠、家兔等。每天服药 1 次或 2 次（间隔 2～4h），连用 3 天，亦可每天 1 次，连用 7 天。给药剂量可参考公式：剂量=在体试验的给药量×反应系统中被稀释的倍数。但可能因血药浓度不完全随给药剂量相应增加，以及受灌胃浓度和容量的限制等，不可能达到公式要求的用药剂量。也可采用临床日用量的倍数给药，如 5 倍、10 倍、30 倍、50 倍等，以及采用制成的血清冻干粉，加入反应系统，使之达到需要的浓度，给药后采血的参考时间，如每天给药 2 次，连续 3 天，为末次给药后的 0.5～1h。血清药理试验，虽然可以克服离体试验中存在的某些缺点，但尚未完全成熟，还存在着一定的问题。例如，血清的来源和含药浓度、加药剂量（不能添加 100%浓度的血清），以及动物给药的剂量、给药方式、采血时间、血清处理等诸多因素，需要进一步完善和确定，故影响了其推广应用。另外，对不通过血液而起作用的药物，尤其是中药对整体的调节功能，便不能反映和观察其药效。因此，体外试验不能完全取代体内试验。

2. 体内实验　又称在体实验，是用整体动物进行药理试验的方法。根据试验需要可以选用正常动物或病理模型动物，按照试验的周期可以分为急性试验和慢性试验。前者一般指观察一次给药后机体在短时间内出现的反应，如动物血压试验、动物自主活动试验等，部分中药起效较慢，作用较温和，在急性试验中，有时也需持续多次给药，如 3～7 天甚至更长时间后才能出现效应。慢性试验指观察机体在较长时间内多次给药出现的反应，如寿命试验、慢性造瘘（胃肠癌、子宫癌等）、降脂试验等。在体试验比较接近临床状态，尤其符合中药多成分、多靶点、多系统的整体调节作用，并可弥补离体试验的不足和局限性，故中药的药效学实验应以体内试验为主、体外试验为辅。结合中医临床用药的实践，以消化道和皮肤给药为主，其他给药途径为辅，药效试验给药途径应与临床用药途径一致。

（二）药效学研究中的动物选择

选择什么样的动物来进行药效学研究是关系到实验成败的一个关键因素，若选择了不合适的动物会导致试验失败或试验结果不可靠。因此，在选择动物时应综合考虑种属、种系、年龄、体重、性别、生理状况和健康状况等方面因素。

1. 种属 不同种属哺乳动物的生命现象，特别是一些最基本的生命过程，有一定的共性。这正是在医学实验中可以应用动物实验的基础，但另一方面，不同种属的动物，在解剖、生理特征和对各种因素的反应上，又各有个性。例如，不同种属动物对同一致病因素的易感性不同，甚至对一种动物是致命的病原体，对另一种动物可能完全无害。因此，熟悉并掌握这些种属差异，有利于选择合适的动物开展试验，否则可能贻误整个试验。例如，在研究醋酸棉酚对雄性动物生殖功能的影响时，不同动物的反应很不一样，小鼠对醋酸棉酚很不敏感，不宜选用，而大鼠和地鼠对醋酸棉酚反应敏感，适合选作该试验的动物。又例如，在以家兔作为实验动物研究排卵生理的实验时，则应知道，家兔是“诱发性排卵动物”，即一般情况只有交配才引起排卵，利用这一特点可以更方便地研究各种处理因素影响下家兔的抗排卵作用。但另一方面，这种排卵和人及其他一些哺乳动物的自发性排卵有较大差异，在应用这些试验结果时应注意。

在不同种属动物身上做的试验结果有较大差异，这是由于不同种属动物的药动学不同，对药物反应性也不同，所以药效就不同。具体表现在吸收、代谢、排泄、生理病理反应和基础代谢率等过程的差异，具体如下。

（1）吸收过程的差异 如大鼠吸收碘非常快，而家兔和豚鼠则吸收得慢，因而碘在两者的药效上也就有差异。

（2）代谢过程的差异 如磺胺类药和异烟肼在不同种属动物之间代谢过程有较大的差异，这两种药物在犬体内不能乙酰化，多以原型药从尿中排出；在兔或者豚鼠体内能够乙酰化，多以乙酰化形式随尿排出；而在人体内部分乙酰化，大部分是以葡萄糖醛酸结合形式随尿排出。这两种药物乙酰化后不但失去了药理活性，而且不良反应增加，可见这两种药物对不同种属动物的药理和毒性都有差别。

（3）排泄过程的差异 如大鼠体内的巴比妥类药物在 3 天内可排出 90%以上，而鸡在 7 天内仅排出 33%，这就是巴比妥类药物对鸡的毒性比对大鼠大得多的原因。氯霉素在大鼠体内主要随胆汁排泄，存在肠肝循环现象，药物作用时间的长短就有差异。

（4）不同种属动物对药物的生理病理反应也有差异 如大鼠、小鼠、豚鼠和家兔对催吐药不产生呕吐反应，在猫和犬则容易引发呕吐；组胺可使豚鼠支气管痉挛窒息而死亡，对于家兔则是收缩血管和引发右心室功能衰竭而导致死亡；苯可使家兔白细胞减少及造血器官发育不全，而对犬却引起白细胞增多及脾脏和淋巴结增生；苯胺及其衍生物对犬、猫、豚鼠能引起与人相似的病理变化，产生变性血红蛋白，但在家兔身上则不易产生变性血红蛋白，在小鼠身上则完全不会产生。

（5）不同种属动物的基础代谢率相差很大 常用的实验动物中以小鼠的基础代谢水平最高，鸽、豚鼠、大鼠次之，猪、犬最低。

2. 种系 由于遗传变异和自然选择作用，即使同一种属实验动物，也有不同品系。采用不同遗传育种方法，可使不同个体之间在基因型上千差万别，表现型上同样参差不齐，因此，同一种属的不同种系动物，对同一刺激的反应可能有很大差异。其中不同品系的小鼠对同一刺激具有不同反应，而且各个品系均有其独特的品系特征。例如，DBA/2 小鼠 100%可发生听源性癫痫发作，C57BR、CdJN 小鼠对放射线具有抗力；C57L/N 小鼠对疟原虫易感，而 C58/LwN、DBA/LJN 小鼠对疟原虫感染具有抗力；STR/N 小鼠对牙周病易感，而 DBA/2N 小鼠对牙周病具有抗力；DBA 小鼠对雌激素比 C57BL 小鼠敏感；摘除 C57BL 小鼠的卵巢对肾上腺无明显影响，但摘除 DBA 小鼠的卵巢却使肾上腺增大，对 CE 小鼠甚至引起肾上腺癌；己烯雄酚可引起 BALB/c 小鼠的睾丸瘤，而对 C3H 小鼠则不能引起。

3. 年龄和体重 年龄是一个重要的生物量。动物的解剖生理特征和反应性会随年龄而明显发生变化，一般幼年动物比成年动物更敏感。如果用断奶鼠做实验其敏感性比成年鼠高。这可能与机体发育不健全、解毒排泄的酶系尚未完善有关。但有时因过于敏感而与成年动物实验结果不一，所以一般认为，幼年动物实验不能完全取代成年动物实验。老年动物的代谢功能低下，反应不灵敏，不是特别需要，一般不选用。因此，一般动物实验设计应选成年动物进行。一般慢性试验，观察时间长，可选用年幼、体重较小的动物做实验；研究性激素对机体影响的实验，一般用年幼或新生的鼠；制备 Alloan 糖尿病模型和进行一些老年医学的研究应选用年老动物；10～28 周龄小鼠用氯丙嗪后出现血糖升高，而年老的小鼠则是血糖降低，吩噻嗪类药物产生的锥体外系症状随年龄的增加而增加。

有研究将大鼠、小鼠按年龄分成年幼、成年和老年三组，观察年龄对乙醇、汽油、戊烷、苯和二氯乙烷等急性毒性的影响，小鼠以 6～8 周、14～18 周和 18～24 周，大鼠以 1～1.5 个月、8～10 个月和 18～24 个月分成相应的 3 组，按半数致死剂量（LD_{50}）及麻醉浓度来看，敏感性基本是幼年＞老年＞成年。

对毒物反应的年龄差异，可能与解毒酶的活性有关，胎儿时因缺乏这种酶，故对毒物很敏感；新生儿约在出生后 8 周内解毒酶才达到成人水平，大鼠的葡萄糖醛酸转换酶，约在出生后 30 天才达到成年大鼠的水平；兔出生 2 周后，肝脏开始有解毒活性，3 周后活性更高，4 周后已与成年兔接近。

实验动物年龄与体重一般呈正相关，小鼠和大鼠根据体重可推算其年龄，但其体重和饲养管理有密切关系，因此动物正确年龄应以其出生日期为准，常用几种成年实验动物的年龄和体重、寿命可参见表 7-1。

表 7-1　成年动物的年龄、体重和寿命比较

	小鼠	大鼠	豚鼠	兔	犬
成年日龄（天）	65～90	85～110	90～120	120～180	250～360
成年体重（g）	20～28	200～280	350～600	2000～3500	8000～15000
平均寿命（年）	1～2	2～3	>2	5～6	13～17
最高寿命（年）	>3	>4	>6	>13	34

4. 性别　许多试验证明，不同性别动物对同一药物的敏感性差异较大，对各种刺激的反应也不尽一致。例如，雌性动物在性周期的不同阶段以及怀孕、哺乳期时，应对各种刺激时的机体反应有较大的改变。因此，科研工作中一般优先选用雄性动物或雌雄各半做实验，动物性别对动物实验结果不受影响的实验或一定要选用雌性动物的实验例外。

药物反应有性别差异的例子很多。例如，激肽释放酶能增加雄性大鼠血清中的蛋白结合碘水平，减少胆固醇值，然而对雌性大鼠，它不能使碘增加，反而使之减少；麦角新碱给予 5～6 周龄的雄性大鼠，可以见到镇痛效果，如给予雌性大鼠，则没有镇痛效果；3 月龄的 Wistar 大鼠摄取乙醇量按单位体重计算，雌性比雄性多，排泄量也多。

5. 生理状况　动物的生理状况如怀孕、授乳时，对外界环境因素作用的反应性常较不怀孕、不授乳的动物有较大差异。因此，在一般试验中不宜采用这种动物。但当为了达到某种特定的实验目的，如为了阐明药物对妊娠及产后的影响时，就必须选用这类动物（为了这种实验目的，妊娠小鼠是最适合的实验动物）。此外，动物所处的功能状况不同也常影响对药物的反应。例如，动物在体温升高的情况下对解热药比较敏感，而体温不高时对解热药则不敏感；血压高时对降压药比较敏感，而在血压低时对降压药敏感性就差，反而可能对升压药比较敏感。

6. 健康状况　一般情况下健康动物对药物的耐受量比患病的动物要大，所以患病的动物比较容易中毒死亡。例如，动物发炎组织对肾上腺激素的血管收缩作用极不敏感，患病或营养条件差的家兔不易复制成动脉粥样硬化动物模型；饮食量不足，体重减轻10%～20%后，麻醉时间显著延长；有些犬因饥饿、创伤等原因尚未正式做休克实验时，即已进入休克，动物发热时可使代谢率增加；体温升高1℃，代谢率一般增加7%左右，维生素C缺乏的豚鼠对麻醉药很敏感；有人证明，在15～17℃下饥饿12h的成年大鼠肾上腺的维生素C含量为306mg/100g，但同样动物在20～22℃正常情况下饲养10天，肾上腺的维生素C含量却为456mg/100g，用植物油给大鼠食用后2h，可使硫喷妥钠的麻醉时间减少50%。

健康动物对各种刺激的耐受性一般比不健康、有病的动物要大，并且试验结果更稳定，因此一定要选用健康动物进行试验。若使用患有疾病或者处于衰竭、饥饿、寒冷、炎热等条件下的动物，均会影响试验结果，选用的动物应没有该动物所特有的疾病，如小鼠的脱脚病（鼠痘）、病毒性肝炎和肺炎、伤寒；大鼠的沙门菌病、病毒性肺炎、化脓性中耳炎；豚鼠的维生素C缺乏症、传染性肺炎、沙门菌病；家兔的球虫病、巴氏杆病菌；犬的狂犬病、犬瘟热；猫的传染性白细胞减少症、肺炎；猕猴的结核病、肺炎、痢疾等。

动物潜在性感染，对试验结果的影响也很大，如观察肝功能在试验前后的变化时，必须要排除试验用的家兔是否患有球虫病，不然家兔肝脏上已有很多球虫囊，肝功能必然发生变化，所测结果波动很大。因此，亦应注意动物因各种原因存在的潜在感染，被感染的动物应排除在实验动物之外。

（三）药效学研究的动物模型

人类疾病的动物模型是生物医学科学研究中所建立的具有人类疾病模拟性表现的动物实验对象和材料，使用动物模型，是研究和评价新药防治作用的必不可少的方法和手段。

1. 药效学研究中动物模型选择的一般要求 动物模型应首选符合中医病或证的模型，若目前尚无与所研究药效对应的理想动物模型，则可选用近似的或能体现有关病、证的某一阶段或某种典型症状或病理变化的动物模型。评价模型好坏的标准在于模型是否能反映病证的本质，是否简便可行，指标是否可观测、分析。

2. 动物模型的分类

（1）自发性动物模型（spontaneous animal model） 是指实验动物未经任何有意识的人工处置，在自然情况下所发生的疾病，或者由于基因突变的异常表现通过遗传育种保留下来的动物疾病模型，其中包括突变系的遗传疾病和近交系的肿瘤疾病模型。突变系的遗传疾病很多，可分为代谢性疾病、分子疾病和特种蛋白质合成异常性疾病，如无胸腺裸鼠、胸萎缩症小鼠、肥胖症小鼠、癫痫大鼠、高血压大鼠、无脾小鼠和青光眼兔等。

很多自发性动物模型在研究人类疾病时具有重要的价值，如自发性高血压大鼠、中国地鼠的自发性糖尿病、小鼠的各种自发性肿瘤、山羊的家族性甲状腺肿等。利用这类动物疾病模型来研究人类疾病的最大优点，就是疾病的发生、发展与人类相应的疾病很相似，均是在自然条件下发生的疾病，其应用价值就很高，但是这类模型来源较困难，费用也比较高。

（2）诱发性或实验性动物模型（experimental animal model） 实验性动物模型是指研究者使用物理的、化学的和生物的致病因素作用于动物，造成动物组织、器官或全身一定的损害，出现某些类似人类疾病时功能、代谢或形态结构方面的病变，即人为诱发动物产生类似人类疾病模型。例如，结扎家兔冠状动脉复制心肌梗死模型，用化学致癌剂亚硝胺类诱发癌，用γ射线照射诱发粒细胞白血病等。人类同一疾病，也可用多种方式、多种动物诱发类似的动物疾病模型。例如，采用手术摘除犬、大鼠等的胰腺，或者用化学物质链脲佐菌素损伤地鼠胰岛细胞，又或者接种脑炎、心肌炎病毒于小鼠等，以上不同方法都能复制糖尿病动物模型。

诱发性动物模型主要用于药理学、毒理学、免疫学、肿瘤和传染病等的研究。其优点：制作方法简便，实验条件比较简单，其他因素比较容易控制，在一定时间内可以复制大量的动物模型。其缺点：诱发的动物模型与自然产生的疾病模型在某些方面有所不同，如诱发肿瘤与自发肿瘤对药物敏感性有差异；而有些人类疾病不能用人工方法诱发出来，有一定的局限性。

3. 设计动物模型的注意事项

（1）注意致模因素的选择 如何选择致模因素是复制动物模型的关键步骤。首先，应明确研究目的，清楚相应人类疾病的发生、临床症状和发病机制，熟悉致病因素对动物产生的临床症状和发病情况，致病因素的剂量。其次，动物的遗传背景、性别、年龄等对模型的复制都有一定的影响，应选择适当的致病因素且尽量选择与人类相似性较高的实验动物作动物模型，以增加所复制动物模型与人类疾病的相似性。例如，以草食性动物兔复制动脉硬化模型需要胆固醇剂量远比人类高得多，而且病变部位并不出现在主动脉弓，病理表现为纤维组织和平滑肌增生为主。这些现象与人的情况就有一定的差距，这就要求研究人员要全面了解致病因素与所选动物的相关信息，掌握致病因素的剂量，分析能否达到预期结果。

现代药理学动物模型相对成熟、明确，而中医证候或病症模型相对复杂、不成熟，因此模型复制时要考虑中医治病与西医治病的区别。开展药效学研究时要考虑中医中药的特点，方可更准确地评价药效。例如，中医中的风寒湿痹症，在复治风湿性关节模型时，要注意寒、湿病因对模型的影响；又例如，痰浊血瘀型心绞痛，要考虑痰浊，若只考虑心肌缺血，采用正常大鼠冠状动脉结扎缺血再灌注复制冠心病，不能全面反映疾病的状态和药效。

（2）注意动物因素的选择 复制动物模型应注意选用标准化和使用有价值的动物。复制动物模型时应遵循适合大多数研究者使用，容易复制、便于操作和采集各种标本的原则。动物来源应注意选用标准化实验动物，家畜和野生动物作为模型资源的补充。

标准化实验动物作模型资源的优点：生活在标准化的环境内，有清楚的遗传背景和微生物控制标准，具有较强的敏感性、较好的重复性和反应均一等特点，有严格的饲养规程，易获取大样本实验和观察结果。缺点：在人工控制下培育的动物与自然生长繁殖的动物有所不同，而且标准化环境的维持需要消耗大量资金。

（3）注意近交系的应用 近交系动物反应均一、个体差异小，具有长期遗传的稳定性，个体动物遗传的均质性，基因污染和遗传漂变发生概率都较小，进行试验时应选择遗传背景清楚，反应均一、个体差小，可以保证实验结果的准确性、一致性、敏感性和重复性，已被广泛地应用于动物模型复制。但在试验设计中必须慎重考虑一些因素：近交系的繁殖方法与自然状态不同；例如，自发性糖尿病 BB Wistar Rat 具有人类糖尿病临床特征，但实践中常并发有神经系统严重病（睾丸萎缩、甲状腺炎、恶性淋巴瘤等），因此要有目的的选择，不可盲目地采用近交系，近交系形成的亚系不能视为同一品系，要充分了解新品系的特征及有关资料；即使已形成模型的品系由于育种和环境改变，仍有可能发生的基因突变和遗传演变，即存在变种甚至断种的危险。国外常用两种近交系的杂一代（F1）作为模型，其个体之间均一性好，实验的耐受性强。

（4）注意环境和操作因素的影响 复制模型的成败与环境因素密切相关，居住、饲养改变、光线、噪声、氧气浓度、温度、湿度、屏障系统故障等，任何一项被忽视都可能带来严重影响。除此以外，复制操作如固定、麻醉、手术、药物和并发症等处置不当，同样会产生不良后果。因此在复制模型时要充分考虑环境因素和操作技术，减少操作和系统误差。

（5）模型的相对性 目前可供中药新药研究使用的中医症候的动物模型很多，制作方法包括病因模拟和症状模拟。病因模拟如饥饿引起脾虚、风寒湿引起痹症等。这种方法所复制的中医症候动物模型，从形式上看很有中医代表性，但是中医对于病因造成症候发生这一过程的认识很笼统，其中尚有一部分还没有从个性中找出共性；再者所认识到的同一致病因素又会造成多种症候发生，两种不同的致病因素也会造成同一症候发生；而且还有相当一部分致病因素又难以作用于动物等。症状模拟如用大剂量醋酸氢化可的松复制阳虚模型，会出现体重减轻、拱背少动、反应迟钝、体毛不荣等。这种方法存在的问题在于中医症候不仅是几个症候相加，也是对病因、病症、邪正盛衰等情况的概括。

复制祖国医学中“证”的动物模型难度较大，因为中医的证是疾病的病因、病位及病邪性质的概括，且临床多以患者主观感觉反映出来，确切的客观指标尚在探索之中，即使客观表象如舌象、脉诊及神志等也不易在动物身上模拟出来。所以，应该尽量采用多种病因，以不同的方法同时建立几种相对应的模型，并且不断加强方法和思路的学习以改进和提高，才能更好地将动物模型应用于药效学研究中。

（四）受试药物及阳性对照药

1. 受试药物 新药研究应遵循一定的工作程序，首先由药学工作者研制出处方固定、生产工艺科学，适合于中试放大试验、质量标准可控的制剂，再由药理学工作者进行药效学、毒理学实验。新药注册申请相关法规与技术指导原则规定受试药应是处方明确、生产工艺固定及质量合格稳定的提取物或制剂。对于局部给药或注射给药的受试物，首先要符合相应制剂基本要求，如注射给药必须无菌、不溶血、无明显刺激性等。

2. 阳性对照药 主要药效学实验应设立对照组，包括空白对照组（正常及模型组，必要时设溶媒组）及阳性对照组。阳性对照药可选用药典收载或正式批准生产疗效确切的中药或西药，选用的药物应尽可能与新药的主治功能、剂型及给药途径相似，若有困难也可在功能、剂型上略有差异。

中药的作用范围较广泛，有的作用可能与一个阳性对照药不尽相同，可再选作用相似的其他中药或化学药，所以一个受试药可能有几个阳性对照药。根据需要，阳性对照药可设一个或多个剂量组。由于中药发挥作用较缓慢、温和，以口服给药为多，而有的阳性对照药（特别是化学药）作用快而明显，或者注射给药，所以给药时间和给药途径既要考虑受试药能完全发挥作用，也要兼顾阳性对照药的作用特点，可以不强求同步一致。

3. 受试药物或阳性对照药的溶媒 可采用蒸馏水、生理盐水、注射用水或饮用水等，某些不溶性药物或油剂可加助悬剂或增溶剂等。

（五）药效学研究的剂量确定及换算方法

1. 人与动物及各类动物间药物剂量的换算方法 人与动物对同一药物的耐受性相差很大。一般来说，动物的耐受性要比人大，也就是单位体重的用药量动物比人要大，人的各种药物的用量在很多书上可以查得，但动物用药量可查的书比较少，一般动物用的药物种类远不如人用的那么多。因此，必须将人的用药量换算成动物的用药量。

2. 实验动物用药量的计算方法 动物实验所用的药物剂量，可以用人与动物用药剂量的比例来换算，也可以用人与动物的体表面积计算法来换算。一般按 mg/kg 体重或者 g/kg 体重计算，应用时须从已知药液的浓度换算出相当于每千克体重应给的药液量（ml 数），以便给药。

3. 剂量确定方法

（1）临床等效剂量 人与动物对同一药物的耐受性相差很大，一般动物的耐受量比人大，也就是单位体重的用药量动物比人要大，其中一个重要的因素是动物个体小，单位体重重量内所占的体表面积大。因此，如果用体表面积来衡量则相对比较合理，所谓临床“等效”剂量，即指根据体表面积折算法换算的在同等体表面积（m^2、cm^2）的单位剂量。

（2）根据临床用量的体积计算　这是中药药理试验中常用的方法。具有长期大量用药经验的中药及其制剂，可根据人用剂量按体重折算，用量一般以计算单位内所含生药量（g或mg）表示，以体重（kg或g）计算用量，动物实验用量为人用剂量的数倍至几十倍，其粗略的等效为1（人）、3（犬、猴）、5（猫、兔）、7（大鼠、豚鼠）、10～11（小鼠），以上剂量大致等于等效量，误差允许达0.5～1倍。例如，小鼠有效量为10mg/kg，则大鼠大致为0.7mg/kg，可在0.35～1.4mg/kg范围内。

（3）根据最大耐受量（MTD）计算　凡能测出MTD者，尤其是没有数据可参考的创新药，可用其1/2、1/4、1/8等相近剂量作为预试药效试验剂量，通过预试逐步降低剂量，确定有效剂量。

（4）根据文献估计剂量　文献中相似药物的用量，若处方相似，提取工艺相似，可作为参考，估计出受试药的剂量范围。一般情况下，药效学试验设计3个剂量组，理想的剂量是中剂量，相当于临床等效剂量，再按2或3倍上下各设一个剂量组。如没有可参考的背景数据推测有效剂量时，一般先选择3～5个剂量开展药效预试验，根据试验结果确定有效剂量范围，然后再确定正式试验剂量。

（六）药效学研究的实验分组

1. 剂量的设置

（1）剂量组　一般情况下，各种试验至少应设置3个剂量组，以便迅速获得关于药物作用较完整的资料，如受试药物有无作用、作用强弱如何、药物作用与剂量之间的关系等。理想的设计是从作用不明显的剂量开始，到作用接近高峰的剂量，根据剂量与效应的关系，画出剂量-效应曲线。大动物（猴、犬等）试验或特殊情况下，如动物来源较少、动物昂贵或试验难度大者，可设2个剂量组。

（2）每组试验动物数　一般小鼠为10只，大鼠为8只，猫、犬等为4只以上，以避免个体差异和实验误差，以达到统计学要求为宜。

2. 动物分组原则　动物分组时应遵循随机原则，可使用随机数字表，也可采用“均衡下的随机”，即先将能控制的主要因素（如性别、体重）均衡地归类分档，然后在每一分档中随机地取出等量动物分配到各组，使那些难控制因素（如活泼、饥饱、疲劳程度及性周期等）得到随机化的安排。

（七）药效学研究的给药途径和方法

一般要求给药途径与临床给药一致，如确有困难，也可选用其他途径进行试验，并说明理由。经口服用的药物可采用灌胃、胃管、十二指肠等方式给药。给药容量根据给药途径和试验用药剂量而定，但应该适宜，因为如果容量过小，容易产生误差；容量过大，会影响进食，甚至引起动物难于耐受而死亡。容量过大亦会给药效观察带来困难，如小鼠灌胃过多，会出现匍匐少动，与药物的镇静作用混淆，药理试验中最大的给药容量可参考表7-2进行。

表7-2　各给药途径的给药体积及可能的最大给药体积[a]

动物种属	给药途径与体积（mL/kg，except[b]mL/site）[d]					
	Oral	s.c.	i.p.	i.m.	i.v.（单次）	i.v.（缓慢注射）
小鼠	10（50）	10（40）	20（80）	0.05[b]（0.1）[b]	5	（25）
大鼠	10（40）	5（10）	10（20）	0.1[b]（0.2）[b]	5	（20）
兔	10（15）	1（2）	5（20）	0.25（0.5）	2	（10）

续表

动物种属	给药途径与体积（mL/kg，except[b]mL/site）[d]					
	Oral	s.c.	i.p.	i.m.	i.v.（单次）	i.v.（缓慢注射）
犬	5（15）	1（2）	1（20）	0.25（0.5）	2.5	（5）
猴	5（15）	2（5）	[c]（10）	0.25（0.5）	2	[c]
绒猴	10（15）	2（5）	[c]（20）	0.25（0.5）	2.5	（10）
小型猪	10（15）	1（2）	1（20）	0.25（0.5）	2.5	（5）

a：给非水溶液后，确定再次给药时间时应考虑前次药物是否已被吸收。肌肉内注射每天不能超过 2 次。皮下注射每天限制在 2～3 个部位，不包括弗氏佐剂的使用。

b：每部位 mL 数。

c：无数据

d：每一栏内有两组数字，左边的数字代表适用于单次或多次给药时的给药体积。右边括号内的数字代表的是可能的最大给药体积。如果超过此给药体积将会导致动物福利与实验科学性之间的矛盾。在某些情况下，给药体积要与药典的要求相适应。

数据来源：Diehl K H，Hull R，Morton D，et al. A good practice guide to the administration of substances and removal of blood，including routes and volumes[J]. Journal of Applied Toxicology：An International Journal，2001，21（1）：15-23.

四、观察指标与检测

中药新药开发必须要了解清楚处方的临床应用背景、临床定位和功能主治。根据临床定位选择病因、病情与临床相近的病症动物模型，同时要关注检测指标设计。应选用特异性强、敏感度高、重现性好、客观、定量或半定量的观测指标进行观测。对于中药新药开发而言，除观察可明确判断药效的指标外，还应考虑观察可反映新药特点的指标。如果是开发中药单体或有效部位新药，应结合药材传统用药背景和已有文献研究结果推测药材成分可能具有的作用特点，尽可能多地开展作用机制研究，发现药物特点。

1. 特异性强　所选指标应该针对新药的功能主治，如降脂药的血脂水平是关键性指标。抗恶性肿瘤药的体内、体外抑瘤率，动物荷瘤生存时间是关键性指标。在中药新药药效学研究中，有时也会遇到难以确定的特异性指标，此时可通过选择多个指标来共同佐证主要药效。

2. 敏感性高　所选指标要求能准确反映药物的防治作用。敏感性差的指标往往会漏掉某些阳性变化，造成假阴性结果。

3. 再现性好　所选指标要稳定、重现性好，结果才可靠，若再现性差，则该指标不可选。

4. 可观性强、可定量或半定量　检测指标尽量采取可用仪器观测的数据来表示，以便排除主观意愿，进行统计分析。

各种指标均有其优点，如生理和生化指标可以定性、定量及动态观察，但有时定位欠佳，可受多种因素干扰，稳定性较差；而形态学指标可定性、定位，但难于定量及动态观察。如果一项指标难以满足要求，可综合选用生理、生化、形态学等多方面的指标，使实验结果更为全面和准确。但若单一指标已能达到要求，则不必为了多和全面勉强采用多指标的检测。

五、结果与分析

中药新药开展主要药效学试验目的是确认新药的有效性，应尽可能发现新药的作用特点和机制，为临床用药提供参考。在完成试验研究，取得相应的试验结果后，首先应对结果进行统计和分析，再根据统计结果判断是否有差异，是否具有临床实际意义。

（一）数据统计与分析

根据实验资料的性质、实验设计类型及检验的目的选择统计方法。实验研究中所观察或测量的数据，按机体对药物的反应从统计学角度可分为三类。

1. 计量资料统计分析　计量资料又称定量资料，可表现为数量差异，如体重、血压、尿量、咳嗽次数、肌肉收缩幅度，以及血液生化测定数值等。计量资料统计分析前需考虑以下问题：①数据是否为正态分布；②是否满足方差齐性；③是否存在异常值；④数据是否需要转换；⑤分组为两组还是多组；⑥单侧检验还是双侧检验；⑦是否为配对设计；⑧是否存在不定值。两组均数统计分析采用 t 检验法；配对的计量资料统计分析采用配对 t 检验法；多组计量资料的统计分析采用方差分析法；不满足正态分布和方差齐性条件的计量资料采用非参数检验；对于不满足参数检验条件的计量资料，可尝试变量变换使其满足参数条件，否则能用参数检验的计量资料用非参数检验的方法会降低检验效能。

2. 计数资料统计分析　计数资料又称定性资料。机体对中药的应答结果只有"是"或"否"两种，如死亡与非死亡，翻正反射的存在或消失，某种病理症状（如惊厥、异常步态）出现或不出现等，其显著性检验一般采用 χ^2 检验。

3. 等级资料统计分析　等级资料可以认为是一种有序的计量资料，它包括①时反应资料，如潜伏期、凝血时间、药效持续时间等；②病变程度及临床疗效等按等级分组的资料，如–、+、++、+++或痊愈、显效、好转、无效和恶化等；③两端确切数据不明的分组资料，如血清滴度为＞1∶40、1∶80、1∶160、1∶320 及＜1∶320 等，这些资料不宜用均数及标准差作常规的统计学分析，目前主张用等比差值法、等级序值法、秩和法及 Ridit 法等非参数统计分析，尤其是后者，能确定各个比较组的强或弱，故较为多用。

实验研究中，对实验数据应保持真实性，不能轻易废弃。如果试验者随意挑选数据，就毫无科学性可言。除非实验失败，如操作失误、动物死亡等，资料已失去正确性，可以废弃不用。对个别严重偏离的数据，即超过 3 个标准差，分析可能的原因后，为排除个体对实验结果的干扰，也可考虑废弃不用。

（二）结果分析与讨论

中医讲究辨证施治，对证才能发挥最佳疗效。被开发的中药处方大部分是经临床有效验证的，但做成制剂后，不仅成了一个固定方，而且物质基础可能发生大的改变，作用与特点自然发生改变。因此，临床研究方案设计时需进行临床前主要药效学和机制研究，提供试验参考依据，确定拟解决临床的某 1 个或 2 个问题，拟定病例纳入与排除标准，选择合适的疗效判定指标或试验终点。综上，完成主要药效学研究后，结果分析和讨论主要围绕临床试验方案设计需要的信息展开，用以分析新药起效剂量、最佳有效剂量，从而推荐临床拟用量；分析药物作用特点和机制，指导临床试验病例入选标准、疗效评价指标。如结果分析不能给临床提供充分的试验依据，说明主要药效学试验不够完善，需增加试验加以补充、判断。

第二节　药物代谢动力学研究

在新药研究过程中，药物代谢动力学（简称药动学）研究是一项十分关键的工作。药动学研究包括非临床药动学研究、临床药动学研究。其中临床药动学研究在 I 期临床时进行，在此重点介绍非临床药动学研究。

一、中药药动学研究基本要求

（一）非临床药动学研究的概念

非临床药动学研究是通过体外和动物体内的研究方法，揭示药物在体内的动态变化规律，获得药物的基本药动学参数，阐明药物的吸收、分布、代谢和排泄的过程和特征。

中药新药非临床药动学研究在新药开发过程中居承上启下的作用，其连接制剂、药效学和临床评价，具有重要意义。中药新药非临床药动学研究的目的是：阐明中药新药的作用机制及组方原理，指导中药剂型改革，为研制中药新药提供科学依据，指导制订中药临床用药方案。

中药新药非临床药动学研究应遵循以下原则：①对于提取的单一成分制剂，参考化学药物非临床药动学研究要求。②其他制剂，视情况（如安全性风险程度）进行药动学研究或药动学探索性研究。③缓释、控释制剂，临床前应进行非临床药动学研究，以说明其缓释、控释特征；若为改剂型品种，还应与原剂型进行药动学比较研究；若为同名同方药的缓释、控释制剂，应进行非临床药动学比较研究。④在进行中药非临床药动学研究时，应充分考虑其成分的复杂性，结合其特点选择适宜的方法开展体内过程或活性代谢产物的研究，为后续研发提供参考。⑤若拟进行的临床试验中涉及与其他药物（特别是化学药）联合应用，应考虑通过体外、体内试验来考察可能的药物相互作用。

（二）非临床药动学研究的试验设计

非临床药动学研究试验设计的基本要求主要有以下几方面。

1. 受试物 应注明受试物的名称、来源、批号、含量（或规格）、保存条件、有效期及配制方法等，并提供质量检验报告。由于中药的特殊性，建议现用现配，否则应提供数据支持配制后受试物的质量稳定性及均匀性。当给药时间较长时，应考察配制后体积是否存在随放置时间延长而膨胀造成终浓度不准的因素。此外，试验中所用溶媒和（或）辅料应标明名称、标准、批号、有效期、规格及生产单位。

2. 试验动物 一般采用成年和健康的动物，如小鼠、大鼠、兔、豚鼠、犬、小型猪和猴等。试验动物的选择一般遵循以下原则：①首选动物应尽量与药效学和毒理学研究所用动物一致。②尽量在动物清醒状态下进行试验，因为麻醉状态下动物的血液循环减慢、体温降低、代谢减缓，会影响药动学参数和体内过程。③鉴于动物的个体差异，最好从同一只动物重复、多次采样，尽量避免用多只动物的合并样本。④创新性药物应选用两种或两种以上的动物，其中一种为啮齿类动物，另一种为非啮齿类动物（如犬、小型猪或猴等）。其他药物，可选用一种动物，建议首选非啮齿类动物。⑤建议采用体外模型比较动物与人代谢的种属差异性，包括代谢反应类型的差异和代谢产物种类及量的差异。通过比较，选取与人代谢性质相近的动物进行非临床药动学评价，同时尽可能明确药物代谢的研究对象，如原型药、代谢产物、原型药和代谢产物。

3. 给药剂量 动物体内药动学研究应至少设置三个剂量组，低剂量一般与动物最低有效剂量基本一致，高剂量一般接近最大耐受剂量。通过多剂量药动学研究，可考察在所设置的剂量范围内，药物的药动学过程属于线性还是非线性，为新药的进一步开发和研究提供参考。

4. 给药途径和方式 药动学研究所用的给药途径和给药方式，应尽可能与临床用药一致。口服给药时一般在给药前应禁食 12h 以上，以排除食物对药物吸收的影响。试验中应注意根据具体情况统一给药后禁食时间，以避免由此带来的数据波动及食物的影响。

5. 生物样品的药物分析方法 由于生物样品（如组织、血浆、尿液、胆汁等）组成复杂、干扰杂质多，应根据受试物的性质，选择特异性好、灵敏度高的测定方法。常用的方法包括色谱法、放射性同位素标记法和微生物学方法等。色谱法包括 HPLC、GC 和色谱-质谱联用法（如 LC-MS、LC-MS/MS、GC-MS、GC-MS/MS）。

6. 研究报告 药动学研究报告应按照以下内容和顺序提交：分析方法及验证报告，吸收，分布（血浆蛋白结合率、组织分布等），代谢（体外代谢、体内代谢、可能的代谢途径、药物代谢酶的诱导或抑制等），排泄，药动学药物相互作用（非临床），其他药动学试验。

（三）非临床药动学研究的基本项目

1. 血药浓度-时间曲线

(1) 受试动物的数量 以血药浓度-时间曲线的每个采样点一般不少于 5 个数据为限，计算所需动物数量。建议受试动物采用雌雄各半。对于单一性别用药，可选择与临床用药一致的性别。

(2) 采样点的设置 采样点的确定对药动学研究结果有重大影响，若采样点过少或选择不当，得到的血药浓度-时间曲线可能与药物在体内的真实情况产生较大差异。为获得给药后一个完整的血药浓度-时间曲线，采样点的设计应兼顾药物的吸收相、平衡相（峰浓度附近）和消除相。一般在吸收相至少需要 2～3 个采样点，对于吸收快的血管外给药药物，应尽量避免第一个采样点是峰浓度（C_{max}），在 C_{max} 附近至少需要 3 个采样点。消除相需要 4～6 个采样点。整个采样时间应持续到 3～5 个半衰期，或持续到血药浓度为 C_{max} 的 1/20～1/10。

(3) 药动学参数 根据受试动物的血药浓度-时间数据，可求得药物的药动学参数。对于静脉注射给药的药物，应提供 $t_{1/2}$（消除半衰期）、V_d（表观分布容积）、AUC（血药浓度-时间曲线下面积）、CL（清除率）等参数值；对于血管外给药的药物，除提供上述参数外，还应提供 C_{max} 和 T_{max}（达峰时间）等参数，以反映药物吸收、消除的规律。此外，统计矩参数如 MRT（平均滞留时间）、$AUC_{(0\sim t)}$ 和 $AUC_{(0\sim\infty)}$ 等对于描述药物药动学特征也是有意义的。

2. 吸收 对于血管外途径给药的药物制剂，吸收是药物发挥全身作用的必要条件。对于口服给药的新药，进行整体动物试验时，应尽可能同时进行血管内给药的试验，以提供绝对生物利用度。如有必要，可进行体外细胞试验、在体或离体肠道吸收试验等以阐述药物的吸收特性。对于其他血管外给药的药物及某些改变剂型的药物，应根据立题目的，提供绝对生物利用度或相对生物利用度。

3. 分布 药物的组织分布主要研究药物在试验动物体内的分布规律和蓄积情况。一般选用大鼠或小鼠进行组织分布试验较为方便。通常选择一个剂量（一般以有效剂量为宜）给药后，至少测定药物及主要代谢产物在心、肝、脾、肺、肾、胃肠道、生殖腺、脑、体脂、骨骼肌等组织的浓度，以了解药物在体内的主要分布组织和器官。应特别注意的是，药物浓度高、蓄积时间长的组织和器官，以及药物在药效靶组织或毒性靶组织的分布。必要时需建立和说明血药浓度与靶组织药物浓度的关系。参考血药浓度-时间曲线的变化趋势，应至少选择 3 个时间点分别代表吸收相、平衡相和消除相的药物分布。一般每个时间点应有 6 个动物的试验数据。若某组织的药物或代谢产物浓度较高，应增加观测点，进一步研究该组织中药物消除的情况。

4. 排泄 排泄试验主要有尿排泄、粪排泄和胆汁排泄。尿排泄和粪排泄一般采用小鼠或大鼠。将动物放入代谢笼内，选定一个有效剂量给药后，按一定的时间间隔分段收集尿或粪的全部样品，直至收集到的样品中药物和主要代谢产物低于定量下限或小于给药量的 1%。要求每个时间段至少有 5 只动物的试验数据。胆汁排泄一般用大鼠在麻醉下做胆管插管引流，待动物清醒且手术完全恢复后给药，并以合适的时间间隔分段收集胆汁，测定胆汁中药物和主要代谢产物分布。

5. 与血浆蛋白的结合 药物与血浆蛋白的结合会明显影响药物分布与消除的动力学过程，

并降低靶部位的药物浓度。药物与血浆蛋白结合的研究方法有平衡透析法、超滤法、分配平衡法、凝胶过滤法、色谱法等。根据药物的理化性质及试验条件，可选择使用一种方法进行至少3个浓度（包括有效浓度）的血浆蛋白结合试验，每个浓度至少重复试验3次，以了解药物与血浆蛋白结合率是否存在浓度依赖性。特别是，对血浆蛋白结合率高且安全范围窄的药物，建议开展体外药物竞争结合试验，即选择临床上有可能合并使用的高蛋白结合率药物，考察对所研究药物蛋白结合率的影响。

6. 生物转化 对于创新性药物，还需了解其在体内的生物转化情况，包括转化类型、主要转化途径及其可能涉及的代谢酶表型。对于新的前体药物，除对其代谢途径和主要活性代谢产物结构进行研究外，还应对原型药和活性代谢产物进行系统的药动学研究。对于在体内以代谢消除为主的药物（原型药排泄＜50%），生物转化研究则可分阶段进行：临床前研究阶段，主要分析可能存在的代谢产物、初步推测其结构。临床研究阶段，需进一步分析主要代谢产物的代谢途径、结构及酶催化机制。当多种迹象提示可能存在有较强活性或毒性的代谢产物时，应尽早开展活性或毒性代谢产物的研究，以确定开展代谢产物药动学试验的必要性。

7. 药物代谢酶及转运体研究 药物的有效性及毒性与血药浓度或靶器官浓度密切相关。一定剂量下的血药浓度或靶器官浓度取决于该药物的吸收、分布、代谢及排泄过程（ADME），而代谢酶和转运体是影响药物体内过程的重要因素。因此，创新性药物的研究开发应重点关注药物吸收和主要消除途径的确定、代谢酶和转运体对药物的处置、基于代谢酶或转运体的药物-药物相互作用的评估等。此外，还应考虑到代谢酶与转运体之间的相互影响及潜在的相互作用、人特异性代谢产物的评估等。

体外试验体系是评价药物代谢酶和转运体作用机制的有力手段。主要采用人源化材料（如人肝微粒体、肝S9、原代肝细胞及P450重组酶等），鉴定药物是否是代谢酶的底物或抑制剂。P450同工酶之外的药物代谢酶，如葡萄糖醛酸结合酶、硫酸转移酶等，也可在适当的情况下进行评估。具有重要临床意义的外排和摄入转运体主要包括P-gp、BCRP、OATP1B1、OATP1B3、OAT1、OAT3和OCT2等，建议针对这些转运体进行研究。

8. 物质平衡 在毒性剂量和有效治疗剂量范围确定的情况下，运用放射性同位素标记化合物，可通过收集粪、尿、胆汁以研究药物的物质平衡。这些研究能够获得化合物的排泄途径和排泄速率等信息，有助于进行代谢产物的性质鉴定，比较它们的体内吸收和分布特点。

二、中药有效成分药动学研究

对于有效成分明确的中药，可采用血药浓度法进行药动学研究。具体方法是，给药后不同时间采集血样，测定血药浓度，根据血药浓度-时间曲线计算药动学参数，从而阐明中药有效成分的体内药动学变化。由于血样中药物浓度较低甚至是微量的，血药浓度法应选择特异性好、灵敏度高的含量测定方法。常用HPLC、GC、色谱-质谱联用法（如LC-MS、GC-MS、LC-MS/MS、GC-MS/MS）、放射免疫法（RIA）等。

案例 7-1

李泽桦等用HPLC测定葛根素在大鼠体内的药动学参数。SD大鼠分别灌胃给药低剂量葛根素（100mg/kg）和高剂量葛根素（400mg/kg），于给药后0min、5min、10min、15min、30min、60min、90min、120min、180min、240min、360min、480min、600min经眼眶静脉丛采血，HPLC测定血浆中葛根素浓度，DAS软件拟合并计算葛根素的药动学参数。结果低、高剂量葛根素的血药浓度-时间曲线均符合二室模型，低、高剂量葛根素的药动学参数 T_{max} 分别为（0.38±

0.16）h、（0.67±0.31）h，C_{max}分别为（1.40±0.37）　g/mL、（2.79±1.26）g/mL，$AUC_{0\sim t}$分别为（1.97±1.11）mg·h/L、（4.30±0.58）mg·h/L，$AUC_{0\sim\infty}$分别为（2.02±1.13）mg·h/L、（4.31±0.57）mg·h/L，$MRT_{0\sim t}$分别为（1.17±0.06）min、（1.26±0.36）min，$MRT_{0\sim\infty}$分别为（1.30±0.13）min、（1.30±0.36）min，$t_{1/2\alpha}$分别为（0.53±0.47）h、（0.48±0.10）h，$t_{1/2\beta}$分别为（0.78±0.28）h、（0.95±0.25）h，其中高剂量葛根素 C_{max}、$AUC_{0\sim t}$和 $AUC_{0\sim\infty}$显著高于低剂量葛根素组。

三、中药复方制剂和有效成分不明确的中药药动学研究

大多数中药和中药复方制剂成分复杂、有效成分尚不明确，可通过测定复方中多个已知的活性成分、代表性成分或主要化学成分在体内的药动学参数，来反映复方在体内的作用规律。但是，所测化学成分的药动学特征不能完全代表复方整体的药动学特征，这时可采用生物效应法进行中药复方制剂的药动学研究。生物效应法主要包括：①药理效应法；②毒理效应法；③微生物指标法。

（一）药理效应法

药理效应法是依据药物的药理效应强度与其作用部位的药物浓度相关这一原理，以药理效应强度作为测定指标，通过将剂量-药理效应关系（即量-效关系）和时间-药理效应关系（即时-效关系）转化为时间-体存量关系（即时-量关系），从而求算药动学参数。其具体做法如下。

1. 建立量-效关系曲线　确定多个给药剂量，分别在给药后不同时间间隔测定药理效应。以药效强度（E）为纵坐标，以给药剂量（或浓度）的对数（$\lg D$）为横坐标，可得到一条“S”形量-效关系曲线（图 7-1）。对于大多数药物来说，在药物最大药效强度（E_{max}）的 20%～80%，该曲线呈线性区域，符合下述关系式：

$$E = m\lg D + e \tag{7-1}$$

式中，E 为药效强度（以百分率计算）；D 为给药剂量或给药浓度；m 为量-效曲线中间部分（线性区域）的斜率；e 为量-效曲线的纵截距。

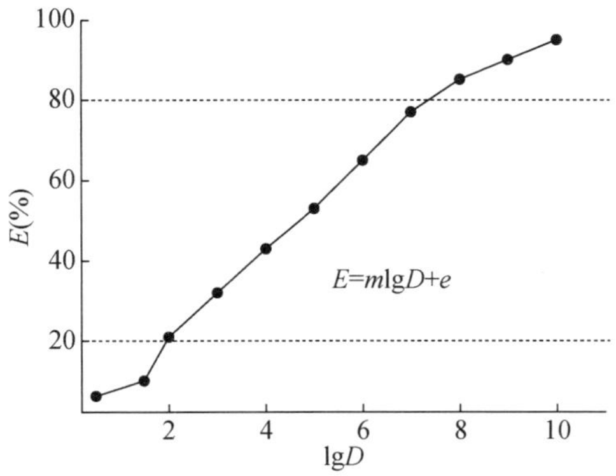

图 7-1　药物量-效关系曲线

2. 建立时-效关系曲线　以药效强度（E）为纵坐标，以时间（t）为横坐标，绘制时-效关系曲线（图 7-2）。曲线的下降段呈一直线，其关系式为

$$E = E_0 - \frac{mK}{2.303}t \tag{7-2}$$

式中，E 为 t 时（药效已下降后，由给药时起算）的药效强度；E_0 为时-效曲线（下降段）的纵截距；t 为消除时间；K 为药物的一级消除速率常数。

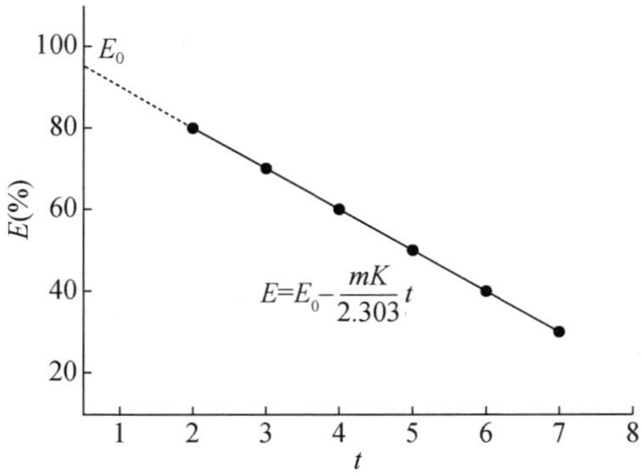

图 7-2 药物时-效关系曲线

时-效曲线的下降段直线，其斜率为 $-\frac{mK}{2.303}$，由斜率可计算出 mK，进而求得药物的消除速率常数 K。

$$K = mK / m \tag{7-3}$$

式中，m 为式（7-1）中量-效曲线的斜率。

3. 建立时-量关系曲线 从量-效关系曲线上查出时-效关系曲线中各时间的效应所对应的剂量值，作为体存的生物相当药量（此药量实际反映了当时在作用部位的药量，简称体存量），绘制时间-体存量关系曲线（图 7-3）。该曲线类似于“时间-血药浓度曲线”。据此计算药物的药动学参数，分析药物的药动学特征。

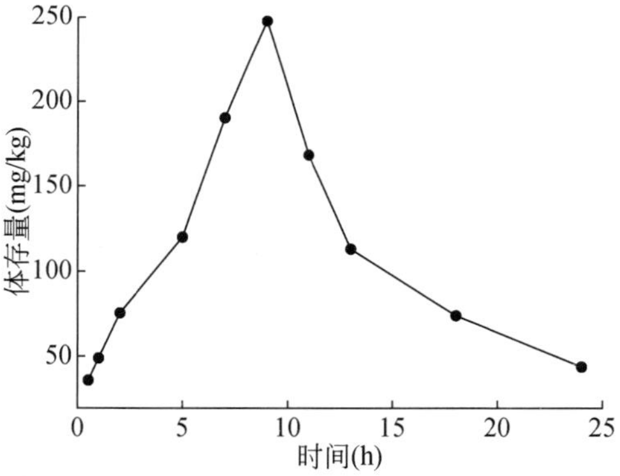

图 7-3 药物时-量关系曲线

由于中药复方制剂的药理作用复杂，选用不同的药理效应指标，测得的药动学参数差异较大。因此，采用药理效应法进行药动学研究时，要根据复方的功效主治，选择合适的药理效应指标。一般而言，选择的药理效应指标应是该药的主要药理作用，且与临床用药目的相一致。例如，清热利胆剂的药理效应指标可选择胆汁分泌量，抗疟剂的药理效应指标可选择疟原虫感染抑制率，解热剂的药理效应指标可选择兔肛温下降值，镇痛剂的药理效应指标可选择痛阈提升值，抗凝剂的药理效应指标可选择凝血时间等。对于可反复检测且再现性好的药理效应指标，可在用药后不同时间间隔检测其变化；对于变化迟缓、不能迅速恢复，甚至不可逆的药理效应指标，如原虫的消长、炎症肿胀程度的轻重等，可将药物分成若干时间组，分别于造模前的不同时间给药，再按均匀一致的原则造模，以模型指标变化的达峰时间检测不同时间组药理效应强度的变化。

案例 7-2

范晓等用药理效应法研究青风藤碱透皮贴剂的药动学特征。以热板法痛阈值作为药理效应指标，实验选择 60mg/kg、90mg/kg、120mg/kg、180mg/kg、240mg/kg、300mg/kg 的青风藤碱透皮贴剂，分别于给药后 0.5h、1h、3h、5h、7h、9h、11h、13h、24h 测定小鼠痛阈值，计算痛阈净升率，痛阈净升率=（给药后痛阈峰值-初始痛阈值）/初始痛阈值×100%。以给药剂量的对数值为横坐标，以痛阈净升率为纵坐标，绘制量-效关系曲线。然后选择镇痛效应最高的 300mg/kg 剂量组作为时－效关系组，将各时间点的痛阈净升率代入量-效关系曲线方程，折算出相应的剂量值作为对应的体存量。再以痛阈值测定时间为横坐标、体存量为纵坐标，绘制时间－体存量关系曲线，计算青风藤碱透皮贴剂在小鼠体内的药动学参数。结果 $AUC_{0\sim t}$=（2721.114±620.672）mg·h/kg，$AUC_{0\sim\infty}$=（2968.194±534.247）mg·h/kg，T_{max}=9h，C_{max}=（247.604±129.485）mg/kg，$MRT_{0\sim t}$=（10.776±0.408）h，$MRT_{0\sim\infty}$=（12.855±2.870）h，$t_{1/2z}$=（14.219±2.660）h，CL_z/F=（0.104±0.019）L/（kg·h），V_z/F=（0.785±0.442）L/kg。说明青风藤碱透皮贴剂在小鼠体内的药动学行为呈非房室模型，青风藤碱透皮贴剂达峰时间较长、达峰浓度较高，能持续控制青风藤碱在体内的释放速率，从而延长其作用效果。

（二）毒理效应法

毒理效应法以动物急性死亡率为指标，主要适用于有毒中药及其复方制剂。毒理效应法可以分为急性累计死亡率法（又称药物累计法）和 LD_{50} 补量法，后者是在前者基础上改进而成。急性累计死亡率法的基本原理，是将药动学中血药浓度多点动态测定与毒理学中用动物急性死亡率测定药物蓄积性的方法相结合，即对多组动物在同时间间隔给药，求出不同时间点药物体存率的动态变化，由此计算药动学参数。但该法以动物死亡率为指标，不一定与药效平行，且给药剂量也大于临床剂量，可能引起动物的组织器官损伤，导致动物对药物的耐受性降低，从而导致药动学参数的改变，与实际药物的药动学过程不一定相符。其具体做法如下。

1. 测定半数致死量（LD_{50}）　将动物分成多个剂量组，给药后记录各组动物死亡率，根据死亡率与概率单位的转换表，得到相应的死亡概率单位。以给药剂量的对数值为横坐标，概率单位为纵坐标作图，得到对数剂量（lg$D$）−概率单位（Prodit）直线，简称 D-P 直线，求得 LD_{50}。

2. 确定剂量和给药间隔时间　根据 D-P 直线的斜率和 LD_{50}，确定给药剂量。给药间隔一般取 0.5h、1h、2h、3h、4h、6h、8h、12h、24h、48h、72h 中的 6～8 个时间点。

3. 测定两次给药后死亡率　动物按给药间隔时间分成多组，按确定的给药剂量首次给药后，各组按预定的时间间隔再重复给药一次，两次给药剂量相同，观察各组动物的死亡情况。

4. 计算体存量及体存率　计算各时间组动物死亡率，查表得相应的概率单位，由 D-P 直线转化成死亡率的相当剂量，按式（7-4）、式（7-5）计算体存量和体存率。

$$体存量=死亡率的相当剂量-第二次用药剂量 \tag{7-4}$$

$$体存率(\%)=\frac{体存量}{第一次用药剂量}\times 100\% \tag{7-5}$$

式中，第一次用药剂量与第二次用药剂量相同。

5. 计算药物动力学参数 以时间为横坐标，药物体存量（或对数体存量、体存率、对数体存率）为纵坐标作图，得到时间-体存量（或体存率）关系曲线（图 7-4），计算药动学参数。

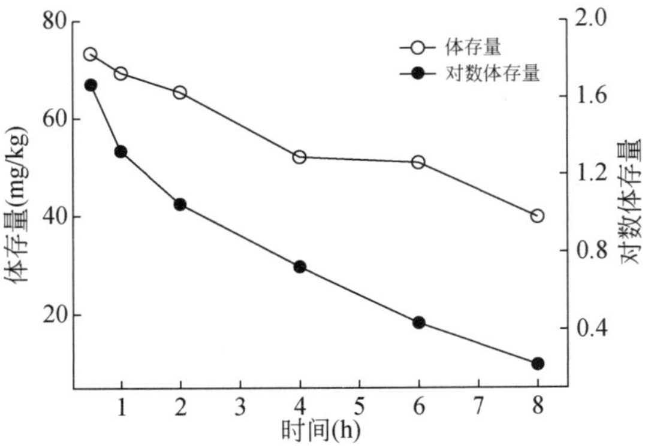

图 7-4 药物时间-体存量（对数体存量）关系曲线

案例 7-3

熊丽娟等用药物累计法研究新鲜草乌的药动学特征。以小鼠急性死亡率为指标，实验选择 32.53g/kg、38.28g/kg、45.03g/kg、52.98g/kg、62.33g/kg 的新鲜草乌煎煮液，小鼠腹腔注射给药，计算各组死亡率，以对数剂量（lg$D$）为横坐标，概率单位（P）为纵坐标，得到 D-P 直线为 $Y=-9.57+8.8X$，r=0.9905，计算 LD_{50}=45.63g/kg。在 LD_{50} 测定的基础上，选择 1/2 LD_{50} 即 22.81g/kg 的剂量为给药剂量，两次腹腔注射同样剂量，各组动物分别于首次给药后 0.5h、1h、2h、4h、6h、8h 重复给药 1 次，计算各时间组动物死亡率，查表得相应的概率单位。根据 D-P 直线的回归方程，求出该死亡率对应的等效剂量，计算体存量。以各组体存量为纵坐标，间隔时间为横坐标，绘制时间-体存量关系曲线，计算药动学参数。结果草乌毒效成分乌头碱类的体内过程，符合单静脉注射二室模型特征，其分布半衰期 $t_{1/2\alpha}$=2.1245h，消除半衰期 $t_{1/2\beta}$=3.7238h，说明新鲜草乌在体内分布吸收较快，消除较慢。

（三）微生物指标法

微生物指标法主要适用于具有抗菌活性的中药复方制剂，其基本原理是抗菌药在含有实验菌株的琼脂平板中扩散产生的抗菌圈直径大小与抗菌药浓度的对数呈线性关系。因此，选择适宜的菌株，利用微生物指标法测定体液中抗菌药物的浓度，可按照药动学模型计算药动学参数。该法操作简单、灵敏度高、样品用量少，测定的指标直接反映药效。但中药复方干扰因素较多，如果用含药血清进行试验，血清中有效成分很难达到抑菌浓度，因此微生物指标法在中药复方药动学研究中应用较少。

案例 7-4

潘嘉等以抑菌效应为指标测定川芎挥发油的药动学参数，结果 K_a=1.1617h^{-1}，K_e=0.1674h^{-1}，$t_{1/2}$（Ka）=0.60h，$t_{1/2}$（Ke）=4.14h，T_{max}=2.68h，C_{max}=587.4534g/mL，AUC=4861.6872g/mL·h，说明川芎挥发油抑菌药动学过程符合一室开放模型，其给药后吸收较为迅速，但消除相对缓慢。

四、分析软件与结果分析

（一）分析软件

1. WinNonlin 软件　本软件由美国 Pharsight 公司研制，是国外应用最广泛的药动学软件，可用于几乎所用的药动学、药效学、房室模型及非房室模型的分析。

2. Nonmen 软件　本软件由美国旧金山加州大学依据非线性混合效应模型理论开发，主要用于群体药动学参数的估算和分析。

3. 新药统计软件　本软件全称为 New Drug Statistical Treatment，简称 NDST，是在原卫生部新药审评办公室和新药研究管理中心的支持下，由孙瑞元教授主持编制，可进行新药临床前及临床研究的各种统计分析。

4. DAS 软件　本软件全称为 Drug and statistics，用于药动学分析的模块有“药代动力学模块”和“生物等效性模块”，可计算出各种药动学参数，包括自动判别房室模型并给出各模型的计算数据，指定的房室模型的计算以及统计矩参数的计算。

5. 3P87/3P97 实用药动学计算程序　3P87 实用药动学计算程序由中国药理学会数学药理专业委员会于 1987 年组织编制，3P97 是在 3P87 基础上于 1997 年编写的新版本。3P87/3P97 实用药动学计算程序，基于 DOS 操作系统设计，可处理药动学中各种用药途径的线性和非线性药动学模型，给出有关药动学参数以及各种图表的详细结果，为国内药动学发展做出了很大贡献。

（二）结果分析

非临床药动学研究主要目的是为 I 期临床试验提供依据，对于单一有效成分或可测成分含量较高的有效部位的新药，完成试验和统计分析后，主要围绕关键药动学参数、药物组织分布和排泄展开分析，指导 I 期临床试验给药方案设计。中药复方成分复杂，一般不开展药动学或毒代动力学研究，但对于含毒性药材，如马钱子、乌头、马兜铃酸等需开展必要的药动学或毒代动力学研究，同样要分析关键药动学参数，指导 I 期临床试验用药。

第三节　安全药理学研究

一、研究目的与基本要求

（一）安全药理学的概念与基本内容

安全药理学是研究药物在治疗范围内或治疗范围以上的剂量时，潜在的不期望出现的对生理功能的不良影响，即观察药物对中枢神经系统、心血管系统和呼吸系统的影响。根据需要进行追加和（或）补充的安全药理学研究。

追加的安全药理学研究：根据药物的药理作用、化学结构及中药处方药味，预期可能出现的不良反应。如果对已有的动物和（或）临床试验结果产生怀疑，可能影响人的安全性时，应进行追加的安全药理学研究，即对中枢神经系统、心血管系统和呼吸系统进行深入的研究。

补充的安全药理学研究：评价药物对中枢神经系统、心血管系统和呼吸系统以外的器官功能的影响，包括对泌尿系统、自主神经系统、胃肠道系统和其他器官组织的研究。

通过安全药理学的研究，确定药物可能关系到人安全性的非期望药理作用；评价药物在毒理学和（或）临床研究中所观察到的药物不良反应和（或）病理生理作用；研究所观察到的和（或）推测的药物不良反应发生机制。

（二）安全药理学的基本原则

1. 试验方法 应根据药物的特点和临床使用的目的，合理地进行试验设计。选用适当的经验证的方法，包括科学而有效的新技术和新方法。某些安全药理学研究可根据药效反应的模型、药动学的特征、实验动物的种属等来选择试验方法。试验可采用体内和（或）体外的方法。

2. 研究的阶段性 安全药理学研究贯穿在新药研究全过程中，可分阶段进行。在药物进入临床试验前，应完成对中枢神经系统、心血管系统和呼吸系统影响的核心组合试验的研究。追加和（或）补充的安全药理学研究视具体情况，可在申报临床前或生产前完成。

3. 执行 GLP 的要求 安全药理学研究原则上须执行 GLP。对一些难以满足 GLP 要求的特殊情况，也要保证适当的试验管理和数据保存。核心组合试验应执行 GLP，追加的和（或）补充的安全药理学研究应尽可能地最大限度遵循 GLP。

4. 受试物 中药及天然药物受试物应采用能充分代表临床试验拟用样品和（或）上市样品质量和安全性的样品，应采用工艺路线及关键工艺参数确定后的工艺制备，一般应为中试或中试以上规模的样品，应注明受试物的名称、来源、批号、含量（或规格）、保存条件、有效期及配制方法等，并提供质量检验报告。由于中药的特殊性，一般应现用现配，否则应提供数据支持配制后受试物的质量稳定性及均匀性。当给药时间较长时，应考察配制后体积是否存在随放置时间延长而膨胀造成终浓度不准的因素。如果由于给药容量或给药方法限制，可采用原料药进行试验。试验中所用溶媒和（或）辅料应标明名称、标准、批号、有效期、规格及生产单位。

二、安全药理学基本内容

（一）试验方法

1. 生物材料 生物材料有以下几种：整体动物，离体器官及组织，体外培养的细胞、细胞片段、细胞器、受体、离子通道和酶等。整体动物常用小鼠、大鼠、豚鼠、家兔、犬、非人灵长类等。动物选择应与试验方法相匹配，同时还应注意品系、性别及年龄等因素。生物材料选择应注意敏感性、重现性和可行性，以及与人的相关性等因素。体内研究建议尽量采用清醒动物。如果使用麻醉动物，应注意麻醉药物的选择和麻醉深度的控制。

实验动物应符合国家对相应等级动物的质量规定要求，并具有实验动物质量合格证明。

2. 样本量 试验组的组数及每组动物数的设定，应以能够科学合理地解释所获得的试验结果，恰当地反映有生物学意义的作用，并符合统计学要求为原则。小动物每组一般不少于 10 只，大动物每组一般不少于 6 只。动物一般雌雄各半。

3. 剂量 体内安全药理学试验要对所观察到的不良反应的剂量-反应关系进行研究。一般情况下安全药理学试验应设计 3 个剂量，产生不良反应的剂量应与动物产生主要药效学的剂量或人拟用的有效剂量进行比较。由于不同种属的动物对药效学反应的敏感性存在差异，因此安全药理学试验的剂量应包括或超过主要药效学的有效剂量或治疗范围。一般而言安全药理学试验的剂量等同或者低于一般毒理学试验剂量。如果安全药理学研究中缺乏不良反应的结果，试验的最高剂量应设定为相似给药途径和给药时间的其他毒理试验中产生毒性反应的剂量。体外研究应确定受试物的浓度-效应关系。

4. 对照　一般可选用溶媒和（或）辅料进行阴性对照。如为了说明受试物的特性与已知药物的异同，也可选用阳性对照药。

5. 给药途径　整体动物试验，首先应考虑与临床拟用途径一致，可以考虑充分暴露的给药途径。对于在动物试验中难以实施的特殊的临床给药途径，可根据受试物的特点选择，并说明理由。

6. 给药次数　一般采用单次给药。但是若主要药效学研究表明该受试物在给药一段时间后才能起效，或者重复给药的非临床研究和（或）临床研究结果出现令人关注的安全性问题时，应根据具体情况合理设计给药次数。

7. 观察时间　结合受试物的药效学和药动学特性、受试动物、临床研究方案等因素选择观察时间点和观察时间。

（二）主要研究内容

安全药理学主要内容在不同阶段开展有不同要求，申报临床主要开展核的组合试验，核心组合试验目的是研究受试物对重要生命功能的影响。中枢神经系统、心血管系统、呼吸系统通常作为重要器官系统考虑，是核心组合试验要研究的内容。

当核心组合试验或其他试验提示药物存在潜在的与人体安全有关的不良反应时，需增加：追加的安全药理学试验、补充的安全药理学试验或其他研究。

三、评价指标与观察

（一）核心组合试验

1. 中枢神经系统　直接观察给药后动物的一般行为表现、姿势、步态、有无流涎、肌颤及瞳孔变化等，定性和定量评价给药后动物的运动功能、行为改变、协调功能、感觉/运动反射和体温的变化。主要试验有小鼠或大鼠自主活动试验、小鼠爬杆或转棒试验、对阈下睡眠剂量戊巴比妥钠的影响试验，综合评价确立受试药对中枢神经系统的影响，如兴奋或抑制作用、运动协调性等。

2. 心血管系统　测定并记录清醒或麻醉动物给药前后血压（包括收缩压、舒张压和平均动脉压）、心电图（包括 QT 间期、PR 间期、ST 段和 QRS 波等）和心率等的变化。实验通常选用犬，也可选用大鼠。犬十二指肠给药分别观察记录给药前、给药后 30min、60min、90min、120min、150min、180min、210min、240min 不同时间点的变化。采用遥测技术等对清醒动物进行心血管系统指标测定则更为理想。

药物从适应证、药理作用或化学结构上属于易于引起人类 QT 间期延长类的化合物，如抗精神病类药物、抗组胺类药物、抗心律失常类药物和氟喹诺酮类药物等，应进行深入的试验研究，观察药物对 QT 间期的影响。

3. 呼吸系统　测定并记录给药前后动物的呼吸频率、节律和呼吸深度等。静脉注射、皮下或肌内注射给药前后 0～2h、间隔 5～10min；灌胃给药、十二指肠给药前后 0～4h，间隔 15min。通常选用犬等动物，与心血管系统试验一起进行研究。

（二）追加和（或）补充的安全药理学试验

当核心组合试验、临床试验、流行病学、体内外试验以及文献报道提示药物存在潜在的与人体安全性有关的不良反应时，应进行追加和（或）补充的安全药理学试验。追加的安全药理学试验是除了核心组合试验外，反映受试物对中枢神经系统、心血管系统和呼吸系统的深入研究。根据已有的信息，具体情况具体分析选择追加的试验内容。

出于对安全性的关注，在核心组合试验或重复给药毒性试验中未观察中枢神经系统的血管系统、呼吸系统、泌尿生殖系统、自主神经系统、胃肠系统等相关功能时，需要进行补充的安全药理学试验的研究。

1. 追加的安全药理学试验

（1）中枢神经系统 对行为、学习记忆、神经生化、视觉、听觉和（或）电生理等指标的检测。在上述安全药理学研究试验中，发现受试物对中枢神经系统有明显的镇静作用时，应进行进一步的研究（如强迫游泳试验、明暗穿箱试验、DA 受体结合试验等），观察受试物对动物行为、学习记忆、神经生化、视觉和听觉的影响等。

（2）心血管系统 对心输出量、心肌收缩作用、血管阻力等指标的检测。当实验结果发现药物明显改变血压或心电图时，应追加观察药物对动物心输出量、心肌收缩力、血管阻力等心功能的影响。还可选用离体试验，如血流动力学、离体心脏试验。

（3）呼吸系统 对气道阻力、肺动脉压力、血气分析等指标的检测。实验结果发现有明显的呼吸兴奋或抑制现象时，应追加观察药物对动物气道阻力、肺呼吸流量、肺动脉压力、血气分析的影响。

2. 补充的安全药理学试验

（1）泌尿生殖系统 观察药物对肾功能的影响，如对尿量、尿比重、渗透压、pH、电解质平衡、蛋白质、细胞和血生化（如尿素、肌酐、蛋白质）等指标的检测。

（2） 自主神经系统 观察药物对自主神经系统的影响，如与自主神经系统有关受体的结合，体内或体外对激动剂或拮抗剂的功能反应，对自主神经的直接刺激作用和对心血管反应、压力反射和心率等指标的检测。

（3）胃肠系统 观察药物对胃肠系统的影响，如胃液分泌量和 pH、胃肠损伤病理变化、胆汁分泌、胃排空时间、体内转运时间、体外回肠收缩等指标的测定。

3. 其他研究 在中药新药其他研究中，尚未研究药物对下列器官系统的作用，但怀疑有影响的可能性时，如潜在的药物依赖性、骨骼肌、免疫和内分泌功能等的影响，则应进行相应的评价。

（三）注意事项

1）在进行一般药理学研究时，应注意环境的温度，同时注意保持麻醉动物的体温，排除温度对试验结果的干扰。

2）中枢神经系统研究：在动物自主活动、爬杆或转棒时，考虑到动物个体差异会对药物的评价产生干扰，通常在给药前训练与筛选动物，挑选反应程度相近的动物，所得结果应进行定量或定性分析，各给药组还可进行给药前后自身统计学比较，并且在同一时间点与对照组进行比较。

3）心血管系统、呼吸系统研究：由于动物个体差异较大，可在给药前、后以其中 1～2 个指标为主进行均衡条件下随机分组，以便客观评价药物作用。各组的检测指标在同一时间点与对照组比较外，尚需进行给药前后自身比较。

4）选用合适统计方法，对结果进行定性和定量统计分析，同时注意对个体试验结果的分析与评价。根据统计结果，分析受试物的一般药理作用，并结合其他安全性试验、有效性试验及质量可控性试验结果，进行综合评价。

5）麻醉动物进行心血管、呼吸系统试验时，常常要追加麻醉药，要分析追加麻醉药前后或动物开始清醒时指标的变化，应排除这些干扰因素。

6）试验中选择不同时间点记录，同时也可参考药物作用显效与消失时间而进行时间点选择。

四、结果与分析

对于核心组合试验，由于动物神经系统、心血管系统、呼吸系统明显存在个体差异，特别是清醒大动物检测生理指标波动较大，故在结果分析时要开展组间比较和用药前后对比，对药物进行评价时更应注重给药前后的变化。若有条件，选用清醒动物进行心血管系统等试验，评价药物的作用更为客观。当药物出现潜在的非期望性不良的功能性变化，根据需要应进行追加或补充安全药理学研究，以便全面了解药物特点。有些中药难以有效溶解，多数以混悬液形式给药，因此应对混悬液的均一性和稳定性进行考察。

第四节　实　例

金草利胆颗粒主要药效学试验研究

一、试验目的和设计思路

本品由广金钱草、车前草、苦参、甘草等组成，具有清热利湿、利胆止痛功效。用于慢性胆囊炎属肝胆湿热证，症见右胁胀满或腹痛，善太息，脘腹胀满，食少纳呆，厌食油腻，小便黄赤，舌红苔黄腻，脉弦滑或弦细。临床用法用量：热水冲服，一次 1 袋（5g/袋），一日 3 次。

为观察金草利胆颗粒（JCLD）对慢性胆囊炎的治疗作用，试验设计利胆、镇痛、抗炎及慢性胆囊炎模型进行疗效观察，为其临床试验研究提供药理学试验依据。

二、试验方法

1. 动物分组　实验按体重随机分为模型对照组（纯化水），JCLD 低、中、高剂量组，消炎利胆片组（阳性对照药组）。

2. 对大鼠胆汁分泌的影响　SPF 级 SD 大鼠灌胃给药 3 天，1 次/天。末次给药 0.5h 后麻醉进行胆管插管收集胆汁。记录给药后 1～2h、2～3h、3～4h 胆汁分泌量，计算胆汁体积指数。

3. 对小鼠醋酸扭体影响　NIH 小鼠灌胃给药，每天 1 次，连续给药 3 天。第 3 次给药后 1h，每只小鼠按 0.1mL/10g 腹腔注射 0.6%冰醋酸溶液，记录注射 0.6%冰醋酸溶液后 15min 内 NIH 小鼠的扭体次数及开始出现扭体反应的时间。

4. 对石胆酸诱发的豚鼠慢性胆囊炎试验　Hartley 豚鼠每天按 300mg/kg 灌服石胆酸 15 天。造模结束后第 2 天采用动物彩超系统观察胆囊以判定胆囊炎豚鼠是否造模成功。取造模成功的动物灌胃给药，每天 1 次，连续给药 7 天。末次给药后第 2 天采用动物彩超系统观察豚鼠胆囊大小，胆囊壁厚及结石的形成程度，腹主动脉采血测白细胞计数、血清总胆红素（TBIL）、总胆汁酸（TBA）、谷丙转氨酶（ALT）、谷草转氨酶（AST），取胆汁记录体积，检测胆汁中的 TBIL、DBIL、钙离子（Ca^{2+}），取胆囊组织进行病理组织学检查。

5. 对兔粪致新西兰兔化脓性胆囊炎的治疗作用试验　新西兰兔静脉注射麻醉，在剑突下作腹部正中切口，暴露胆总管并使之部分狭窄。从胆囊抽出部分胆汁约 2mL，随后向胆囊内注入 0.5mL 兔粪混悬液建立胆囊炎模型。造模后第 2 天开始灌胃给药。每天 1 次，连续 7 天。末次给药后禁食约 16h，然后对动物进行耳中动脉采血，测白细胞计数及三分类，血清 TBIL、DBIL、ALT、AST，然后再使用 10%水合氯醛（3mL/kg）腹腔注射麻醉进行彩超系统观察胆囊是否肿大，胆囊壁是否毛糙/增厚，胆囊透声是否欠佳，胆囊检查完毕后，使用空气栓塞法处死动物，最后剖腹观察肝脏和胆囊大体形态，取胆囊组织进行病理组织学检查。

三、主要试验结果

1. 金草利胆颗粒对大鼠胆汁分泌的影响 如表 7-3 所示，从胆汁体积指数分析，JCLD 中、高剂量组和阳性对照药组 1～3h/1～4h 和空白对照组比较有统计学差异（$P<0.05$ 或 $P<0.01$），说明 JCLD 和阳性对照药对大鼠胆汁分泌有一定的促进作用。

表 7-3 各组大鼠体重及胆汁体积指数（mL/kg）（$\bar{x}\pm s$）

组别	动物数（只）	体重（g）	胆汁体积指数（mL/kg）		
			1～2h	1～3h	1～4h
空白对照组	10	225.2±30.0	4.07±1.03	8.32±2.09	12.48±2.85
JCLD 低剂量组（0.75g/kg）	10	223.8±26.9	4.76±0.69	9.32±1.33	13.87±2.14
JCLD 中剂量组（1.5g/kg）	10	225.1±28.3	4.84±0.78	9.86±1.43*	14.78±2.10*
JCLD 高剂量组（3g/kg）	10	221.1±27.5	5.17±0.60	10.35±1.20**	15.45±1.69**
阳性对照药组（0.45g/kg）	10	225.5±26.3	5.15±0.89	10.59±1.91**	15.62±2.41**

注：与空白对照组比较，*$P<0.05$，**$P<0.01$。

2. 金草利胆颗粒对小鼠醋酸扭体影响 小鼠醋酸扭体试验结果如表 7-4 所示，JCLD 中、高剂量组和阳性对照药组动物扭体次数与模型对照组比较均有明显减少趋势（$P<0.01$），说明 JCLD 中、高剂量和阳性对照药有明显抗炎镇痛作用。

表 7-4 小鼠醋酸扭体试验结果（$\bar{x}\pm s$）

组别	动物数（只）	潜伏时间（s）	扭体次数（次）
模型对照组	10	220.7±43.2	21.2±3.7
JCLD 低剂量组（1.5g/kg）	10	228.4±62.7	20.4±3.4
JCLD 中剂量组（3.0g/kg）	10	247.1±77.8	15.3±4.9**
JCLD 高剂量组（6.0g/kg）	10	295.2±149.7	13.1±5.1**
阳性对照药组（0.9g/kg）	10	253.9±90.3	15.7±3.8**

注：与模型对照组比较，**$P<0.01$。

3. 对石胆酸诱发的豚鼠慢性胆囊炎试验 如表 7-5 所示，与模型对照组比较，JCLD 各剂量组和阳性对照组肝脏指数均有统计学差异（$P<0.01$），说明本次模型动物胆汁在肝脏处有淤积。

表 7-5 组豚鼠肝脏指数结果（$\bar{x}\pm s$）

组别	动物数（只）	肝脏指数（%）
正常对照组	8	3.399±0.696
模型对照组	10	4.476±0.868▲
JCLD 低剂量组（0.56g/kg）	10	3.590±0.334**

续表

组别	动物数（只）	肝脏指数（%）
JCLD 中剂量组（1.13g/kg）	10	3.595±0.232**
JCLD 高剂量组（2.25g/kg）	10	3.564±0.438**
阳性对照药组（0.338g/kg）	10	3.575±0.587**

注：与正常对照组比较，▲P<0.05，与模型对照组比较，**P<0.01。

如表 7-6 所示，与模型对照组相比，JCLD 各剂量组和阳性对照组的胆囊容积/壁厚均有所减小，有随剂量增加胆囊容积/壁厚变小的趋势，说明 JCLD 和阳性对照药对豚鼠的胆汁滞留和胆囊炎有一定改善作用。

表 7-6 各组豚鼠胆囊容积和厚度结果（ $\bar{x}\pm s$ ）

组别	动物数（只）	胆囊容积（mL）	胆囊厚度（mm）
正常对照组	8	0.44±0.17	0.54±0.17
模型对照组	10	0.81±0.24▲▲	0.93±0.19▲▲
JCLD 低剂量组（0.56g/kg）	10	0.70±0.34	0.86±0.35
JCLD 中剂量组（1.13g/kg）	10	0.55±0.23*	0.75±0.12
JCLD 高剂量组（2.25g/kg）	10	0.45±0.22**	0.68±0.11*
阳性对照药组（0.338g/kg）	10	0.49±0.16**	0.68±0.13*

注：与正常对照组比较，▲▲P<0.01；与模型对照组比较，*P<0.05，**P<0.01。

如表 7-7 所示，与模型对照组相比，JCLD 中、高剂量组和阳性对照药组的 TBA 明显下降（$P<0.05$ 或 $P<0.01$），低剂量组有下降趋势，但无统计学差异（$P>0.05$）；与正常对照组相比，模型对照组 TBIL 无统计学差异（$P>0.05$）。与模型对照组相比，JCLD 各剂量组和阳性对照药组均无统计学差异（$P>0.05$）。

表 7-7 各组豚鼠血清生化指标 TBIL、TBA（ $\bar{x}\pm s$ ）

组别	动物数（只）	TBIL（μmol/L）	TBA（μmol/L）
正常对照组	8	0.655±0.371	9.39±4.96
模型对照组	10（8）	1.007±0.713	26.43±10.84▲▲
JCLD 低剂量组（0.56g/kg）	10	0.800±0.314	17.63±12.52
JCLD 中剂量组（1.13g/kg）	10	0.633±0.532	14.35±12.95*
JCLD 高剂量组（2.25g/kg）	10	0.971±0.799	9.69±2.99**
阳性对照药组（0.338g/kg）	10	0.651±0.348	9.42±5.09**

注：与正常对照组比较，▲▲P<0.01；与模型对照组比较，*P<0.05 或**P<0.01。

如表 7-8 所示，模型对照组胆汁中的 TBIL 和 DBIL 与正常对照组比较有明显的升高（$P<0.01$），Ca^{2+}水平无明显统计学差异（$P>0.05$）。JCLD 低、中剂量组和阳性对照药组 TBIL、DBIL 与模型对照组比较有降低趋势但未见统计学差异（$P>0.05$）；JCLD 高剂量组的 TBIL 和 DBIL 有明显的降低（$P<0.01$），以上结果表明模型豚鼠存在一定程度的经肝细胞处理后的胆红素排泄异常，而 JCLD 具有一定地促进直接胆红素排泄的趋势。

表 7-8　各组豚鼠胆汁 TBIL、DBIL、Ca^{2+}结果（$\bar{x}\pm s$）

组别	动物数（只）	总胆红素 TBIL（μmol/L）	直接胆红素 DBIL（μmol/L）	Ca^{2+}（mmol/L）
正常对照组	8	13.403±0.526	14.59±0.96	4.58±0.60
模型对照组	10	28.941±6.266▲▲	31.64±6.72▲▲	4.49±0.71
JCLD 低剂量组（0.56g/kg）	10	24.357±4.882	25.93±5.00	4.34±0.46
JCLD 中剂量组（1.13g/kg）	10	23.623±8.710	25.39±8.65	4.49±0.51
JCLD 高剂量组（2.25g/kg）	10	15.895±3.966**	17.69±4.76**	5.40±1.16
阳性对照药组（0.338g/kg）	10	22.284±7.456	23.55±8.47	5.17±2.27

注：与正常对照组比较，▲▲$P<0.01$；与模型对照组比较，**$P<0.01$。

4. 对兔粪致新西兰兔化脓性胆囊炎的治疗作用试验　如表 7-9 所示，与模型对照组比较，JCLD 中、高剂量组和消炎利胆片组的 TBIL、DBIL 有明显降低（$P<0.05$），TBA 有降低趋势但未见统计学差异（$P>0.05$）；JCLD 低剂量组 TBIL、DBIL 均有降低趋势但无统计学差异（$P>0.05$），以上结果说明 JCLD 中、高剂量能够减少化脓性胆囊炎新西兰兔的胆汁淤积，改善黄疸，其中中剂量组效果最好，高剂量与消炎利胆片效果依次降低。

表 7-9　各组新西兰兔血清生化检测结果（$\bar{x}\pm s$）

组别	动物数（只）	TBIL（μmol/L）	DBIL（μmol/L）	TBA（μmol/L）
假手术组	8	0.727±0.560	1.78±1.18	29.53±19.26
模型对照组	6	111.449±43.605▲	109.37±42.49▲	494.46±176.67▲
JCLD 低剂量组（0.313g/kg）	6	79.955±25.744	79.50±28.23	515.32±167.39
JCLD 中剂量组（0.625g/kg）	8	48.950±31.625*	48.91±32.96*	305.89±232.16
JCLD 高剂量组（1.250g/kg）	7	56.824±33.228*	59.18±34.76*	329.76±190.30
消炎利胆片组（0.188g/kg）	7	60.769±29.768*	59.43±29.18*	335.53±166.35

注：与假手术组比较，▲$P<0.05$；与模型对照组比较，*$P<0.05$。

如表 7-10 所示，JCLD 和消炎利胆片能够改善化脓性胆囊炎新西兰兔的黄疸症状、减轻肝细胞损伤，可能与其促进胆汁排泄、减少胆汁淤积有关，其中 JCLD 中剂量效果组最好，消炎利胆片与高剂量组效果依次降低。

表 7-10　各组新西兰兔血清肝功能两项结果（$\bar{x}\pm s$）

组别	动物数（只）	ALT（U/L）	AST（U/L）
假手术组	8	60.76±7.64	26.72±14.73
模型对照组	6	407.66±319.49▲▲	324.65±219.09▲▲
JCLD 低剂量组（0.625g/kg）	6	358.45±123.84	420.73±251.69
JCLD 中剂量组（1.250g/kg）	8	190.64±158.05*	100.28±89.28*
JCLD 高剂量组（0.188g/kg）	7	287.86±175.09	109.47±86.40
消炎利胆片组（0.313g/kg）	7	258.18±194.25	111.58±80.73

注：与假手术组比较，▲▲$P<0.01$；与模型对照组比较，*$P<0.05$。

四、试验结论

综合上述结果说明 JCLD 中、高剂量和阳性对照药能够有效地改善胆囊炎的临床病理症状，其药理作用主要体现在利胆、镇痛、消炎方面。综合分析 JCLD 的药效剂量在每人 0.25～1.00g/kg，剂量-药效相关性不明显，综合本次试验各观察指标推荐临床治疗剂量是每人 0.25g 颗粒/kg。

思考题

1. 药理试验过程中，如何保证试验数据可靠，结果可信？
2. 中药新药药效学方案设计需要考虑哪些内容？
3. 中药新药药效学研究中，影响药效结果的因素有哪些？
4. 中药新药药效学动物模型选择依据和检测指标如何设计？
5. 非临床药动学对中药新药药效学和临床试验的指导意义如何？
6. 中药新药非临床药动学研究结果如何指导临床合理用药？
7. 安全药理学试验目的和核心组合试验研究内容是什么？
8. 评价金草利胆颗粒药效学试验设计优点与不足。

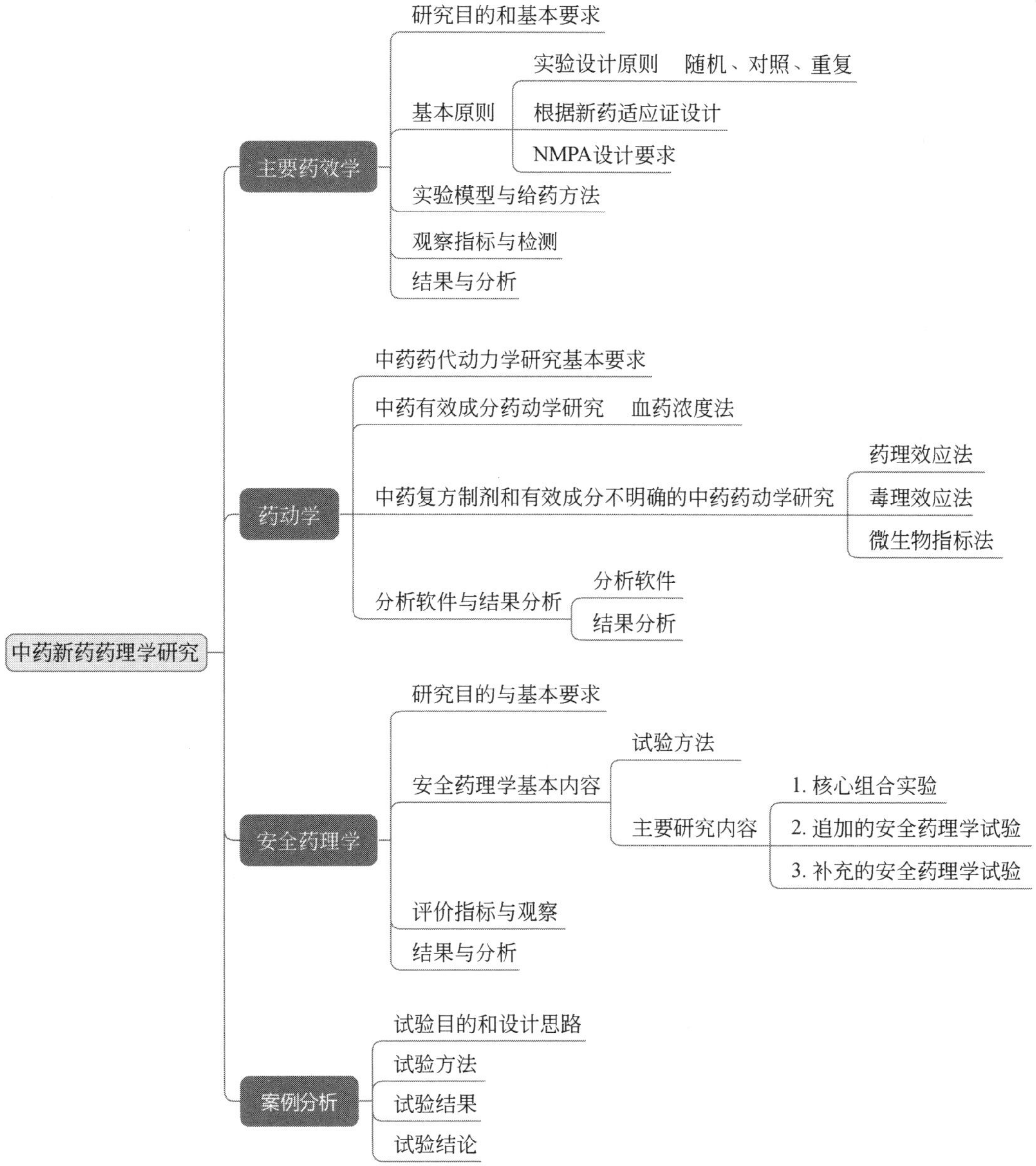

第八章　中药新药非临床安全性评价

第一节　概　　述

中药新药非临床安全性评价是指注册申请新药中药所提供的非临床动物试验研究中全部毒理学试验和安全药理试验的实验数据和评价资料。

面对中药悠久的文化沉淀、现代药理毒理学、当代相关国际技术法规及人们对药物安全性的期待，中药新药非临床安全性研究对于中药品种获益-风险和潜在的临床价值的评估具有重要作用。

一、研究意义和目的

长期以来中药被认为具有“安全、低毒”的特质，中药的安全性问题一直未受到重视。近年来，随着中药不良反应报道日益增多，人们对中药安全性越来越关注，如马兜铃酸事件、龙胆泻肝丸事件、鱼腥草注射液事件和云南白药事件等。国外也不时有中草药毒性反应的报道，如欧洲减肥中药引起肾衰竭、日本小柴胡汤引起“间质性肺炎”和新加坡“黄连毒性事件”等，这些事件在国际上引起了较大影响。另一方面，随着药物毒理学的发展和新技术新方法的应用，也发现越来越多的中药具有毒性，如柴胡、独活、黄芩、吴茱萸和千层塔等中药以及小柴胡汤、斑秃丸、加味逍遥散和痔血胶囊等中药复方制剂。如何科学研究评价中药的安全性已成为中药新药研发的关注点。

无论对于中药、天然药物、化学药物及生物技术药物，非临床安全性研究的目的都是相同的，即旨在发现药物毒性与毒性靶器官，寻找毒性剂量与安全剂量，权衡药物进入临床的人体受益与风险，为药物进入临床研究提供科学依据。因此，为保障药物进入临床试验的人体安全性，在非临床阶段应尽量采用全面、科学、灵敏和规范的策略、方法及技术，以发现药物的潜在毒性。只有全面发现并识别药物毒性，才能预测药物进入临床后患者的风险，才能有针对性地制订药物毒性的监测方案及防控措施，中药也不例外。非临床阶段药物毒性的发现并非简单成为药物研发成败的判决，而是需要综合权衡的分析判断。

课程思政案例一：龙胆泻肝丸导致尿毒症

2002 年 3 月张某伺候生病的母亲，日夜陪同，因长期感觉口干舌燥，头晕，脾气大就诊，医生诊断为肝阳上亢证，开具龙胆泻肝丸。第一次应用后效果非常有效，之后张某再出现类似症状时，就服用龙胆泻肝丸，持续半年。某天张某健身时突然晕倒，送至医院后经查居然得了尿毒症。随后张某在做透析治疗时，和一些患者交流，惊奇地发现他们也有过服用龙胆泻肝丸的经历，服用时间长的一至两年，短的两三个月。同时一些医院医生不断接诊因服用龙胆泻肝丸导致肾损害、甚至发展到尿毒症的患者。

龙胆泻肝丸导致尿毒症的罪魁祸首是方中的“关木通”所含成分马兜铃酸。龙胆泻肝丸原方中的“木通”，指木通科的木通，不含马兜铃酸。20世纪30年代，由于木通资源紧缺，木通逐渐被东北盛产的马兜铃科关木通所代替，到了80年代关木通已被全国广泛应用。1990年版《中国药典》龙胆泻肝丸组方用的也是关木通。

马兜铃酸有明显的肾毒性，急性中毒可引起急性肾小管坏死，慢性中毒可导致寡细胞性肾间质纤维化，含有马兜铃酸的草药会导致人的肾盂癌和输尿管癌，马兜铃酸被列为世界卫生组织国际癌症研究机构最高级别的第一类致癌物。长期服用含有马兜铃酸的中药，即使停药数年后仍可导致慢性肾功能不全甚至肾衰竭，肾盂、输尿管、膀胱移行细胞癌的发生率明显增加。2003年4月国家药品监督管理局印发《关于取消关木通药用标准的通知》，决定取消关木通的药用标准。

思政元素　有许多中药是含有毒性的，我们应该正确认识中药的安全性和有效性，科学合理地使用中药，防止临床盲目乱用中药。并且《中国药典》从品种源头完善现行中药材标准是非常必要的。

二、主要内容

药物非临床安全性研究内容主要包括2种动物种属的单次给药与重复给药的毒性试验、毒代动力学试验、安全药理学试验、生殖毒性试验、遗传毒性试验、致癌试验、依赖性试验、局部毒性及过敏性试验等。

药物非临床安全性研究要求：①试验管理：用于支持药品注册的单次给药毒性试验必须执行GLP；②具体问题具体分析：单次给药毒性试验的设计，应该在对受试物认知的基础上，遵循“具体问题具体分析”的原则。对于中药和天然药物，还应考虑到其与化学药的不同特点，试验时应根据各自不同的情况进行针对性设计。③随机、对照、重复：单次给药毒性试验应符合动物试验的一般基本原则，即随机、对照和重复。

三、总体要求与评价

2019年10月20日我国发布《中共中央 国务院关于促进中医药传承创新发展的意见》，要求加快构建中医药理论、人用经验和临床试验相结合的中药注册审评证据体系（简称“三结合”），完善符合中医药特点的技术标准，促进中药新药研发上市。近年来，在中药创新药临床试验申请中，中药复方制剂占大部分，如2022年国家药品监督管理局药品审评中心（简称审评中心）受理中药创新药临床试验（investigational new drug，IND）申请39件，其中中药1.1类中药复方制剂29件，占比七成以上。非临床研究对于中药创新药IND申请的获益-风险评估具有不可替代的作用，通过风险评估对能否进入临床试验进行决策考虑，为中药新药研发和注册申报提供重要参考。

非临床研究毒理学试验总体要求在《中药注册管理专门规定》第三十八条规定：“中药创新药的研制，应当根据药物特点、临床应用情况等获取的安全性信息，开展相应的非临床安全性试验。可根据不同注册分类、风险评估情况、开发进程开展相应的非临床安全性试验”。《中药注册分类和申报资料要求》中对于毒理学研究要求是：“中药复方制剂，根据其处方来源及组成、人用安全性经验、安全性风险程度的不同，提供相应的毒理学试验资料，若减免部分试验项目，应提供充分的理由。对于采用传统工艺，具有人用经验的，一般应提供单次给药毒性试验、重复给药毒性试验资料。对于采用非传统工艺，但具有可参考的临床应用资料的，一般应提供安全药理学、单次给药毒性试验、重复给药毒性试验资料。对于采用非传统工艺，且无人用经验的，一般应进行全面的毒理学试验”。

《中药注册管理专门规定》第三章“人用经验证据的合理应用”中对于中药复方制剂毒理学研究要求是“由中药饮片组成的中药复方制剂一般提供啮齿类动物单次给药毒性试验和重复给药毒性试验资料，必要时提供其他毒理学试验资料。如中药复方制剂的处方组成中的中药饮片均具有国家药品标准或者具有药品注册标准，处方不含毒性药味或者不含有经现代毒理学证明有毒性、易导致严重不良反应的中药饮片，采用传统工艺，不用于孕妇、儿童等特殊人群，且单次给药毒性试验和一种动物的重复给药毒性试验未发现明显毒性的，一般不需提供另一种动物的重复给药毒性试验，以及安全药理学、遗传毒性、致癌性、生殖毒性等试验资料。毒性药味，是指《医疗用毒性药品管理办法》中收载的毒性中药品种”。

第二节　单次给药毒性试验

一、目的与要求

急性毒性（acute toxicity）是指药物在单次或 24h 内多次给予后一定时间内所产生的毒性反应。狭义的单次给药毒性研究（single dose toxicity study）是考察单次给予受试物后所产生的急性毒性反应。广义的单次给药毒性研究，可采用单次或 24h 内多次给药的方式获得药物急性毒性信息。

值得注意的是，2014 年 5 月 13 日国家食品药品监督管理总局发布的《药物单次给药毒性研究技术指导原则》中，将原“急性毒性”更改为“单次给药毒性”，两个名称意义相同，两名称常通用。

单次给药毒性研究的目的：①拟用于人体的药物通常需要进行单次给药毒性试验。单次给药毒性试验对初步阐明药物的毒性作用和了解其毒性靶器官具有重要意义。②单次给药毒性试验所获得的信息对重复给药毒性试验的剂量设计和某些药物临床试验起始剂量的选择具有重要参考价值，并能提供一些与人类药物过量所致急性中毒相关的信息。需要说明的是，急性毒性的充分信息也可从其他来源获得（如文献），这些信息应是从执行 GLP 的试验中获得。

二、试验方案与实施

（一）受试物

受试物为中药、天然药物的，应采用能充分代表临床试验拟用样品和（或）上市样品质量和安全性的样品。应采用工艺路线及关键工艺参数确定后的工艺制备，一般应为中试或中试以上规模的样品。应注明受试物的名称、来源、批号、含量（或规格）、保存条件、有效期及配制方法等，并提供质量检验报告。由于中药的特殊性，建议现用现配，否则应提供数据支持配制后受试物的质量稳定性及均匀性。当给药时间较长时，应考察配制后体积是否存在随放置时间延长而膨胀造成终浓度不准的因素。

（二）试验动物

1. 种属　不同种属的动物各有其特点，对同一受试物的反应可能会有所不同。从充分暴露受试物毒性的角度考虑，采用不同种属的动物进行试验可获得较为充分的安全性信息。由于中药、天然药物的特殊性，具体试验可参照以下要求进行。

1）未在国内上市销售的从中药、动物、矿物等物质中提取的有效成分及其制剂，新发现的药材及其制剂，新的中药材代用品、药材新的药用部位及其制剂，未在国内上市销售的从中药、动物、矿物等物质中提取的有效部位制成的制剂，未在国内上市销售的中药、天然药物注射剂。以上情况，由于其物质基础较传统中药发生了明显改变，或应用经验较少，一般采用啮齿类和非啮齿类两种动物，全面考察受试物的急性毒性反应情况。

2）未在国内上市销售的非注射给药的中药、天然药物复方制剂。如该复方制剂处方组成符合中医药理论，有一定的临床应用经验，一般情况下，可采用一种动物、按临床拟用途径进行急性毒性反应的观察。如该复方制剂为天然药物复方制剂，建议采用啮齿类和非啮齿类两种动物，按临床拟用途径进行急性毒性反应的观察。

3）改变国内已上市销售中药、天然药物给药途径（不包括由非注射剂改为注射剂）的制剂。可仅采用一种动物，比较改变前后两种不同给药途径的急性毒性反应。

4）改变国内已上市销售药品剂型或改变生产工艺但不改变给药途径的中药、天然药物复方制剂。如生产工艺的改变会引起物质基础的明显改变，或对药物的吸收、利用可能产生明显影响，建议采用一种动物，按临床拟用途径比较改变前后的急性毒性反应。

5）增加新的适应证或者功能主治的品种。如需延长用药周期或增加剂量者，应结合原有毒理学资料及处方组成等情况确定是否还需要进行单次给药毒性试验以及相应的试验内容。实验动物应符合国家对相应等级动物的质量规定要求，并具有实验动物质量合格证明。

2. 性别　通常采用两种性别的动物进行试验，雌雄各半。若采用单性别动物进行试验，应阐明其合理性。

3. 年龄　通常采用健康成年动物进行试验。如果受试物拟用于或可能用于儿童，必要时应采用幼年动物进行试验。

4. 动物数　应根据动物种属和研究目的确定所需的动物数。动物数应符合试验方法及结果分析评价的需要。

5. 体重　试验中的每批动物初始给药时的体重差异不宜过大，啮齿类动物初始给药时体重不应超过或低于平均体重的20%。

（三）给药途径

给药途径不同，受试物的吸收速度、吸收率和暴露量会有所不同。通常情况下给药途径应至少包括临床拟用途径。

（四）试验方法与给药剂量

单次给药毒性试验的重点在于观察动物出现的毒性反应。单次给药毒性试验的试验方法较多，常用的试验方法有近似致死量法、最大给药量法（多用于中药评价，指动物单次或24h内多次（2～3次）给药所采用的最大给药剂量）、最大耐受量法（是指动物能够耐受的而不引起动物死亡的最高剂量）、固定剂量法、上下法（序贯法）、累积剂量法（金字塔法）、半数致死量法等。

应根据受试物的特点选择合适的方法，根据不同的试验方法选择合适的剂量。但应注意，由于中药、天然药物的预期临床用药剂量通常较大，因此剂量设计应综合考虑多方面因素进行确定。原则上，给药剂量应包括从未见毒性反应的剂量到出现严重毒性反应的剂量，或达到最大给药量。根据所选择的试验方法，必要时应设置空白和（或）溶媒（辅料）对照组。

值得一提的是半数致死量法（LD_{50}法）是指预期引起 50%动物死亡的剂量，该值是经统计学处理所推算出的结果。作为经典的急性毒性试验，曾经是各国药品注册法规的重要组成部分，在新药的开发注册中发挥了重要作用。但是该方法有其局限性，数值具有不确定性，不同的试验条件、试验机构对于同一药物所得出的结果差别较大；通常所用的剂量与临床人用剂量差别很大；人和动物对药物的敏感性差别很大，因此，如果以LD_{50}值为参考进行后续临床剂量设计的精确计算，可能存在风险。1991 年 ICH 会议达成共识，取消LD_{50}测定的常规要求，以剂量递增试验监测不同剂量下的毒性反应，即可以用两种啮齿类动物或一种啮齿类动物加一种非啮齿类动物的严格设计的、单次给药的、逐渐增加剂量的耐受性研究，取代啮齿类动物或非啮齿类动物LD_{50}测定。

（五）观察时间与指标

给药后，一般连续观察至少 14 天，观察的间隔和频率应适当，以便能观察到毒性反应的出现时间及恢复时间、动物死亡时间等。如果毒性反应出现较慢或恢复较慢，应适当延长观察时间。

观察指标包括临床症状（如动物外观、行为、饮食、对刺激的反应、分泌物、排泄物等）、死亡情况（死亡时间、濒死前反应等）、体重变化（给药前、观察期结束时各称重一次，观察期间可多次称重，动物死亡或濒死时应称重）等。记录所有的死亡情况，出现的症状以及症状的起始时间、严重程度、持续时间，体重变化等。

所有的试验动物应进行大体解剖。试验过程中因濒死而安乐死的动物、死亡动物应及时进行大体解剖，其他动物在观察期结束后安乐死并进行大体解剖。当组织器官出现体积、颜色、质地等改变时，应进行组织病理学检查。

在一些情况下，为获得更为全面的急性毒性信息，可设计多个剂量组，观察更多的指标，如血液学指标、血液生化学指标、组织病理学检查等，以更好地确定毒性靶器官、剂量-反应关系及时间-反应关系。

三、结果与分析

1）根据所观察到的各种反应出现的时间、持续时间及严重程度等，分析各种反应在不同剂量时的发生率、严重程度，常见观察指征见表 8-1。对观察结果进行归纳分析，判断每种反应的剂量-反应关系及时间-反应关系。

2）判断出现的各种反应可能涉及的组织、器官或系统，见表 8-1。

3）根据大体解剖中肉眼可见的病变和组织病理学检查的结果，初步判断可能的毒性靶器官。应出具完整的组织病理学检查报告，检查报告应详细描述，尤其是有异常变化的组织。对于有异常变化者，应附有相应的组织病理学照片。

4）说明所使用的计算方法和统计学方法，必要时提供所选用方法合理性的依据。

5）根据各种反应在不同剂量下出现的时间、发生率、剂量-反应关系、不同种属动物及实验室的历史背景数据、病理学检查结果及同类药物的特点，判断所出现的反应与药物的相关性。判断受试物引起的毒性反应性质、严重程度、可恢复性及安全范围；根据毒性可能涉及的部位，综合大体解剖和组织病理学检查的结果，初步判断毒性靶器官。

表 8-1　单次给药毒性试验中常见观察指征与可能涉及的组织、器官和系统

观察	指征	可能涉及的组织、器官、系统或症状
Ⅰ. 鼻孔呼吸阻塞，呼吸频率和深度改变，体表颜色改变	呼吸困难：呼吸困难或费力，喘息，通常呼吸频率减慢	—
	1. 腹式呼吸：膈膜呼吸，吸气时膈膜向腹部偏移	CNS 呼吸中枢，肋间肌麻痹，胆碱能神经麻痹
	2. 喘息：吸气很困难，伴随有喘息声	CNS 呼吸中枢，肺水肿，呼吸道分泌物蓄积，胆碱能功能增强
	呼吸暂停：用力呼吸后出现短暂的呼吸停止	CNS 呼吸中枢，肺心功能不全
	紫绀：尾部、口和足垫呈现青紫色	肺心功能不全，肺水肿
	呼吸急促：呼吸快而浅	呼吸中枢刺激，肺心功能不全
	鼻分泌物：红色或无色	肺水肿，出血
Ⅱ. 运动功能：运动频率和特征的改变	自发活动、探究、梳理、运动增加或减少	躯体运动，CNS
	嗜睡：动物嗜睡，但可被针刺唤醒而恢复正常活动	CNS 睡眠中枢
	正位反射（翻正反射）消失：动物体处于异常体位时所产生的恢复正常体位的反射消失	CNS，感觉，神经肌肉
	麻痹：正位反射和疼痛反应消失	CNS，感觉
	僵住：保持原姿势不变	CNS，感觉，神经肌肉，自主神经
	共济失调：动物行走时无法控制和协调运动，但无痉挛、局部麻痹、轻瘫或僵直	CNS，感觉，自主神经
	异常运动：痉挛，足尖步态，踏步，忙碌，低伏	CNS，感觉，神经肌肉
	俯卧：不移动，腹部贴地	CNS，感觉，神经肌肉
	震颤：包括四肢和全身的颤抖和震颤	神经肌肉，CNS
	肌束震颤：包括背部、肩部、后肢和足趾肌肉的运动	神经肌肉，CNS，自主神经
Ⅲ. 惊厥（癫痫发作）：随意肌明显的不自主收缩或痉挛性收缩	阵挛性惊厥：肌肉收缩和松弛交替性痉挛	CNS，呼吸衰竭，神经肌肉，自主神经
	强直性惊厥：肌肉持续性收缩，后肢僵硬性伸展	CNS，呼吸衰竭，神经肌肉，自主神经
	强直性-阵挛性惊厥：两种惊厥类型交替出现	CNS，呼吸衰竭，神经肌肉，自主神经
	窒息性惊厥：通常是阵挛性惊厥并伴有喘息和紫绀	CNS，呼吸衰竭，神经肌肉，自主神经
	角弓反张：背部弓起、头向背部抬起的强直性痉挛	CNS，呼吸衰竭，神经肌肉，自主神经
Ⅳ. 反射	角膜性眼睑闭合反射：接触角膜导致眼睑闭合	感觉，神经肌肉
	基本条件反射：轻轻敲击耳内表面，引起外耳抽搐	感觉，神经肌肉
	正位反射：翻正反射的能力	CNS，感觉，神经肌肉
	牵张反射：后肢被牵拉至从某一表面边缘掉下时缩回的能力	感觉，神经肌肉
	对光反射：瞳孔反射；见光瞳孔收缩	感觉，神经肌肉，自主神经
	惊跳反射：对外部刺激（如触摸、噪声）的反应	感觉，神经肌肉

续表

观察	指征	可能涉及的组织、器官、系统或症状
Ⅴ.眼检指征	流泪：眼泪过多，泪液清澈或有色	自主神经
	缩瞳：无论有无光线，瞳孔缩小	自主神经
	散瞳：无论有无光线，瞳孔扩大	自主神经
	眼球突出：眼眶内眼球异常突出	自主神经
	上睑下垂：上睑下垂，针刺后不能恢复正常	自主神经
	血泪症：眼泪呈红色	自主神经，出血，感染
	瞬膜松弛	自主神经
	角膜混浊，虹膜炎，结膜炎	眼睛刺激
Ⅵ.心血管指征	心动过缓：心率减慢	自主神经，肺心功能不全
	心动过速：心率加快	自主神经，肺心功能不全
	血管舒张：皮肤、尾、舌、耳、足垫、结膜、阴囊发红，体热	自主神经、CNS、心输出量增加，环境温度高
	血管收缩：皮肤苍白，体凉	自主神经、CNS、心输出量降低，环境温度低
	心律不齐：心律异常	CNS、自主神经、肺心功能不全，心肌梗死
Ⅶ.流涎	唾液分泌过多：口周毛发潮湿	自主神经
Ⅷ.竖毛	毛囊竖毛组织收缩导致毛发蓬乱	自主神经
Ⅸ.痛觉缺失	对痛觉刺激（如热板）反应性降低	感觉，CNS
Ⅹ.肌张力	张力低下：肌张力全身性降低	自主神经
	张力过高：肌张力全身性增高	自主神经
Ⅺ.胃肠指征		
排便（粪）	干硬固体，干燥，量少	自主神经，便秘，胃肠动力
	体液丢失，水样便	自主神经，腹泻，胃肠动力
呕吐	呕吐或干呕	感觉，CNS，自主神经（大鼠无呕吐）
多尿	红色尿	肾脏损伤
	尿失禁	自主感觉神经
Ⅻ.皮肤	水肿：液体充盈组织所致肿胀	刺激性，肾衰竭，组织损伤，长时间静止不动
	红斑：皮肤发红	刺激性，炎症，过敏

单次给药毒性试验的结果可作为后续毒理试验剂量选择的参考，也可提示一些后续毒性试验需要重点观察的指标。

实例 8-1 彝药妙茯止痛颗粒单次给药毒性试验研究

妙茯止痛颗粒是云南省楚雄彝族自治州中医医院著名彝医张之道和余惠祥专家的临床经验方，疗效肯定。该方由土茯苓、红萆薢各 30g，醋莪术、炒苍术、百合、车前子、大追风各 20g，叶下花、威灵仙、黄柏各 15g 组成，具有清热除湿、化瘀散结等功效，对于痛风性关节炎急性发作期湿热闭阻证有良好的治疗效果。

【试验方法】

1. 动物分组 SPF 级 SD 大鼠 40 只，雌雄各半。本试验采用最大给药量法，每天给药 2 次，1 次给药剂量 20g/kg。共设 2 组，每组 20 只大鼠，雌雄各半。

2. 观察及检测指标 采用灌胃给药，给药前禁食 12h，给药 2 次（间隔 4h）。每次给药后

4h 内笼旁观察，严密观察动物对受试物的反应，连续观察 14 天，主要观察动物外观、行为活动情况、呼吸状态、分泌物、排泄物等。于给药后第 0 天、1 天、4 天、7 天、11 天、14 天给动物称重，且保持相同时间。观察期结束后，将存活动物安乐死，并进行解剖检查，观察心、肝、肾、脾、肺、胃肠等脏器的变化。

【试验结果】

1. 动物一般状况观察　第一次给药后给药组所有动物均未见明显异常；第二次给药后给药组部分动物在药后可见活动减少、竖毛，且 4h 内未恢复。给药后第 1 天雌鼠 No.23 出现肛周污秽，雄鼠 No.31～35 出现肛周污秽；给药后第 2 天雌鼠 No.23 出现肛周污秽，雄鼠 No.34 出现肛周污秽；给药后第 3～14 天，所有动物外观、行为活动情况、呼吸状态、分泌物、排泄物等均未见异常。给药过程中未出现动物死亡。

2. 剖检结果　14 天观察期结束后对全部动物实施安乐死，对各组动物进行尸解及大体观察，所有动物心、肝、肾、脾、肺、胃肠等脏器均未见明显异常。

3. 动物体重　试验期间，给药组雌雄鼠各阶段体重与溶媒对照组对比差异无统计学意义（$P>0.05$）。

【试验结论】

妙茯止痛颗粒临床拟用剂量为 642.86mg/kg（成人），计算 40（g/kg）÷642.86（mg/kg）÷6.3（大鼠的等效剂量相当于人的 6.3 倍）≈10 倍。24h 内 2 次大鼠灌胃妙茯止痛颗粒的给药剂量相当于临床剂量的 10 倍。在试验第 2 次给药时，个别试验动物出现肛周污秽、活动减少的情况，但停药后未出现脏器的异常变化及死亡。故妙茯止痛颗粒临床拟用剂量较为安全。

第三节　重复给药毒性试验

一、目的与要求

重复给药毒性试验（长期毒性试验），即新药完成主要药效学和急性毒性试验，确认有进一步研究价值后，进行的重复给药毒性试验，观察药物对动物的毒性反应。重复给药毒性试验是指反复多次、连续给予实验动物受试物后，观察动物是否发生毒性反应、毒性反应的性质和程度（包括毒性量效关系、起始时间、程度、持续时间）及毒性反应的可逆性等。找出毒性的靶器官或靶组织，并探讨可能的毒性作用机制。重复给药毒性试验是药物安全评价的主要内容之一，是能否过渡到临床试用的主要依据。对推测临床试验的起始剂量和安全剂量范围，提示临床试验重点监测指标，临床试验药物中毒的解毒具有重要意义。

课程思政案例二：反应停事件，药物生殖发育毒性

在 1957 年 10 月，一种名为沙利度胺（反应停）的新型药物在欧洲、非洲、大洋洲和拉丁美洲引起了轰动。当时，药品生产商声称这是一种“无任何副作用的抗妊娠反应药物”，被标榜为“孕妇的理想选择”。然而，人们很快发现服用此药的孕妇所生的婴儿中有许多四肢残缺。尽管各国立即停止了沙利度胺的销售，但这一事件最终导致全球约有 1.2 万名畸形儿出生，被俗称为“海豹婴儿”。

思政元素　药物的治疗作用与毒性反应，采用辩证思维，一分为二看待问题。通过案例引导学生意识到重复给药毒性试验在新药开发中的重要性。

重复给药毒性试验的主要目的包括：①预测受试物可能引起的临床不良反应，包括不良反应的性质、程度、剂量-反应关系和时间-反应关系、可逆性等；②推测受试物重复给药的临床毒性靶器官或靶组织；③预测临床试验的起始剂量和重复用药的安全剂量范围；④提示临床试验中需重点监测的指标；⑤为临床试验中的解毒或解救措施提供参考信息。对中药而言，一般认为其毒性较低，但随着现代研究技术的应用，成分富集，给药方式改变，其安全性需要进一步评估，重复给药毒性试验结果能较好地实现这一目的。

重复给药毒性试验周期长，耗资高，工作量大，如有不慎，会造成人力、物力、财力的极大浪费，也会影响新药的研究速度。充分认识重复给药毒性试验的重要性，合理、科学地进行重复给药毒性试验设计，对试验结果进行科学分析，是新药非临床安全性评价的基本要求。

根据《中华人民共和国药品管理法》等法律法规的规定，重复给药毒性试验必须执行《药物非临床研究质量管理规范》。对照品应采用相应的溶媒和（或）辅料。

二、试验方案与实施

（一）试验动物

多采用两种动物进行，一种为啮齿类，常用大鼠；另一种为非啮齿类，常用比格犬，必要时可选用猴或其他大动物。非注射给药的中药复方剂可根据急性毒性试验结果及复方的组成、提取工艺等资料，综合分析是否需要做重复给药毒性试验，以及是否进行非啮齿类动物的重复给药毒性试验。

对实验动物体重的要求，应选用健康、体重相近的动物，雌雄各半；也可根据临床使用对象和研究期限长短的不同，确定动物的性别和年龄。一般情况下，大鼠可用雌、雄各半，6～9周龄，试验周期3个月以上选5～6周龄。比格犬可用雌、雄各半，6～12月龄。动物初始体重不应超过或低于平均体重的20%。

（二）试验方法

1. 分组与给药

(1) 分组　随机分组，受试物一般要求至少应设低、中、高3个剂量组和1个溶媒（辅料）对照组，必要时还需设立空白对照组和（或）阳性对照组。

大鼠一般每组10～30只（若药物毒性大，或试验周期为6个月，每组应增加10只动物）。大鼠每笼不宜超过5只，雌雄分笼饲养，试验前适应性饲养，一般观察5～7天，每天应做好观察记录。

犬常选用健康的比格犬，每组6～12只，6～12月龄，每只动物分笼饲养。犬试验前应适应性观察1～2周，除一般观察外，实验前还应进行2次体温、心电、血液学和血液生化学检查分析。

(2) 给药途径　原则上采用与临床拟用的给药途径。

(3) 给药剂量　重复给药毒性试验原则上至少应设低、中、高3个剂量组，以及1个溶媒（或辅料）对照组，必要时设立空白对照组和（或）阳性对照组；高剂量原则上使动物产生明显的毒性反应，低剂量原则上相当或高于动物药效剂量或临床使用剂量的等效剂量，中剂量应结合毒性作用机制和特点在高剂量和低剂量之间设立，以考察毒性的剂量-反应关系。

(4) 给药频率　原则上重复给药毒性试验中动物应每天给药，特殊类型的受试物就其毒性特点和临床给药方案等原因，可根据具体药物的特点设计给药频率。

(5) 试验期限　建议分阶段进行重复给药毒性试验以支持不同期限的临床试验。试验期限的选定可以根据拟定的临床疗程、适应证、用药人群等进行设计。一般重复给药毒性试验的试验期限与所支持的临床试验，见表 8-2。

表 8-2　重复给药毒性试验的给药周期

最大临床试验期限	重复给药毒性试验给药期限	
	啮齿类动物	非啮齿类动物
≤2 周	2 周	2 周
2 周～6 个月	同临床试验	同临床试验
>6 个月	6 个月	9 个月

2. 观察指标与时间　观察指标原则上，除常规观察指标外，还应根据试验的具体情况，增加相应的检测指标。以下列出的是常规需观察的检测指标，见表 8-3。

表 8-3　检测指标

项目类别		指标
1. 观察情况		外观、体征、行为活动、腺体分泌、呼吸、粪便性状、给药局部反应、死亡情况等
2. 摄食量、体重、眼科检查		—
3. 体温和心电图检测（非啮齿动物）		—
4. 血液学检测		红细胞计数、血红蛋白、红细胞容积、平均红细胞容积、平均红细胞血红蛋白、平均红细胞血红蛋白浓度、网织红细胞计数、白细胞计数及其分类、血小板计数、凝血酶原时间、活化部分凝血活酶时间等
5. 血液生化学检测		ALT、AST、碱性磷酸酶（ALP）、肌酸激酶（CK）、尿素氮（尿素，BUN）、肌酐（CRE/Cr）、总蛋白（TP）、白蛋白（ALB）、血糖（GLU）、总胆红素（TB）、总胆固醇（TC）、甘油三酯（TG）、γ-谷氨酰转移酶（γ-GT）、钾离子（K^+）、氯离子（Cl^-）、钠离子（Na^+）
6. 尿液观察和分析		尿液外观、比重、pH、尿糖、尿蛋白、尿胆红素、尿胆原、酮体、潜血、白细胞
7. 组织病理学检查的脏器组织	（1）需称重并计算脏器系数的器官	脑、心脏、肝脏、肾脏、肾上腺、胸腺、脾脏、睾丸、附睾、卵巢、子宫、甲状腺（含甲状旁腺）
	（2）需进行组织病理学检查的组织或器官	肾上腺、主动脉、骨（股骨）、骨髓（胸骨）、脑（至少 3 个水平）、盲肠、结肠、子宫和子宫颈、十二指肠、附睾、食管、眼、胆囊（如果有）、哈氏腺（如果有）、心脏、回肠、空肠、肾脏、肝脏、肺脏（附主支气管）、淋巴结（一个与给药途径相关，另一个在较远距离）、乳腺、鼻甲、卵巢和输卵管、胰腺、垂体、前列腺、直肠、唾液腺、坐骨神经、精囊（如果有）、骨骼肌、皮肤、脊髓（3 个部位：颈椎、中段胸椎、腰椎）、脾脏、胃、睾丸、胸腺（或胸腺区域）、甲状腺（含甲状旁腺）、气管、膀胱、阴道、所有大体观察到异常的组织、组织肿块和给药部位

（1）观察时间　根据试验周期的长短和药物的特点确定检测时间和次数，原则上应尽早发现毒性反应，并反映出观测指标或参数的变化与给药时间的关系。

试验前，应观察动物的一般状况，非啮齿类动物还至少应进行 2 次体温、心电图、有关血液学和血液生化学指标的检测。

试验期间，应每天观察一次一般状况和症状，每周记录饲料消耗和体重一次。大鼠体重雌雄要分开进行计算。试验结束时应进行一次全面的检测，给药期限较长时，应进行中期阶段性的检测。

恢复期除不给受试物外，其他观察内容与给药期间相同。恢复期为 2～4 周，但应根据给药周期的长短和药物的具体情况而定。恢复期结束时进行一次各项指标的全面检测，以便了解药物毒性反应的可逆程度和可能出现的延迟毒性效应。

在试验期间，对濒死或死亡动物应及时检查并分析原因。

（2）不同时间点处理动物 不同时间点所处理的动物数应满足统计学处理的需要，同时，若有额外增加的检测指标，可以通过增加处理的动物数来保证获得足够的检测样本量。例如，对于大鼠6个月的重复给药毒性试验，给药3个月、恢复期处理的动物数为总动物数的1/3～1/2，给药6个月时处理的动物数为总动物数的1/2左右。

三、结果与分析

1）应重视对动物中毒或死亡原因的分析，注意观察毒性反应出现的时间和恢复的时间及动物的死亡时间，关注药物对体重、一般症状等的影响。

2）分析重复给药毒性试验结果时，应正确理解均值数据和单个数据的意义。非啮齿类动物试验重复给药毒性研究中单个动物的试验数据往往具有重要的毒理学意义，其动物试验结果可与给药前数据、对照组数据和历史数据进行多重比较，文献数据参考价值有限。啮齿类动物试验中均值的意义通常大于单个动物数据的意义，历史数据和文献数据可以为结果的分析提供参考。组织病理学检查不仅要用文字描述，还要采用半定量方法进行组织形态学分级。

3）计量资料，两组比较采用 t 检验；不同批次处理得到的数据，用方差分析法；用药前及用药后时段的数据，用变化值或变化率表示，用 t 检验分析。计数资料用 χ^2 检验。组织形态学分级采用秩和检验。具有统计学意义并不一定代表具有生物学意义。在判断生物学意义时应考虑与该实验室的历史数据相比较。

4）在对重复给药毒性研究结果进行分析时，还应对异常数据进行合理的解释。给药组和对照组之间检测参数的差异可能来自于与受试物有关的毒性反应、动物对药物的适应性改变或正常的生理波动。

5）在分析试验结果时，应关注参数变化的剂量-效应关系、组内动物的参数变化幅度和性别差异，同时综合考虑多项毒理学指标的检测结果，分析其中的关联性和作用机制，以正确判断药物的毒性反应。单个参数的变化往往并不足以判断化合物是否引起毒性反应，此时可能需要进一步进行相关的研究。判断对出现的毒性反应是否存在种属差异。

6）结合其他安全性试验的毒性反应情况，判断毒性反应是否存在种属差异。结合非临床药效学试验结果和拟临床适应证，判断有效性与毒性反应的关系，判断药物对正常动物和模型动物的生理生化指标的改变是否相同或相似。对受试物引起的严重毒性反应，应尽可能查找产生毒性的原因，根据相关文献资料或试验资料，推测可能的毒性成分，提出是否需对处方工艺及处方中的某些药材或某些成分进行特别控制等。对于重复给药毒性试验结果的评价最终应落实到受试物的临床不良反应、临床毒性靶器官或靶组织、安全范围、临床需重点检测的指标，以及必要的临床监护或解救措施。

7）试验结果应写明安全剂量、中毒剂量、中毒表现、靶器官及其可逆程度等，以全面评价药物的毒性。

四、方法学评价

重复给药毒性试验是药物非临床安全性研究的有机组成部分，是药物非临床毒理学研究中综合性最强、获得信息最多和对临床指导意义最大的一项毒理学试验。对其结果进行评价时，应结合受试物的药学特点、药效学、药动学和其他毒理学的试验结果，以及已取得的临床试验结果，进行综合评价。对于重复给药毒性试验结果的评价最终应落实到受试物的临床不良反应、临床毒性靶器官或靶组织、安全范围、临床需重点检测的指标，以及必要的临床监护或解救措施。

实例 8-2 青紫颗粒重复给药毒性试验研究

青紫颗粒为首都医科大学附属北京儿童医院的院内制剂，由青黛、紫草、丹参等组成，具有祛风解毒、凉血消斑的功效，广泛用于治疗过敏性紫癜及其合并症，疗效确切，临床优势显著。

【试验方法】

1. 动物分组　SPF 级幼龄 SD 大鼠（4 日龄）128 只，随机分为 4 组，每组 32 只，雌雄各半。溶媒对照组（去离子水）、青紫颗粒低剂量组（1g/kg，临床剂量 3 倍）、中剂量组（2g/kg，临床剂量 6 倍）和高剂量组（4g/kg，临床剂量 12 倍）。每天灌胃给药 2 次，连续给药 13 周，恢复期 4 周。

2. 观察及检测指标　每日观察记录大鼠的行为活动、精神状况、外观体征、腺体分泌、粪便性状、皮肤黏膜，每周检测体重和摄食量。给药期间进行身体发育、反射发育、生殖发育指标和自发活动检测。分别在给药结束（92 天）及恢复期结束（120 天）进行大鼠眼科检查。麻醉后腹主动脉取血及脏器组织。检测指标：按表 8-3 检测指标检测。

【试验结果】

1. 一般生理指标的观察　在整个试验期间无大鼠非计划性死亡。给药组在给药初期出现稀便，几天后好转，给药组粪便颜色变深，未发现与受试物相关的症状或行为学改变。给药 7 周后，各给药组大鼠的体重与溶媒对照组均无显著差异。

2. 血液学检查　给药结束雌、雄大鼠各剂量组与溶媒对照组相比，红细胞计数、血红蛋白、血细胞比容、红细胞平均体积、红细胞平均血红蛋白含量、MCHC、Ret、网织红细胞、白细胞计数、白细胞分类、血小板计数、红细胞分布宽度等未见显著差异，见表 8-4。

表 8-4　青紫颗粒重复给药毒性试验幼龄大鼠给药结束后血液学指标（$\bar{x}\pm s$，n=10）

分组	中性粒细胞比例(%)(♂)	淋巴细胞百分比(%)(♂)	Na^+(mmol/L)(♂)	Glu(mmol/L)(♂)	C4(g/L)(♀)	E2(pg/mL)(♀)
溶媒对照组	24.30±7.00	69.80±7.90	144.60±1.90	6.56±0.81	0.06±0.01	15.60±5.10
低剂量组	25.30±11.60	69.50±11.50	144.50±1.80	6.52±0.86	0.06±0.01	16.20±6.00
中剂量组	24.00±6.60	70.90±6.30	144.20±1.90	6.12±0.74	0.06±0.01	16.50±5.10
高剂量组	26.20±8.60	68.00±8.40	144.50±1.00	6.97±1.22	0.06±0.02	16.70±3.70

恢复期结束，雄性大鼠高剂量组中性粒细胞比例、淋巴细胞百分比显著变化（P<0.05），白细胞总数未见异常。雌性大鼠低剂量组血小板分布宽度（PDW）显著升高（P<0.05），MCHC 显著升高（P<0.01），低、高剂量组大鼠的血小板水平显著下降（P<0.05），无剂量依赖关系。其他指标未见明显差异，见表 8-5。

3. 血液生化检查　给药结束雌性大鼠高剂量组 ALT、AST 显著降低（P<0.05），雄性大鼠高剂量组也有下降趋势，恢复期恢复正常。碱性磷酸酶、γ-谷氨酰转移酶、肌酸激酶、尿素氮、肌酐、总蛋白、白蛋白、总胆红素、总胆固醇、甘油三酯、Na^+、K^+、Cl^-、IgA、IgG、IgM、

C3、C4 等指标未见显著差异，见表 8-4。

恢复期雄性高剂量组大鼠的 Glu 含量显著降低（$P<0.01$），雌性高剂量组补体蛋白 C4 显著升高（$P<0.05$），上述变化在实验室背景数据范围内，且无时效关系，见表 8-5，其他指标未见明显差异。

4. 血清激素检查 与溶媒对照组相比，恢复期结束，雄性高剂量组大鼠的血清 E2 显著升高（$P<0.01$），无时-效关系；雌性大鼠无显著改变，见表 8-5。睾酮、GH、T3、T4 未见明显差异。

表 8-5 青紫颗粒重复给药毒性试验幼龄大鼠恢复期结束后血液学指标（$\bar{x}\pm s$，n=6）

分组	中性粒细胞比例 (%)(♂)	淋巴细胞百分比 (%)(♂)	Na^+ (mmol/L)(♂)	Glu (mmol/L)(♂)	C4 (g/L)(♀)	E2 (pg/mL)(♂)
溶媒对照组	38.00±10.20	54.20±9.20	144.10±1.30	9.80±1.02	0.05±0.01	7.20±1.50
低剂量组	40.80±9.90	52.30±10.80	144.70±2.10	8.76±1.21	0.05±0.01	5.70±0.50
中剂量组	38.60±11.20	53.20±10.10	146.60±1.80	9.12±1.06	0.05±0.01	7.20±1.60
高剂量组	55.50±11.10*	38.60±10.20*	148.90±3.00**	7.46±1.27**	0.06±0.01*	19.20±2.90**

注：与溶媒对照组相比，*P<0.05，**P<0.01

5. 尿液检查 给药结束高剂量组大鼠尿液颜色加深，浊度、比重、pH、尿糖、尿蛋白、尿胆红素、尿胆原、酮体、亚硝酸盐、潜血或隐血、白细胞、红细胞、上皮细胞、管型、细菌对指标未见明显差异。

6. 细胞免疫指标 给药结束，与溶媒对照组相比，雄性低、高剂量组大鼠 $CD3^+$亚群细胞比例明显降低（$P<0.05$），雄性低、中、高剂量组大鼠 $CD8^+$亚群细胞比例均显著降低（$P<0.01$），雌性大鼠低剂量组 $CD8^+$亚群细胞比例显著降低（$P<0.01$），$CD4^+/CD8^+$未见显著差异，恢复期恢复正常，见表 8-6。

表 8-6 青紫颗粒重复给药毒性试验幼龄大鼠给药结束后细胞免疫指标（$\bar{x}\pm s$，n=6）

分组	$CD3^+$ (%)(♂)	$CD4^+$ (%)(♂)	$CD8^+$ (%)(♂)	$CD4^+/CD8^+$ (♂)	$CD3^+$ (%)(♂)	$CD4^+$ (%)(♀)	$CD8^+$ (%)(♀)
溶媒对照组	50.40±7.7	29.03±4.7	23.29±4.3	1.27±0.2	46.12±9.7	27.75±7.1	20.10±4.4
低剂量组	38.95±11.2*	25.10±7.2	15.62±5.4**	1.74±0.4	37.55±8.0	24.88±5.5	13.77±3.7**
中剂量组	44.29±6.4	28.94±7.2	16.68±4.5**	1.96±1.1	47.93±5.2	31.00±5.1	18.06±3.6
高剂量组	39.80±9.8*	25.82±7.0	15.01±3.7**	1.74±0.3	47.36±7.8	30.68±8.1*	18.93±3.7

注：与溶媒对照组相比，*P<0.05，**P<0.01

7. 幼鼠发育指标 各剂量组大鼠的睁眼达标日、张耳达标日、生殖功能发育指标（睾丸下降、阴道张开、阴道张开达标日等）、反射发育指标（空中翻正反射、听觉惊愕反射、负趋地性反射达标日等）、自发活动检测指标（休息次数、休息时间、活动次数、活动时间、平均速度等），未见显著性差异。

8. 病理组织学检查 给药结束，低、中、高剂量组大鼠均可见肝细胞局灶性变性坏死，发生率为 1/20、1/20、1/20，发生率和病变程度一致，高剂量组发生 1 例（1/20）肝细胞多灶性炎性坏死，均为轻度，未表现出剂量相关性，见图 8-1。恢复期，低剂量组 1 只大鼠出现肝细胞局灶性变性坏死，中、高剂量组大鼠未见肝细胞变性坏死。肝脏的脏器质量和脏器系数无统计学意义。

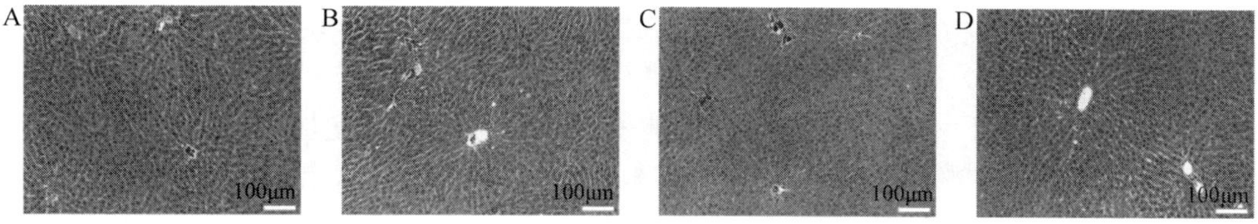

图 8-1　青紫颗粒重复给药给药结束后各组幼龄大鼠肝组织病理切片（HE，200×）

A. 溶媒对照组；B.低剂量组；C.中剂量组；D.高剂量组

【试验结论】

重复给药毒性试验，幼龄 SD 大鼠灌胃给予青紫颗粒重复给药 13 周，最大无毒性反应剂量为 2g/kg。潜在毒性靶器官为肝脏，主要毒性作用表现为肝细胞炎性坏死，无剂量依赖关系。故青紫颗粒对受试动物在拟临床使用剂量范围内未见有明显的毒性作用。

第四节　特殊毒性试验

狭义的特殊毒性试验指遗传毒性试验、生殖毒性试验、致癌试验，即“三致”试验。广义的特殊毒性试验，除“三致”试验外，还包括过敏性试验、溶血性实验、刺激性试验、依赖性试验等。

一、遗传毒性试验

遗传毒性试验是指用于检测通过不同机制直接或间接诱导遗传学损伤的受试物的体外和体内试验，这些试验能检出 DNA 损伤及其损伤的固定。其目的是通过一系列试验来预测受试物是否有遗传毒性，在降低临床试验受试者和药品上市后使用人群的用药风险方面发挥重要作用。拟用于人体的药物，应根据受试物拟用适应证和作用特点等因素考虑进行遗传毒性试验。

遗传毒性是指受试物对基因组的损害能力，包括对基因组的毒性作用引起的致突变性及其他各种不良反应。致突变性是指受试物引起遗传物质发生改变的能力，包括基因突变和染色体畸变，这种改变可随细胞分裂过程而传递。由此可见，遗传毒性比致突变性有更广泛的检测终点和检测方法，遗传毒性包含了致突变性。

（一）试验设计

遗传毒性试验方法较多，所使用的生物材料多种多样，可以利用原核细胞到真核细胞直至高等哺乳动物细胞在体外进行添加或不添加代谢活化物质的试验，也可在整体动物上进行体内试验。无论所采用的何种组合的技术方法，都应全面评价药物潜在的遗传毒性。根据试验检测的遗传终点可将检测方法分为三大类，即基因突变、染色体畸变、DNA 损伤。虽然试验方法有多种，但没有任何单一试验方法能检测出所有的遗传毒性物质，因此，通常采用体外和体内遗传毒性试验组合的方法，以减少遗传毒性物质的假阴性结果。这些试验相互补充，对结果的判断应综合考虑。

标准试验组合应反映不同的遗传终点，包括体内和体外试验，从原核到真核细胞，因此应包含以下内容：①细菌回复突变试验。该试验已被证明能检出相关的遗传学改变和大部分啮齿类动物遗传毒性致癌剂；②因细菌不能完全检测 DNA 损伤，应采用哺乳动物细胞进行评价；③应包含一项遗传损伤体内试验，以提供一个包括影响受试物遗传毒性作用的其他相关因素

（吸收、分布、代谢、排泄）的试验模型，可采用啮齿类动物造血细胞染色体损伤的体内试验或其他合适的体内试验。

标准试验组合中不包含专门检测生殖细胞诱变剂的试验，但从定性的角度，大多数生殖细胞诱变剂能在体细胞试验中检出。因此，体细胞遗传毒性试验的阴性结果通常可提示受试物对生殖细胞无影响。体细胞试验结果为阳性时，在综合评价及指导用药时应关注受试物对生殖细胞的影响。

（二）结果分析与评价

遗传毒性研究是药物安全性评价与药物整体开发进程的一个有机组成部分，其最终目的在于预测受试物潜在的遗传毒性或致癌性。试验结果的分析和评价是试验的必要组成部分，应对研究结果进行科学和全面的分析和评价。在对遗传毒性试验结果进行评价时，应结合受试物的药学特点、药效学、药动学和其他毒理学研究的结果等信息进行综合分析和评价。试验结果的评价最终落实到临床研究受试者范围限定、风险效益评估以及必要防治措施的制定和应用上。

二、生殖毒性试验

生殖毒性研究的目的是通过动物试验反映受试药物对哺乳动物生殖功能和发育过程的影响，预测其可能产生的对生殖细胞、受孕、妊娠、分娩、哺乳等亲代生殖功能的不良影响，以及对子代胚胎-胎儿发育、出生后发育的不良影响。所以，准确地说，生殖毒性研究也包括了发育毒性的内容，一般将两者放在一起研究和讨论，称为发育和生殖毒性。

生殖毒性试验在限定临床研究受试者范围、降低临床研究受试者和药品上市后使用人群的用药风险方面发挥重要作用。拟用于人体的药物，应根据受试物拟用适应证和作用特点等因素考虑进行发育和生殖毒性试验。

ICH 专家工作组 2005 年颁布了指导原则 S5（R2），即《药品的生殖毒性和雄性生育力毒性检测》，该指导原则推荐最常用的发育和生殖毒性试验设计分为三段：Ⅰ段，生育力和早期胚胎发育毒性试验；Ⅱ段，胚胎-胎仔发育毒性试验；Ⅲ段，围产期发育毒性试验。对大多数药物而言，采用三段试验方案能够发现药物对生殖发育过程的潜在影响，但根据具体药物情况的不同，也可选择其他的试验方案，原则是能充分反映药物的生殖毒性。

（一）试验动物

通常应采用与其他毒理学试验相同的动物种属和品系，这样与其他毒理学试验结果才具有可比性，并可避免进行过多的预试验。大鼠是生殖与发育毒性试验的常用动物，与其他试验结果的可比性高，且已积累了大量的背景资料，是生殖毒性试验首选的啮齿类动物。在胚胎-胎仔发育毒性研究中，一般还需要采用第二种哺乳动物，其中家兔已积累丰富的背景资料，且容易获得和实用，因此家兔是常用的非啮齿类动物。必要时可根据具体情况，选择另一种可替代的非啮齿类动物或第二种啮齿类动物。通常选用年轻、性成熟的成年动物，雌性动物未经产。

（二）试验方案

在选择试验方案时，应借鉴受试物已有的或同类药物的药理、毒理和药动学资料，特别是生殖毒性方面的信息，优先考虑采用较为成熟的试验设计方案。对大多数药物而言，三段试验方案是常用的试验方案，能够识别有可能发生损害的生殖发育阶段。但根据具体药物情况的不同，也可选择其他能充分反映受试物生殖毒性的试验方案，如单一试验设计或两段试验设计等。无论采用哪种试验方案，各段试验之间（给药处理）不应留有间隔，并可对生殖过程的各阶段进行直接或间接评价。应说明所选择试验方案的合理性。

联合进行多项生殖毒性试验时，应注意在动物成年期和从受孕到幼仔性成熟的各发育阶段给药。为发现给药所致的速发和迟发效应，试验观察应持续一个完整的生命周期，即从某一代受孕到其下一代受孕间的时间周期。常用的试验方案相当于对下述各阶段影响的联合研究，即生育力和早期胚胎发育、胚胎-胎仔发育、围产期发育（包括母体功能）。

（三）结果分析与评价

生殖与发育毒性研究是药物安全性评价与药物整体开发进程的一个有机组成部分，不能与药效学、药动学和其他毒理学研究割裂，试验结果应力求与其他药理毒理试验结果互为印证、说明和补充。在对生殖与发育毒性试验结果进行评价时，应结合多方面信息进行综合分析，如受试物的药学特点、药效学、药动学和其他毒理学研究的结果，特别是重复给药毒性试验和遗传毒性试验结果，临床研究受试者人群特征以及已取得的临床研究的结果。生殖与发育毒性试验的阳性结果可能是在生殖毒性或一般毒性试验中出现的，也可能会在人体临床试验中出现。试验结果的评价最终应落实到临床研究受试者范围限定、风险效益评估以及必要防治措施的制定和应用上。

三、致癌试验

致癌试验是指通过给药使动物或细胞在正常生命期的大部分时间内反复接触不同剂量/浓度的受试物，观察受试物对实验动物的致癌作用，考察药物对动物的潜在致癌作用。为人体长期接触该物质是否引起肿瘤提供资料，是创新药物安全性评价和上市风险控制内容的重要组成部分，主要用于评价新药潜在的致癌性风险，从而评估和预测其可能对人体造成的危害。

预期临床用药时间至少连续 6 个月的药物及治疗慢性和复发性疾病而需以间歇方式重复使用的药物一般均需进行致癌试验。另外，某些可能导致暴露时间延长的释药系统或具有潜在致癌风险的情况下，也应考虑进行致癌试验。

致癌试验所选择剂量产生的全身暴露量应超过人用最大治疗剂量时暴露量的若干倍。应根据受试动物和人可能达到的全身暴露量来确定致癌试验中的合适的最高剂量。

（一）试验动物

长期致癌试验的动物种属一般多选大鼠（如 SD 大鼠、Wistar 大鼠）、小鼠（如 CD-1 小鼠、B6C3F1 小鼠）。选用啮齿动物的优点：对致癌物敏感性高，寿命相对较短，对其生理和病理特征了解丰富，自发肿瘤率的背景资料较全等。在选择动物品系时要选择与人体代谢更相近、敏感、自发肿瘤率较低、背景数据较多且应用广泛的品系。

（二）试验方案

致癌性研究包括一项啮齿类动物长期致癌试验（通常为大鼠 2 年致癌试验），加上另一项附加的体内致癌试验。附加的体内致癌试验可选择第二种啮齿类动物进行长期致癌试验（小鼠 1.5～2 年致癌试验）或者选择短期啮齿类动物进行致癌试验。

肿瘤发生率是致癌试验非常关键性的研究指标，是指一组实验动物中发生某一肿瘤的动物数与该组有效动物数之比。所谓有效动物数指最早出现肿瘤时该组存活动物数。由于内脏肿瘤不易早期发觉，通常将肿瘤引起该动物死亡的时间定为发生时间。肿瘤潜伏期是指从动物接触受试物开始，到出现第一个肿瘤的天数。根据以上指标，可进一步计算致癌指数如下：

$$\text{致癌指数} = \frac{\text{肿瘤发生率}(\%)}{\text{平均潜伏期}(\text{天}) \times 100\%}$$

致癌指数的意义是肿瘤发生率越高、潜伏期越短，则该候选药物致癌性越强。利用致癌指数可比较各种化合物的致癌力。

（三）结果分析与评价

分析啮齿动物致癌试验阳性结果与人体的相关性时，需要结合药理毒理、药效学、药动学及机制等信息，从肿瘤多样性、跨种属特性、是否为啮齿类动物特异性肿瘤、体内暴露倍数和安全窗、人体相关性框架等多方面综合判定，权衡临床用药利弊，提示和关注用药风险。

四、过敏性试验

过敏性又称超敏反应，是指机体受同一抗原再刺激后产生的一种表现为组织损伤或生理功能紊乱的特异性免疫反应。过敏性试验是观察动物接触受试物后的全身或局部过敏反应。

（一）组别与剂量设计

应设立阳性对照组和阴性对照组，必要时采用已上市制剂作对照，建议选择多个剂量，至少应包括临床最高给药浓度。根据实验模型和试验方法选择合适的统计方法。

（二）试验方法

应根据药物特点、临床适应证、给药方式、过敏反应发生机制、影响因素等方面来确定进行何种过敏性试验。发挥全身作用的制剂（如注射剂和透皮吸收剂等）通常需考察Ⅰ型过敏反应，如注射剂需进行主动全身过敏试验和被动皮肤过敏试验，透皮吸收剂需进行主动皮肤过敏试验。吸入途径药物应采用豚鼠吸入诱导和刺激试验。黏膜给药制剂应结合受试物的特点参照经皮给药过敏性试验方法进行。如受试物的化学结构与文献报道产生其他过敏反应的化合物相同或相似者，建议考虑采取适当的试验方法以考察其是否能引起其他过敏反应（如光过敏性反应等）。Ⅱ和Ⅲ型过敏反应目前尚无标准的实验动物模型，可结合在重复给药毒性试验中观察症状、体征、血液系统、免疫系统及相关的病理组织学改变等相关指标，必要时进行进一步研究。经皮给药制剂（包括透皮吸收制剂）应进行Ⅳ型过敏反应试验，常用评价方法有豚鼠封闭斑贴试验、豚鼠最大化试验和其他替代方法如小鼠局部淋巴结试验等。

五、溶血性试验

溶血性试验是观察受试物是否能够引起溶血和红细胞凝聚等。溶血性反应包括免疫性溶血与非免疫性溶血。凡是注射剂和可能引起免疫性溶血或非免疫性溶血反应的其他局部用药制剂均应进行溶血性试验。

溶血试验包括体外试验和体内试验，常规采用体外试管法评价药物的溶血性。若结果为阳性，应与相同给药途径的上市制剂进行比较研究，必要时进行动物体内试验或结合重复给药毒性试验，应注意观察溶血反应的有关指标（如网织红细胞计数、红细胞计数、胆红素、尿蛋白，肾、脾、肝继发性改变等）。如出现溶血，应进一步研究以确定或排除受试物的溶血作用。

六、刺激性试验

刺激性是指非口服给药制剂给药后对给药部位产生的可逆性炎症反应。刺激性试验是观察动物的血管、肌肉、皮肤、黏膜等部位接触受试物后是否出现红肿、充血、渗出、变性或坏死等局部反应。包括血管刺激性试验、肌肉刺激性试验、皮肤刺激性试验、黏膜刺激性试验及皮肤给药光毒性试验。

（一）试验方法

1. 给药部位　一般应选择与临床给药相似的部位，并观察对可能接触到受试物的周围组织的影响。

2. 给药途径　一般应与临床用药途径一致。

3. 对照组　以溶媒和（或）赋形剂作为阴性对照，必要时采用已上市制剂作对照。

4. 给药浓度、剂量与体积　可选择几种不同浓度，至少应包括临床拟用最高浓度。如果技术上难以达到临床拟用最高浓度，如皮肤刺激性试验，在给药面积不变的情况下，可通过改变给药频次进行剂量调整，而不应通过增加厚度来达到增加给药量的目的。设计给药浓度、剂量与体积时，应根据临床用药情况，并考虑受试动物给药部位的解剖和生理特点，保证受试物在给药部位的有效暴露。

5. 给药频率与周期　根据临床用药情况，一般给药周期最长不超过 4 周。建议进行恢复期观察，同时评价给药局部及周围组织毒性反应的可逆性。

（二）观察指标

1. 肉眼观察　应详细描述局部反应，包括红斑、水肿、充血程度及范围，计分表示。同时观察动物的一般状态、行为、体征等。

2. 组织病理学检查　应详细描述给药部位的病理变化，并半定量分析、判断。提供相应的组织病理学照片。根据实验模型和试验方法选择合适的统计方法。

七、依赖性试验

2022 年 1 月 4 日国家药品监督管理局发布《药物非临床依赖性研究技术指导原则》。药物依赖性（drug dependence）是指由于药物对生理或精神的药理作用而使机体产生反复用药的需求，以使其感觉良好或避免感觉不适。

药物依赖性包括精神依赖性（psychological dependence）和躯体依赖性（physical dependence）。精神依赖性，又称心理依赖性（psychic dependence），是指基于药物的奖赏特性（产生增加药物使用可能性的正性感觉的能力）或在没有药物时产生的精神痛苦，机体对药物使用的控制力下降的一种状态。躯体依赖性是指反复用药后机体产生生理适应的一种状态，表现为突然停药或剂量明显减少后产生戒断症状。一种具有依赖性的药物，精神依赖性和躯体依赖性可能同时存在，也可能分离存在。

药物依赖性研究一般包括神经药理学试验、躯体依赖性试验和精神依赖性试验三部分内容。可利用神经药理学方法，对行为学效应和神经递质进行测定，初步判断受试物有无依赖性倾向。躯体依赖性的测定一般用整体动物的自然戒断试验、替代试验、催促试验等方法，也可用离体组织来评价。具有精神依赖性的药物能促使用药者周期性或连续性地出现感受欣快效应的用药渴求，但这是一种主观体验，只能间接用药物所导致的动物行为改变来反映，常选用的方法有自身给药试验、药物辨别试验、条件性位置偏爱试验、行为敏化试验等。

需要进行依赖性试验的受试物主要为：①与已知具有潜在依赖性化合物结构相似的新的化合物或代谢物中有依赖性成分；②具有特定中枢神经系统作用，如可产生明显的镇痛、精神兴奋或抑制的药物，包括直接或间接作用于中枢阿片受体、大麻素受体、5-羟色胺受体、N 胆碱受体、多巴胺受体、去甲肾上腺素受体、γ-氨基丁酸受体等药物；③拟用于戒毒的药物；④复方中含有已知较强依赖性成分的药物及临床研究或临床应用中发现有依赖性倾向的药物等。

思考题

1. 急性毒性试验与单次给药毒性试验的相同点和相异点？
2. 单次给药毒性试验的实验方案如何？
3. 重复给药毒性试验在药物研发和评估中的作用？
4. 重复给药毒性试验的目的和意义是什么？
5. 重复给药毒性试验的基本原则和具体要求是什么？
6. 生殖毒性试验的试验动物选择。
7. 简述依赖性药物的分类。

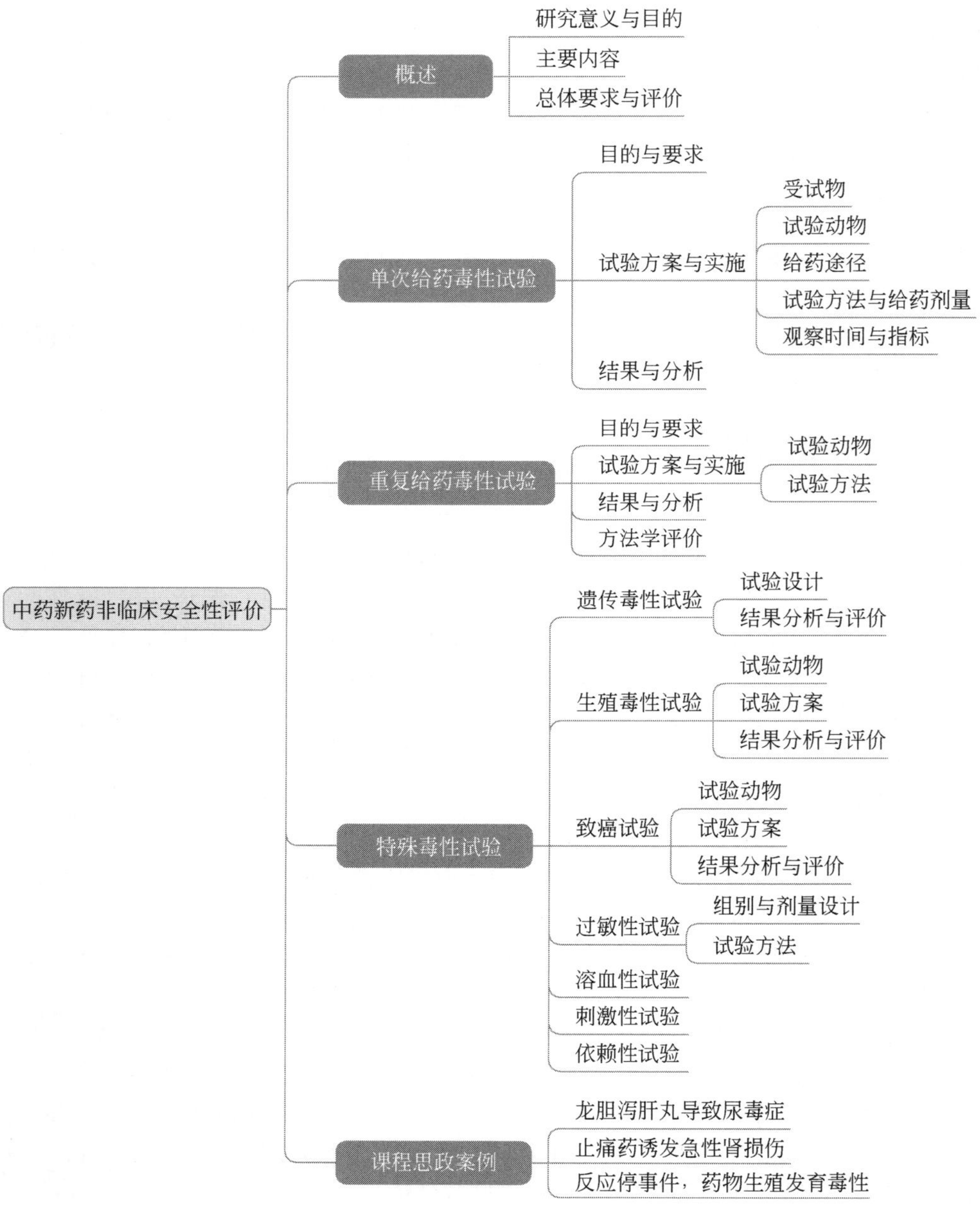

第九章 中药新药临床研究

第一节 概　　述

中药新药的临床研究是一个复杂且规范化的过程，需要遵循一系列的技术指导原则和管理规范。自2015年药审改革以来，随着《中药新药临床研究一般原则》《证候类中药新药临床研究技术指导原则》等政策法规的颁布与实施，中药的临床试验设计变得更加科学化、标准化和规范化，完善了符合中药特点的技术评价体系，确保了新药的安全性和有效性。政策和技术指导层面的进步对中药新药的研发起到了积极推动作用，有助于继承和发扬中医药诊疗特色和优势。

一、新药临床试验的定义

临床试验，是指以人体（患者或健康受试者）为对象的试验，意在发现或验证某种试验药物的临床医学、药理学以及其他药效学作用、不良反应，或者试验药物的吸收、分布、代谢和排泄，以确定药物的疗效与安全性的系统性试验。

药物临床试验按研发阶段分为Ⅰ期临床试验、Ⅱ期临床试验、Ⅲ期临床试验、Ⅳ期临床试验以及生物等效性试验；按研究目的分为临床药理学研究、探索性临床试验、确证性临床试验和上市后研究。在进行新药临床试验时，必须遵循科学原则、法律法规和伦理原则，确保受试者的权益和安全得到充分保护。

二、新药临床试验的意义

临床试验是新药上市前的必经之路，也是医学研究中不可或缺的一部分，研究人员通过系统性的试验设计和数据收集分析，评估新治疗方法或治疗药物的安全性、有效性和可行性，为新药的批准上市提供重要的评判依据，也是新药质量安全把关的关键环节之一。同时，临床试验对于推动医学进步、促进各类疾病治疗和预防的发展，以及改善患者治疗效果、提高医疗质量、促进医药创新等多方面均具有重要的意义。具体来说，新药临床试验的意义有以下几个方面。

（一）评价和保障新药的安全性和有效性

临床试验的首要目的是验证新药的安全性和有效性。在开展临床试验之前，新药通常在实验室完成非临床研究，但这些都不能完全保证其在人体上的安全性和有效性。只有通过临床试验，才能真正了解新药在人体上的表现。通过科学系统的设计、严格规范的执行和真实可靠的数据分析，研究人员可以判断新药是否具有进一步推广与应用的临床价值。在我国，药品的上市需要经过严格的审批程序。

（二）为患者提供新的治疗选择

新药临床试验为患者提供了更多治疗选择的机会。在临床试验阶段，患者有机会接受最新的药物治疗，可能获得比传统治疗更好的效果。对于一些罕见病、难治性疾病或晚期病例，目前缺乏有效治疗方案的患者来说，参与临床试验可能是他们获得治愈或缓解病情的重要途径。因此，新药临床试验不仅有利于推动药物研发进程，也为患者提供了更多治疗的机会。

（三）促进医学科学的发展

新药临床试验不仅有助于药物的研发与应用，还可以推动医学的发展，是医学发展的重要推动力。通过临床试验，医学研究人员能够验证和优化新的治疗方案、药物或治疗技术，不断积累临床数据和经验，探讨新药和治疗方法在人体上的作用机制、适应证、副作用等，可以深入了解疾病的发病机制，探索新的治疗路径，促进临床科研学术与研究团队的发展，推动医学领域的创新和合作，提高我国医学研究的国际地位。

（四）促进医疗资源优化分配

新药临床试验可以促进医疗资源更加合理地分配和利用。通过评估不同治疗方法的效果，有助于找到更经济、更有效的治疗方案，医学研究人员可以为医疗资源的分配提供更合理的建议。不仅可以提高患者的治疗成功率，还能够有效利用医疗资源，减少不必要的医疗支出。

（五）推动医药产业创新

新药临床试验为药品创新提供了动力，只有通过临床试验证明新药的优越性，新药才能在激烈的市场竞争中脱颖而出，从而鼓励医药企业不断创新。临床试验的结果可以为医生和患者提供关于药品使用的最新指南，帮助医生更准确地选择治疗方案，提高治疗效果，指导临床实践。另外，通过公开透明的临床试验数据，公众可以更好地了解药品的性能和潜在风险，从而增强公众对药品的信心。临床试验结果还可以为政府提供决策支持，如药品定价、医保报销等政策的制定。在全球范围内进行临床试验可以促进不同国家和地区的医药产业发展，促进国际合作与交流。

总之，临床试验在医学发展中具有举足轻重的地位。它不仅有助于评价和保障药品的安全性和有效性，还为患者带来了新的治疗希望，在促进医学领域的创新和发展、推动医药产业创新等方面都具有深远的意义。通过不断改进试验设计、提高伦理标准和加强监管，可以更好地发挥临床试验在医学研究和患者治疗中的重要作用。因此，我们应当重视和支持临床试验的发展，为人类健康事业做出更大的贡献。

第二节　临床试验设计的原则与要求

在我国开展药物临床试验首先应当遵循《药品管理法》《药品注册管理办法》《药物临床试验质量管理规范》等相关法律法规的要求，同时需要符合《世界医学大会赫尔辛基宣言》的原则。临床试验设计应根据药物自身特点，以临床价值为目标，明确研究目的、研究对象、干预措施等要求，遵循随机化、对照、盲法等基本原则，确保试验结果的科学性、可靠性和伦理性，以提高试验的质量和效率。

一、临床试验设计的基本原则

临床试验设计时必须遵循随机化、对照、盲法的原则，这些原则是减少临床试验中出现偏倚的基本保障。

（一）随机化原则

随机化是临床试验的重要方法和基本原则之一，确保每位受试者都有同等的机会被分配到试验组或对照组，从而减少偏倚和提高试验的统计效力。随机化方法通常分为三类：简单随机化、区组随机化和分层随机化。简单随机化是最基本的随机化方法，通过随机数字表或随机数生成软件来进行随机分组；分层随机化则是在某些重要变量上分层，以确保各组在这些变量上的均衡；区组随机化是将参与者按区域分组，以考虑地域因素对结果的影响。

（二）对照原则

为了评价一个试验药物的疗效和安全性，通常须设立可供比较的对照。对照原则要求试验组和对照组在研究过程中除处理措施外，其他条件保持一致。设立对照的主要目的是判断受试者治疗前后的变化（如体征、症状、检测指标的改变及死亡、复发、不良反应等）是由试验药物，而不是其他因素（如病情的自然发展过程或者受试者机体内环境的变化）引起的。常用的对照可以分为阳性药对照、安慰剂对照、空白对照、自身对照等。

（三）盲法原则

由于研究者和受试者在评价时容易受到主观因素的影响，导致试验在筛选、随机、评价、资料收集或数据分析阶段容易出现各种信息偏倚。虽然随机化方法可在很大程度上消除选择偏倚，但在临床试验实施中消除操作和观察性偏倚需运用盲法原则。临床试验中使一方或者多方不知道受试者治疗分配的程序，即“设盲”，也称“盲法”。根据疾病特征、药物特点、试验方案设计和实际操作难度等差异，分为单盲、双盲和开放。对于随机临床试验，盲法往往与随机分组相结合，伴随试验的全过程，以避免因“知道随机分组信息”而导致可能出现的试验偏倚。

二、临床试验设计的统计学要求

临床试验设计的统计学要求是确保研究结果的有效性和可靠性的关键环节。药物临床试验过程中，制订规范的数据管理计划有助于获得真实、准确、完整和可靠的数据，严谨的统计分析计划有助于保证统计分析方法的合理性和结论的可靠性。因此，申办者有必要依照临床试验方案对数据管理工作和统计分析内容制定详细的计划。

（一）临床试验统计设计类型

临床试验方案设计时，统计设计类型的选择至关重要，因为它决定了样本量的估计、研究过程及其质量控制。因此，应根据试验目的和试验条件的不同，选择合适的统计设计方法。

1. 平行设计　是指将受试者随机地分配到试验的各组，同时进行临床试验。平行设计不一定只有试验组和对照组两个组别，可为受试药物设置多个对照组，受试药物也可按若干剂量分组。对照组的选择应符合方案设计的要求。本设计的优点是有利于贯彻随机化的原则，避免非处理因素的影响，增强试验组和对照组的可比性，控制试验误差和偏性。

2. 交叉设计　是一种特殊的自身对照设计，使每个受试者随机地在两个或多个不同试验阶段接受指定的处理（受试药物和对照药物）。这种设计有利于控制个体间的差异，减少受试者人数。最简单的交叉设计是 2×2 形式（AB/BA）。每个受试者需经历如下几个试验过程，即筛选期、第一试验阶段、洗脱期、第二试验阶段。

3. 析因设计 是将试验中涉及的多因素完全交叉形成分组的试验设计，用于检验各因素的主效应和因素间的交互作用，或通过比较找出最佳组合，或比较各因素不同水平的效应大小。析因设计缺点在于当因素过多或因素水平数过多时，造成分组与样本量过多，工作量会迅速增加。所以，析因设计一般要求处理因素在 4 个以内，各因素水平数也不宜划分过多。

4. 成组序贯设计 是将整个临床试验分成多批，逐批序贯进行，每一批受试者试验结束后，及时对主要变量（包括有效性和安全性）进行分析，一旦可以得出结论（无效结论或有效结论）即停止试验。每一批受试者中试验组与对照组的例数相等或比例相同，且不宜太少，批次以不大于 5 为宜，以减少多次揭盲带来的α消耗。统计学方法必须事先说明关于处理结果和病例所指定的处理（如破盲）信息的可获得性。

5. 加载设计 是联合治疗设计的一种方法，当所研究的疾病已经有一种标准治疗并且被证实能够降低该病的病死率、复发率等时，基于伦理学原则，临床试验时一般不宜中断原来的标准治疗，只能继续保持。如果使用安慰剂的盲法对照设计或空白对照，则所有受试者在接受这种标准治疗的基础上，随机给予受试药物和安慰剂治疗。由于加载设计通常是在现有临床标准治疗基础上加上受试药物或安慰剂，得到的疗效是多种施加因素的结果，必然给受试药物的疗效确认带来困难。

6. 剂量-效应研究设计 中药新药剂量-效应的探索性临床试验通常在Ⅱ期临床试验中完成，其研究设计的类型一般有平行量效研究、交叉量效研究、强制剂量滴定和供选择的剂量滴定等。如果选择的多个剂量过大或剂量组间剂量梯度过小，则有可能导致不能形成量效曲线，无法获得量效关系。在此情况下，如果试验中设置了安慰剂对照，并且某剂量组与安慰剂组效应差别有统计学意义，则可以说明药物存在量效关系。因此，建议在符合伦理的前提下使用安慰剂对照。另外，增加阳性对照也可以为剂量的确定提供一定的依据。

7. 其他设计 随着临床试验的不断发展，除上述常用的统计设计方法外，还有适应性设计、篮式设计、伞式设计等。

（二）临床试验统计比较类型

临床试验的常见比较类型除了差异性检验，还主要包括优效性检验、非劣效性检验、等效性检验。

1. 优效性（superiority）检验 研究目标是显示试验的治疗效果优于对照药，包括优于安慰剂，优于阳性对照药，剂量间效应的比较。优效性检验主要以统计学优效作为考察指标。

2. 非劣效性（non-inferiority）检验 研究目标是确证试验药的疗效如果在临床上低于阳性对照药，其差异也是在可接受范围内（非劣效界值），其中非劣效界值代表有临床意义的差异，而非统计学差异。

3. 等效性（equivalence）检验 研究目标是确认两种或多种治疗的效果差别大小在临床上并无重要意义，即试验药物与阳性对照药物在治疗上具有相当的效果。

（三）样本量统计学计算

样本量的估计是临床试验设计的关键点之一。临床试验所需样本量除应满足法规最低病例数要求（如有）外，还应满足统计学的要求，以确保样本量能够满足试验目的要求。样本的大小通常依据试验的主要指标（疗效和或安全性终点）来确定，同时应考虑试验设计类型、比较类型等。

样本量的确定与主要指标的类型（定量指标或定性指标）、检验假设［明确定义研究假设，包括零假设（H0）和备择假设（H1）］、Ⅰ类和Ⅱ类错误率、设计的类型等有关。样本量的具体计算方法以及计算过程中参数（如总体均数的差值及其变异、总体率的差值或比值、非劣效界值等）估计及其依据应在临床试验方案中列出。在确证性临床试验中，样本量的确定主要依据前期探索性临床试验结果并结合已发表的相关研究文献来保守估算所需参数，Ⅰ类错误率常取单侧 0.025，Ⅱ类错误率应不大于 0.2，有多个主要指标或多个分组时要考虑是否对Ⅰ、Ⅱ类错误率进行调整。在探索性临床试验中，如需计算样本量，所需参数的估计值可依据相关研究的结果或研究者的经验预期来估算，而Ⅰ类错误率和Ⅱ类错误率则应根据试验目的进行合理的取定，可较确证性临床试验的取值适度放宽，但应满足试验目的要求。

（四）临床试验的估计目标

应依照临床试验目的，描述和定义临床试验的估计目标，每个估计目标应包括治疗（处理）、人群、变量（终点）、伴发事件及其处理策略、群体层面汇总等属性。通常分为主要估计目标、次要估计目标和探索性估计目标（如适用）。

（五）临床试验统计分析数据集

应根据不同研究目的描述分析集的定义。临床试验的分析集一般包括基于随机分组的分析集（RS 集）和安全性分析集（SS 集）。基于随机分组的分析集一般适用于人口学资料和基线特征的分析以及不同估计目标的评价；如果用于评价估计目标的人群不是该分析集的全部人群，则应在分析集中对这部分人群进行标记，并描述标记的条件。安全性分析集一般适用于安全性分析。对于非随机化的临床试验可根据入组人群定义分析集。

（六）临床试验统计分析计划

统计分析计划是具有更多技术性和实际操作性的一份独立文件，包括针对估计目标及其他数据进行统计分析的详细内容。统计分析计划应当由统计学专业人员起草，要求全面陈述临床试验数据的分析方法和呈现方式，以及预设的统计推断标准。统计分析计划应在临床试验方案第一版定稿之后形成。如需要，可以在临床试验过程中进行修改、补充和完善。不同时点的统计分析计划建议标注版本及日期，其终稿应在数据揭盲之前完成。在临床试验过程中，如果临床试验方案有修订，则统计分析计划也可根据需要做相应的调整。确证性证据必须是在统计分析计划中事先规定的统计分析内容，其他的分析内容只能是支持性或探索性的。如果涉及期中分析，则相应的统计分析计划应最迟在每次期中分析前确定。

三、临床试验设计的常用评价指标

临床试验的最终目的是为临床治疗决策提供依据，选择科学、合理、恰当的评价指标是临床研究的重要环节之一。干预措施作用的比较，需要通过评价指标的测量和分析来表达，有效性是临床试验的评价重点，根据临床病症和干预措施的不同，选择的疗效指标也不同。临床试验设计通常需要确定一个主要目的，明确试验主要疗效指标、次要疗效指标及安全性指标等。根据不同需求，临床试验常用评价指标如下所述。

（一）有效性、安全性及经济学指标

1. 有效性指标 世界卫生组织将有效性定义为医疗卫生干预措施的效果。美国卫生技术评估中心认为，有效性是在理想使用条件下，患有特定疾病的个体接受医疗服务后可能获得的收益。有效性评价的数据可来源于临床试验及各种观察性研究。

2. 安全性指标 指干预措施在对病情发生影响的同时，有可能会对特定患者造成不适甚至伤害的情况。临床上主要通过记录分析不良反应、不良事件（包括严重不良事件），对干预的安全性进行评价。

3. 经济性指标 经济性主要是从卫生技术投入与产出的角度探讨不同干预措施中何种卫生技术的使用更为经济。卫生技术的经济性评价方法主要有成本分析、最小成本分析、成本-效果分析、成本-效益分析和成本-效用分析等。

（二）计量指标与计数指标

临床试验中，按评价指标的数量特征可分为计量指标和计数指标。计量指标指能够被检测并以计量单位表示的指标，如身高、体重、血压、血糖、血细胞计数等。计量指标能客观地反映治疗效应及其变化，所以在指标的设计上应尽量选择计量指标。计数指标指无适当尺度可以测量，只能以“是与否”、“有与无”、“有效与无效”、“存活与死亡”或“无效、好转、显效、痊愈”等分级表示的标准判断，再分别清点其数目的指标。计数指标适用于临床相关医学事件的评价。

（三）主观指标与客观指标

临床试验中，按评价指标的性质可分为客观指标和主观指标。各种量表评分多为主观指标，如患者自我报告、生活质量评定量表等。主观指标是来自受试者或研究者主观判断的描述，易受心理状态、暗示作用等影响，导致结果偏差。在开放性试验中（非盲），主观指标所得结果的可靠性较差。

客观指标指通过仪器或某些特定程序测量而得到的各种数值变量。理化指标均属于客观指标，死亡、中风、住院等事件的发生也属于客观指标。客观指标能够真实地显示试验效应的大小或性质，可靠性好。理化指标的检测需要借助仪器，一般成本较高，而且会影响受试者依从性。

（四）终点指标与替代指标

终点指标一般指对患者影响大、患者最为关心及与患者切身利益密切相关的医学事件。终点指标用于探讨干预措施对疾病结局的作用，通常在大样本、长期随访的研究中采用。终点指标的测量可以用率表示，如发病率、病死率、治愈率、缓解率、复发率和生存率等。例如，在抗高血压药物的临床研究中可选择中风、心血管事件和总病死率作为终点指标。评价终点指标通常需要长期随访、大量的样本和经费。

替代指标是指当无法直接测定临床效果或最终临床结局时，用于间接反映临床效果的指标。替代指标应与临床效果存在内在关联，能用生物学作用机制加以诠释，应具备两者一致性的研究背景作为支撑。替代指标所提供的用于临床效果评价的证据强度取决于以下几点，包括替代指标与研究目的在生物学上相关性的大小、替代指标对临床结局预后判断价值的流行病学证据、从临床研究中获得的干预措施对替代指标的影响程度与对临床结局的影响程度相一致的证据。

（五）复合指标与综合指标

复合指标由两个或两个以上基础性指标组成。临床试验设计时，若难以确定单一的主要指标，可按预先制定的计算方法，将多个指标组合构成一个复合指标。如临床上采用的量表就是一种复合指标。复合指标被用作主要指标时，组成这个复合指标的单个指标如果有临床意义，也可同时单独进行分析。

综合指标是将客观指标和研究者对疗效的总印象有机结合后形成的评价指标，它通常是有序的等级指标。用综合指标来评价整体有效性或安全性，含有一定的主观成分。如果必须用综合指标作为主要指标应在试验方案中有明确公认的等级判断依据。

（六）主要指标与次要指标

临床试验中的主要指标又称主要评价指标，与试验主要目的有直接联系。主要指标应在试验设计阶段确定。主要指标应根据试验目的选择易于量化、敏感性好、客观性强、重复性高，并在相关研究领域已有公认标准的指标。若设计方案中存在多个主要指标，应考虑Ⅰ类错误的控制。

次要指标是指与试验目的相关的辅助支持性指标，或是与次要试验目的相关的指标。在试验方案中，也需明确次要指标的定义，并对这些指标在解释研究结果时的作用以及相对重要性加以说明。次要指标数目也应适当，不宜过多，并且能回答与研究目的相关的问题。

一个临床试验可能会包含多个指标，包括有效性、安全性、经济性指标等，既可能有客观指标，也可能有主观指标，但指标选用一定要与试验目的及临床价值相关联，明确主次之分。在数量方面，指标不是越多越好：指标太多，一方面增加试验费用，给研究者增加负担，导致研究者依从性下降；另一方面，多个指标采集需要更长的时间，特别是量表填写和生化检查，会影响受试者的依从性，导致失访增加。因此，不能期望一个研究解决多个问题，指标数量应与主要研究问题相匹配。

第三节　临床试验的分期

药物临床试验分为Ⅰ期临床试验、Ⅱ期临床试验、Ⅲ期临床试验、Ⅳ期临床试验以及生物等效性试验。根据药物特点和研究目的，研究内容包括临床药理学研究、探索性临床试验、确证性临床试验和上市后研究。每个阶段都有其特定的目的和要求，相关研究必须符合我国《药物临床试验质量管理规范》《中药新药临床研究一般原则》等相关规定。

一、Ⅰ期临床试验

（一）目的

Ⅰ期临床试验是初步的临床药理学及人体安全性评价试验，主要目标是评估药物的安全性、耐受性、药动学特性，为后续Ⅱ期、Ⅲ期试验的设计提供理论和实践依据。同时，还需确定最大耐受剂量（MTD），即在不引起重大不良反应的情况下参与者能够耐受的最高剂量。

（二）试验设计

在进行Ⅰ期临床试验前，必须确保实验条件符合相关法规与指南，且研究人员需具备足够的资质和经验。试验方案由申办者和研究者共同商定，结合临床实验进行设计，应具有科学性和伦理性。药物的Ⅰ期临床试验通常采用开放、非随机、非对照的设计方式，以便更直观地观察药物的安全性和耐受性。试验通常包括剂量递增研究、药动学研究和初步药效学评价。

1. 临床研究单位　是指专门从事临床医学研究的机构，由国家药品监督管理局确定具备临床试验条件的药品临床研究基地，包括合格的设施和装备、严格的质量控制体系、经验丰富的研究团队，以及处理紧急情况的程序和设备等。

2. 病例选择 选择健康志愿者20～30例，对无治疗手段的严重疾病的新药，如某些癌症治疗药物，可选择相应疾病患者。在招募受试者的过程中，研究人员必须严格遵守包括但不限于年龄、性别、体重、医疗状况和其他医学及药物使用历史在内的纳入和排除标准。

3. 给药方案 确定给药方案是Ⅰ期临床试验设计的一个关键步骤，包括药物剂量、给药次数、给药途径和给药时间间隔等。Ⅰ期试验应倾向于采用渐进式的剂量递增，剂量调整的决策应基于观察到的安全性和耐受性数据。

（三）不良反应的判断与处理

Ⅰ期临床试验中不良反应的判断与处理是一个复杂且细致的过程，涉及对不良事件（AE）因果关系的评价、严重不良事件（SAE）和可疑且非预期严重不良反应（SUSAR）的识别与报告等多个方面。Ⅰ期临床试验是药物首次在人体中进行测试，药物的安全性数据相对缺乏，给不良事件因果关系的判断带来极大困难。目前应用较为广泛的是Hill准则，评估试验药物与AE之间因果关系的方法主要分为3类，即专家判断法、标准化算法和概率化法。

（四）观察和记录

详细的观察和记录是Ⅰ期临床试验的核心组成部分。按照试验计划，给药后必须仔细观察每次的效应和必要的检测指标，并详细记录，记录数据关系到剂量调整、给药计划的修改以及评估药物安全性。

（五）试验总结

在Ⅰ期临床试验结束后，研究人员需要对试验结果进行综合分析和解读，并将研究结论整理成报告。主要包括，明确Ⅰ期临床试验的安全剂量，结合人体药动学试验结果（如有），推荐Ⅱ期临床试验的剂量、给药方案、安全性指标等。

二、Ⅱ期临床试验

（一）目的

Ⅱ期临床试验是治疗作用初步评价阶段，是以有效性为试验目的的探索性试验，主要目标是评估药物或治疗方法在特定疾病或病理状态中的治疗作用和安全性。此阶段试验的核心目的是确定药物的最佳剂量，为Ⅲ期临床试验阶段提供数据支持。

（二）试验设计

执行Ⅱ期临床试验的基本要求包括获得伦理审查委员会批准的研究方案，得到所有参与者的知情同意，并遵循严格的试验规程。试验中应遵守国际公认的临床试验准则和相关法律法规。所有试验药物都必须以标准化形式生产和提供，确保试验过程的一致性及可复制性。

1. 临床研究单位 通常在多家医疗机构进行，包括大型综合医院、专科医院和临床研究中心等。要求同Ⅰ期临床试验。

2. 病例选择 受试者的选择是Ⅱ期临床试验中的一个关键环节，必须制订严格的入选与排除标准，确保试验的可重复性和结果的准确性，选择通常基于疾病的类型、严重程度、年龄、性别以及既往史等因素。临床研究以中医病证、证候为研究对象时，应明确相应的西医病种及诊断；以西医病名为研究对象时，应明确中医病证、证候及诊断。根据新药的功能制订严格的病名诊断、证候诊断标准，要突出中医辨证特色。该期试验中试验组和对照组的例数都不得低于 100 例，主要病证不少于 60 例。

3. 给药方案 确定合适的给药方案是保证Ⅱ期临床试验准确性的核心，包括剂量大小、给药频率以及给药途径等。剂量应根据Ⅰ期临床试验结果和预期疗效来设定，可在试验过程中进行调整。给药频率应该考虑药物的药动学特性，以保证药物在体内稳定维持疗效所需的浓度。给药途径的确定则依据药物的物理化学特性以及目标患者的具体情况。

（三）疗效判断

疗效评估是Ⅱ期临床试验的核心。一般通过设计主要终点和次要终点来衡量药物的临床效果。主要终点往往与病情的重要临床结果相关，主要终点可包括总体生存率、无疾病进展生存期、客观缓解率等，次要终点包括生活质量评估、症状缓解时间等，这些数据都需通过严格的统计分析来判断药物的疗效。选择评估方法时，应考虑疾病特点、生物标志物、治疗目的以及评价标准的客观性和可重复性。

（四）不良反应的判断与处理

在Ⅱ期临床试验过程中，对不良反应的及时判断和合理处理至关重要，必须高度警惕任何异常反应，对每一种不良事件都需详细记录、紧急处理，并根据情况调整试验方案。所有的不良事件都要按照临床试验规定的程序进行分类、评估和报告，确保试验的科学性与合规性。

（五）观察和记录

标准化和系统化的观察记录是临床试验中的基础工作。在Ⅱ期临床试验中，需对受试者的疗效、药物安全性以及任何潜在的不良事件进行定期观察，所有的数据都应当被准确无误地记录在案，并在试验结束时进行系统整理。

（六）试验总结

试验完成后，必须对所收集的数据进行综合分析，从而得出科学、客观的结论。试验总结应包括对药物效果的评价、不良反应的汇总分析、剂量与给药方案的建议修正以及为下一阶段的临床试验提供的科学指导。临床试验研究报告要经过研究单位内部评审，并上报至监管单位和伦理委员会，作为新药上市审批的重要参考资料。

三、Ⅲ期临床试验

（一）目的

Ⅲ期临床试验是治疗作用的确证阶段，通过扩大的多中心临床试验，在更大范围的患者群体中评估药品的疗效与安全，以期获得更为准确和全面的临床使用证据，评价利益与风险关系，为药品的市场准入提供科学依据。

（二）试验设计

1. 临床研究单位 要求同Ⅱ期临床试验。

2. 病例选择 参照Ⅱ期临床试验设计，在原诊断标准的基础上根据试验目的加以调整。根据具体情况适当扩大受试对象（如年龄、病期、合并症、合并用药等）范围，扩大受试对象观察，应设计合理的方案、试验例数应符合统计学要求。试验组例数一般不低于 300 例，对照组与治疗组的比例不低于 1∶3。

3. 给药方案 包括了药物的剂量、给药频率、治疗周期、给药途径及调整等信息。方案的设计须建立在Ⅱ期临床研究的基础上，以确保疗效最大化，减少不良反应。给药方案的设计亦应考虑实际的临床应用，便于在药物上市后的推广使用。

（三）疗效判断

要求同Ⅱ期临床试验。Ⅱ期临床试验更多地关注于药物的初步疗效和安全性的探索，而Ⅲ期临床试验则在此基础上进行更深入的疗效和安全性的验证，以及与现有治疗方法的比较，以确保药物的有效性和安全性，为其最终获得上市许可提供坚实的基础。

（四）不良反应的判断与处理

要求同Ⅱ期临床试验。

（五）观察和记录

要求同Ⅱ期临床试验。

（六）试验总结

要求同Ⅱ期临床试验。试验总结中，不仅包括统计学分析得出的结论，还应当涵盖研究中的限制、对未来研究的建议、可能的偏倚及不确定性等。最终的试验报告将作为药品上市审批的重要依据，因此需要严格遵守科学原则和伦理标准。

四、Ⅳ期临床试验

（一）目的

Ⅳ期临床试验是新药上市后由申请人进行的应用研究阶段，主要目的是考察在广泛使用条件下的药物疗效与不良反应，评价在普通或者特殊人群中使用的利益与风险关系以及改进给药剂量等。侧重于药物上市后的长期监测和评估，以确保其安全性和有效性在广泛使用中的持续性。其内容包括：①扩大临床试验；②特殊对象临床试验；③补充临床试验。

（二）基本要求

1. 开放试验 Ⅳ期临床试验为开放试验，相关的病例入选标准、排除标准、退出标准、疗效评价标准、不良反应评价标准、判定疗效与不良反应的各项观察指标等都可以参考Ⅲ期临床试验的标准。

2. 自由探索 一般不要求设对照组，研究者可以更自由地探索药物在实际使用中的效果和安全性，而不是严格限制在与已知治疗方法的比较中。

3. 大样本 病例选择应具有代表性，并覆盖产品说明书标注的所有适应证。应该从不同的地区、不同的性别、不同的年龄、不同的种族和不同的病情严重程度的患者中抽样。病例数通常不少于2000例。

4. 遵循说明书 给药方案应严格按照新药上市时的产品说明书执行，包括药物剂量、给药途径、治疗周期及需要注意的合并用药/治疗等。

五、生物等效性试验

生物等效性是指试验制剂与对照标准制剂，在同样试验条件下，药物吸收程度与速度的差异。生物等效性试验是指用生物利用度研究的方法，以药动学参数为指标，比较同一种药物的相同或者不同剂型制剂，在相同的试验条件下，其活性成分吸收程度和速度有无统计学差异的人体试验，试验对象为健康志愿者，一般要求 18～24 例。

不同于全新药物的药物临床试验，生物等效性试验主要针对已上市的药品，该类试验在国内的仿制药一致性评价工作中被大量采用。生物等效性试验的设计是研究的基础，通常包括两制剂、单次给药的交叉试验设计或平行试验设计，以及重复试验设计，研究方法包括体外和体内方法。

六、人用经验试验

中药作为我国传统医学的瑰宝，历经数千年的临床实践，在现代社会的健康保障体系中也发挥着不可或缺的作用。为了促进中药传承精华、守正创新，国家药品监督管理局分别发布了《中药注册管理专门规定》《基于人用经验的中药复方制剂新药临床研发指导原则（试行）》《基于“三结合”注册审评证据体系下的沟通交流指导原则》《中药注册分类及申报资料要求》等相关技术指导原则，优化了中药复方制剂的注册申报路径，对于基于人用经验的中药复方制剂的新药临床研发，如中药创新药 1.1 类、改良型新药 2.3 类和 3.2 类其他来源于古代经典名方的中药复方制剂，提出按照“中医药理论、人用经验和临床试验相结合”的审评证据体系进行研发，强调了人用经验是支持上市的关键依据。

人用经验试验是一种在中医药领域中应用广泛的研究方法，它结合了中医药理论、人用经验和临床试验，旨在提高中药研发和注册审评的效率和科学性。这种“三结合”的证据体系不仅强调了中医药的传统理论基础，还重视实际使用中的经验和数据，以及通过临床试验验证的效果。不仅可以节约中药临床试验的时间，还能在一定程度上支持药物有效性的评估。例如，中药创新药处方来源于古代经典名方或者中医临床经验方，如处方组成、临床定位、用法用量等与既往临床应用基本一致，采用与临床使用药物基本一致的传统工艺，且可通过人用经验初步确定功能主治、适用人群、给药方案和临床获益等的，可不开展非临床有效性研究；来源于临床实践的中药新药，人用经验能在临床定位、适用人群筛选、疗程探索、剂量探索等方面提供研究、支持证据的，可不开展Ⅱ期临床试验。

基于人用经验的中药复方制剂的新药临床试验应结合中医药理论依据和人用经验的总结，对尚未明确的有效性、安全性问题开展研究，其临床研究设计一般分为基于既往人用经验数据的临床研究设计和基于前瞻收集临床数据的前瞻性研究设计。

第四节 临床研究的监督和管理

一、强化科学态度

在临床研究的监督和管理中，强化科学态度是至关重要的一环。科学态度不仅意味着严谨的研究设计和精准的数据分析，更体现在研究人员的严谨性、诚信性和尊重性。

首先，研究人员应具备扎实的专业知识和科学素养。需要了解研究对象背后的科学原理，熟悉研究方法，并且具备批判性思维和解决问题能力。只有具备良好的科学素养，研究人员才能够做到客观、公正地进行研究，避免主观偏差的影响。其次，科学态度还要求研究人员严格遵循研究伦理准则和法律法规。在临床研究中，保护受试者的权益和安全至关重要。研究人员需要尊重受试者的自主权，保护其隐私，确保其知情同意，并且严格遵守试验过程中的相关规定。另外，科学态度还要求研究人员对数据的处理和分析科学严谨。在临床研究中，数据的准确性和可靠性会直接影响研究结果和结论的有效性。

总之，强化科学态度是保障临床研究质量和可信度的关键。只有秉持科学态度，研究人员才能够做出具有科学意义和社会意义的研究成果，推动临床研究领域的发展。

二、临床试验组织与实施

临床试验的组织与实施是临床研究的关键环节，涉及人员、临床试验方案设计、多中心试验等方面的组织与协作，它直接影响试验的可操作性和结果的可靠性。在组织与实施过程中，研究人员需要做好多方面的准备工作，并严格遵循规定程序，以确保试验的顺利进行。参与临床试验的人员与组织主要有药品监督管理部门、伦理委员会、申请人、研究者和受试者。申请人和研究者根据相关法律法规，在药品监督管理部门和伦理委员会监督下完成临床试验。

三、受试者的筛选与入组

药物临床试验结果准确性的决定性因素之一是受试者的筛选和入组，制订临床试验方案时，针对受试者筛选的项目包括入选标准、排除标准、退出标准、知情同意书内容、患者随访的依从性等，在受试者的筛选中还应参照“谈—签—筛—人”的四个原则。内容包括谈话、签署受试者的知情同意书、患者的筛选、受试者的入组。

四、知情同意

知情同意，指受试者被告知可影响其做出参加临床试验决定的各方面情况后，确认同意自愿参加临床试验的过程。该过程应当以书面的、签署姓名和日期的知情同意书作为证明文件。知情同意书是受试者参与试验前必须签署的文件，包括试验的目的、方法、风险、好处、退出权利、保密措施等相关信息。研究人员需要确保知情同意书的内容明确、全面、易懂，使受试者充分了解试验的相关信息，并自主决定是否参与试验。研究人员需要在受试者参与试验前取得其知情同意，确保其了解试验的相关信息并自愿同意参与试验。知情同意的获取可以通过口头讲解、书面说明、视频资料等方式进行，以确保受试者对试验的了解和参与的自主性。知情同意书中包含受试者的个人隐私信息，研究人员需要对知情同意的内容和签署过程进行保密，确保受试者的隐私权得到尊重和保护。同时，研究人员还需要妥善保存知情同意书和相关文件，以备审查和核实。

五、盲法的设计

盲法设计在临床试验中具有重要意义，旨在降低主观偏见和认知偏差，确保试验结果的客观性和可信度。临床研究中除应对照、随机外，应实行盲法试验与盲法分析。盲法设计是临床研究中常用的一种设计方法，它通过隐藏受试者和研究人员对试验干预的信息，减少主观因素的影响，提高试验结果的客观性和可信度。盲法设计包括单盲、双盲和三盲等多种形式，不同形式的盲法设计适用于不同类型的临床研究，提高了试验结果的准确性和可靠性。

六、质量控制

质量控制包括研究设计的合理性、试验操作的标准化、数据采集的准确性等方面，旨在确保试验过程中各环节均符合科学规范和法规要求。试验设计是试验的基础，研究人员需要在试验设计阶段做好充分的准备工作，确保试验方案和操作规程的科学性和可操作性，避免试验过程中出现不必要的问题和偏差；建立严格的数据收集和管理制度，确保数据的采集、记录和存储过程的合规性和规范性；建立完善的文件管理制度，确保相关文件的准确性和完整性，避免文件丢失或篡改的风险，保证试验过程的追溯和审查。

七、试验结果的评价

临床疗效的判定是中药新药临床试验评价的关键环节，在试验结果评价中，研究人员需要根据试验设计和操作规程的要求，对试验结果进行分析和解读，提取有效信息，得出合理结论，并据此制订进一步研究或临床应用的方案。

第五节　实　　例

虎贞清风胶囊（受理号：CXZS2000006）上市研发中临床试验概况与审评意见分析

一、虎贞清风胶囊基本信息

1. 申请人信息　××制药股份有限公司。

2. 药品通用名　虎贞清风胶囊。本品申报临床时名称为“虎贞痛风胶囊”，申报生产名称为“虎贞清风胶囊”。经国家药典委员会核准，本品通用名称为“虎贞清风胶囊”。

3. 处方组成　虎杖、车前草、女贞子、蜂房。

4. 剂型及规格　胶囊剂，每粒装 0.40g（每 1g 相当于饮片 2.33g）。

5. 功能主治　清热利湿，化瘀利浊，滋补肝肾。用于轻中度急性痛风性关节炎中医辨证属湿热蕴结证，症见关节疼痛、肿胀、发热、活动受限、口渴、烦闷不安，舌红、苔黄或黄腻、脉滑数。

6. 用法用量　口服。一次 4 粒，一日 3 次。疗程 3 天。

7. 注册分类　中药 1.1 类。

8. 完成的临床试验内容　境内 II 期临床试验和 III 期临床试验。

9. 临床试验批件号　2008L02043。

10. 申报情况　首次申请上市。

二、虎贞清风胶囊临床试验结果与国家药品监督管理局审评意见

1. 功能主治

本品功能主治：清热利湿，化瘀利浊，滋补肝肾。用于轻中度急性痛风性关节炎中医辨证

属湿热蕴结证，症见关节疼痛、肿胀、发热、活动受限、口渴、烦闷不安，舌红、苔黄或黄腻、脉滑数。

痛风是一种单钠尿酸盐（MSU）沉积所致的晶体相关性关节病，与嘌呤代谢紊乱和（或）尿酸排泄减少所致的高尿酸血症直接相关，属代谢性风湿病范畴。临床表现为高尿酸血症和尿酸盐结晶沉积所致的特征性急性关节炎、痛风石形成、痛风石性慢性关节炎。痛风可并发肾脏疾病，严重者可出现关节破坏、肾功能损害等。临床治疗急性痛风性关节炎以尽快控制症状、缓解患者病痛为目的，主要以应用非甾体抗炎药（NSAID）、秋水仙碱、激素等为主。

上述药物虽能迅速止痛，但副作用大，临床使用受限制。中医古文献中没有“痛风性关节炎”的概念，症状类同疾病有痛痹、历节、白虎、痛风等不同名称。痛风其病机在于人体正气不足，脾胃失调，湿热痰瘀留滞经络，复因饮食劳倦，七情所伤，感受外邪，内外合邪，气血凝滞不通，湿浊流注关节，发为痛风；久病入络，气血失畅，瘀血凝滞，痰瘀互结而致关节肿大畸形。其病位在四肢关节，甚则累及脏腑，与肝、脾、肾三脏关系密切。目前，治疗痛风的中药品种不多，且多只注重祛邪。

2. 药理毒理评价（略）。

3. 临床药理学评价（不适用）。

4. 有效性评价

（1）中医药理论 本品以“清热利湿，化瘀利浊，滋补肝肾”为治法，虎杖苦、寒，归肝、胆、肺经，既能清热解毒、利湿化痰，又能祛除血瘀之邪，故为君药。车前草甘、寒，归肾、肝、肺、小肠经，故助君药清热解毒、利湿化痰、祛除湿热痰邪，为臣药。女贞子甘、苦、凉，归肝、肾经，能够补肝肾阴，且防君臣二药的苦寒伤阴太过，为佐药。蜂房甘、平，归胃经，能够祛风止痛、缓和药性，为佐使。全方共奏清热利湿、化瘀利浊、滋补肝肾之功效。

（2）人用经验 本品来源于临床经验方，但未对既往人用经验进行系统总结，未提交人用经验总结资料。

（3）关键临床试验设计和结果

1）临床试验概况：2010 年 8 月至 2011 年 6 月，完成Ⅱa 期临床试验；2013 年 6 月至 2014 年 2 月，完成Ⅱb 期临床试验；2015 年 6 月至 2016 年 1 月，完成Ⅲ期临床试验。

2）研究设计：支持本品上市申请的关键性临床试验采用多中心、随机、双盲、安慰剂平行对照优效性检验设计。纳入西医诊断为急性痛风性关节炎，中医辨证为湿热蕴结证，18～65 岁，VAS 评分≥4 分，急性发作 48h 内，本次发作未用过治疗药物（包括秋水仙碱、非甾抗炎药及激素等）者。

3）给药方法：试验组服用虎贞清风胶囊，对照组服用安慰剂，均为口服。一次 4 粒，一日 3 次。疗程 3 天。

4）合并用药规定：治疗第 2 天如疼痛不能耐受，则可加用双氯芬酸钠（每天不超过 3 次，每天不超过 150mg，服药间隔大于 4h）。

5）有效性观测指标：①主要疗效指标：治疗 3 天后关节疼痛 VAS 评分变化值；②次要疗效指标：中医证候评分、白细胞计数、C 反应蛋白（CRP）、红细胞沉降率（ESR）、各单项症状的变化。

6）病例分布和基线情况：共入组 445 例，试验组、对照组分别入组 331 例和 114 例。受试者基线均衡可比。Ⅲ期临床试验有效性结果显示，用药 3 天后，主要疗效指标 VAS 评分较基线下降值，FAS：试验组为 3.83±0.09 分，安慰剂组为 2.36±0.15 分，试验组与安慰剂组差值及其 95%CI 为 1.46（1.30，1.80）；可以达到试验组优于安慰剂组的优效性假设。次要疗效指标，中医证候单项症状关节疼痛、肿胀、发热、活动不便、关节压痛、口渴、烦闷不安等，试验组有改善。

7）临床与统计评价：本品关键性临床试验设计中，主要疗效指标为 VAS 评分较基线下降值，进行了试验药与安慰剂对照的优效检验（优效界值为 4），现有结果达到了试验药优效于安慰剂的统计结论。本品有效性和安全性的统计分析方法基本合理，分析数据集划分原则符合一般统计学要求。审评复核结果与申请人结果一致，临床认可该研究试验组优效于安慰剂组的统计结论。

（4）安全性评价 安全性指标包括一般体检项目，血常规、尿常规、便常规，心电图，肝功能（ALT、AST、ALP、总胆红素、γ-GT），肾功能（BUN、Cr）以及不良事件。Ⅱa、Ⅱb、Ⅲ期试验组共有 532 例受试者进入安全性数据集。Ⅱa 期临床试验，低剂量组、高剂量组、痛风定胶囊组、安慰剂组不良事件发生例数分别为 2 例、7 例、1 例、2 例；Ⅱb 期临床试验，试验组、安慰剂组不良事件发生例数分别为 4 例、4 例；Ⅲ期临床试验试验组、安慰剂组不良事件发生例数/例次分别为 87 例 134 例次、30 例 42 例次。Ⅱa、Ⅱb 期未发生严重不良事件，Ⅲ期 1 例 SAE 心电图异常，判断为与研究药物肯定无关。Ⅱ、Ⅲ期试验组不良事件中，不良反应主要为 ALT 升高（治疗后最高值为 127U/L）、AST 升高（治疗后最高值为 62U/L）、γ-GT 升高（治疗后最高值为 256U/L）、Cr 升高（治疗后最高值为 150μmol/L）、BUN 升高（治疗后最高值为 9.3mmol/L）、尿蛋白升高（治疗后最高值为+）、尿红细胞升高（治疗后最高值为 180.8 个）、腹泻、腹胀、腹部不适、心电图异常（下壁心肌缺血）、发热、乏力等。试验组出现 1 例 SAE（因心电图 1.窦性心动过缓 2.左前分支阻滞 3.完全右束支阻滞 4.T 波低平入院），原始住院病历提示既往有冠心病及其他代谢疾病史，且治疗前后心电图未发生变化，研究者判断为与研究药物肯定无关，结合病史和短疗程用药，基本认可申请人对该例的解释与判定，未计入不良反应。另 1 例受试者心电图治疗前正常，治疗后下壁心肌缺血，未服药物，1 周后复查心动过缓 45 次/分，未检测心肌酶谱，研究者判断与药物相关，写入不良反应。

（5）风险分析与控制 本品Ⅱ、Ⅲ期临床试验期间未发生严重不良事件。与药物关系判定为可能有关、可能无关等情形的不良事件已写入说明书【不良反应】项下；说明书【注意事项】对饮食、肝肾基础疾病人群及特殊人群等方面做出提示，以降低本品用药风险，如提示忌烟酒、高嘌呤食物；本品暂无孕妇、哺乳期妇女的有效性和安全性数据。同时，要求药品上市许可持有人加强上市后不良反应监测，进一步研究和收集用药安全性信息和数据，并根据研究结果及时完善说明书。

（6）获益与风险评估 本品为申报生产的中药复方制剂，支持本品上市申请的Ⅲ期临床试验结果基本说明了本品的安全性和有效性，适用于急性痛风性关节炎湿热蕴结证的症状有改善作用。已有安全性信息已列入说明书中。现场检查未发现真实性问题。综合评估认为，受益大于风险。

（7）技术结论 经风险获益评估，现有研究和数据支持本品上市用于轻中度急性痛风性关节炎中医辨证属湿热蕴结证，症见关节疼痛、肿胀、发热、活动受限、口渴、烦闷不安，舌红、苔黄或黄腻、脉滑数。

（8）上市后风险控制 本品上市后，药品上市许可持有人应履行主体责任，做好相关风险防控工作，加强上市后不良反应监测。进一步研究和收集用药安全性信息和数据，根据研究结果及时完善说明书。本品临床试验期间试验组出现个别血肌酐、尿素氮、尿蛋白及尿红细胞轻度升高的情况，可在上市后的临床研究中进一步观察本品的肾脏安全性风险。

思考题

1. 新药临床试验的定义与目的是什么？
2. 新药临床试验的意义是什么？
3. 临床试验设计应遵循的基本原则包括哪些？
4. 临床试验常用的评价指标有哪些？
5. 如何理解人用经验试验与传统中医药的关系？
6. 不同阶段临床试验的主要区别是什么？

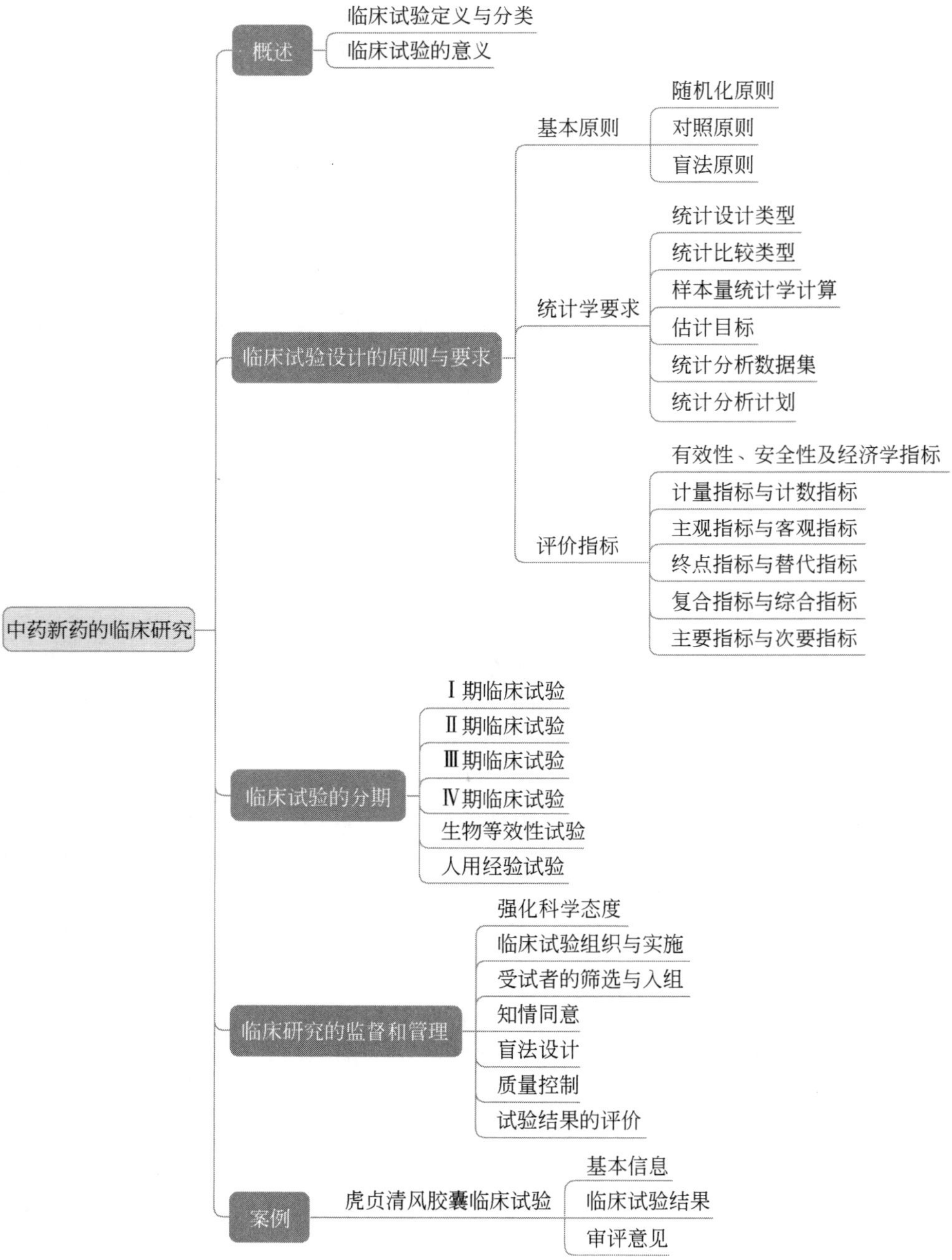

第十章　中药产品知识产权保护

第一节　中药产品知识产权及其保护方式

我国作为传统医药资源大国，如何运用知识产权来保护自身资源，需要落实在“守正”与“创新”上。自2022年3月29日国务院办公厅印发《“十四五”中医药发展规划》（国办发〔2022〕5号）以来，中医药发展政策环境持续优化。中共二十大报告进一步明确强调“促进中医药传承创新发展”。2022年12月22日，最高人民法院发布了《关于加强中医药知识产权司法保护的意见》（法发〔2022〕34号），全面加强中医药知识产权司法保护，促进中医药传承精华、守正创新，推动中医药事业和产业高质量发展。

一、中药知识产权的定义

中药知识产权包含了一般性的知识产权保护手段，如著作权、专利、商标、地理标志、植物新品种、商业秘密等内容，同时基于其传统文化属性和专业领域特色，也涉及中药品种保护、非物质文化遗产保护、中医药传统知识保护等具有中医药领域特色知识产权保护手段。

（一）知识产权的基本概念

知识产权是基于创造性智力成果和工商业标记依法产生的权利的统称。具有以下特征：客体非物质性、专有性、地域性、时间性。根据2021年1月1日实施的《中华人民共和国民法典》中第一百二十三条规定，“民事主体依法享有知识产权。知识产权是权利人依法就下列客体享有的专有的权利：作品；发明、实用新型、外观设计；商标；地理标志；商业秘密；集成电路布图设计；植物新品种；法律规定的其他客体。”

知识产权制度是市场经济条件下科技成果转移转化的前提和基础。《中华人民共和国促进科技成果转化法》（2015年修订）中明确了“科技成果转化是指为提高生产力水平而对通过科学研究与技术开发所产生的具有实用价值的成果所进行的后续试验、开发、应用、推广直至形成新技术、新工艺、新材料、新产品，发展新产业等活动。”促进科技成果转移转化是实施创新驱动发展战略的重要任务，也是加强科技与经济紧密结合的关键环节。

（二）中药知识产权

中药知识产权是指人们在中药的研究、生产、经营等智力劳动中依法取得成果，并由智力劳动者依法对其成果享有的权利，包括中药著作权、中药工业产权及对未公开的中药信息的保护权3个方面的内容。其中，中药工业产权是核心与重点，包括了中药专利权、中药商标权、中药商号名称权、中药地理标志、中药植物新品种权等。除以上一般性的知识产权外，中药还涉及一些符合中医药领域特色的知识产权，包括中药品种保护、中医药传统知识保护、非物质文化遗产保护等。

（三）中药知识产权的现状

创新是发展的第一动力，保护知识产权就是保护创新。专利是中药保护的关键手段，我国中药产业领域专利申请整体呈上升趋势，但重数量、轻质量的现象普遍存在。专利平均维持时长 7.5 年，专利整体呈现“短寿”状态。专利转让和许可近年来呈上升趋势。

长期以来，发展中国家的遗传资源和传统知识往往在国际知识产权保护体系中处于劣势地位。特别是基于公知中医药传统知识的保护，如医书古籍等提及的已知中医药产品（公知中药复方）具有相对公开性，无法满足专利“三性”要求，尤其是新颖性，因此难以获得专利保护。而一些基于传统中医药复方进一步创新改进研发获得的中药产品，如中药经方二次开发产品，由于我国中医药领域的整体知识产权保护意识欠缺，专利布局能力欠佳，导致被他国抢先申请了专利，抢占了市场先机。例如，我国已有 900 多种中草药项目被日本、韩国等国家先行申请专利。

我国需要加强知识产权保护体系建设，提高对中医药传统知识的研究和创新能力，以及加强国际合作，推动遗传资源和传统知识的合理利用和保护。同时，中药企业需要加强自身的研发能力，增加研发投入，积极开展与高校、科研院所的深度合作，共享资源和经验，并加强基础研究的开展。政府也应加大对中药产学研合作的支持力度，提供相应的政策和资金支持，建立良好的研发创新环境，推动中药的科学研究和技术创新，以促进中药产业的可持续发展。

二、中药知识产权的保护方式

中药知识产权保护，作为知识产权保护的一个重要部分，包括著作权、专利、商标、地理标志、商业秘密等一般性知识产权保护，又可分为中药著作权、中药工业产权及对未公开的中药信息的保护权。

（一）中药著作权保护

最高人民法院发布的《关于加强中医药知识产权司法保护的意见》中强调“加强对中医药配方、秘方、诊疗技术收集考证、挖掘整理形成的智力成果保护和创作者权益保护；依法保护对中医药古籍版本整理形成的成果；依法保护对中医药传统知识等进行整理、研究形成的数据资源”。

著作权的保护包括：人身权（发表权、署名权、修改权、保护作品完整权、收回已发表的作品权等）以及财产权（复制权、发行权、出租权、展览权、表演权、放映权、广播权、信息网络传播权、摄制权、改编权、翻译权、汇编权等）。

（二）中药工业产权保护

1. 专利保护 自 1993 年起，《中华人民共和国专利法》（以下简称《专利法》）才明文规定药品可以作为专利权保护的客体，从此中药也被纳入了专利保护的范围，此后开辟了行政保护与专利保护并行的局面。发明人寻求专利保护的途径首先是就其发明创造申请专利，一旦获得专利权，该发明创造的专利技术就受到专利法的保护。《关于加强中医药知识产权司法保护的意见》一文中强调正确把握中药组合物、中药提取物、中药剂型、中药制备方法、中医中药设备、医药用途等不同主题专利特点，依法加强中医药专利授权确权行政行为的司法审查，促进行政执法标准与司法裁判标准统一，不断满足中医药专利保护需求。

（1）授予专利权的条件　发明和实用新型专利，应当具备新颖性、创造性和实用性，即专利的“三性”。外观设计还需要有可识别性且富有美感、不得与他人在先取得的合法权利相冲突。

（2）专利的类型　按照我国《专利法》的规定，专利包括发明专利、实用新型专利和外观设计专利三种类型。

1）发明是指对产品、方法或者其改进所提出的新的技术方案。

2）实用新型是指对产品的形状、构造或者其结合所提出的适于实用的新的技术方案。

3）外观设计是指对产品的整体或者局部的形状、图案或者其结合以及色彩与形状、图案的结合所作出的富有美感并适于工业应用的新设计。

（3）专利权的归属　按《专利法》第六条、第八条，发明创造可分为职务发明创造与非职务发明创造，前者以单位为专利权人，后者以发明人或设计人为专利权人。

（4）专利保护范围　《专利法》第五十九条规定，发明或者实用新型专利权的保护范围以其权利要求的内容为准，说明书及附图可以用于解释权利要求的内容。外观设计专利权的保护范围以表示在图片或者照片中的该产品的外观设计为准，简要说明可以用于解释图片或者照片所表示的该产品的外观设计。

（5）国际专利申请　目前国际两大知识产权申请体系为《专利合作条约》（Patent Cooperation Treaty，PCT）与《巴黎公约》（Paris Convention for the Protection of Industrial Property）。在对中药专利申请进行地域考量时，应根据对中药认可程度比较高、监管体系成熟的国家且为相关国际专利体系的成员方，同时结合市场预期等进行选择。

2. 商标保护　是民事主体享有的在特定的商品或服务上以区分来源为目的排他性使用特定标志的权利，可以通过使用取得商标权和通过注册取得商标权两种方式取得。后者取得的商标权又称为注册商标专用权，商标注册人享有商标专用权，受法律保护。

受保护的商标权利主要包括：专用权，禁止权，许可权，转让权，续展权和标示权等，其中专用权是最重要也是最为核心的权利。

2023 年 1 月 6 日出台的《中华老字号示范创建管理办法》（商流通规发〔2023〕6 号），明确由商务部负责全国中华老字号示范创建工作。中华老字号，是指历史底蕴深厚、文化特色鲜明、工艺技术独特、设计制造精良、产品服务优质、营销渠道高效、社会广泛认同的品牌（字号、商标等）。我国目前代表性的中药老字号包括广誉远、片仔癀、同仁堂等。

3. 地理标志保护　地理标志指标示某商品来源于某地区，该商品的特定质量、信誉或者其他特征主要由该地区的自然因素或者人文因素所决定的标志。其在对产品进行地域性保护的同时管控了产品质量，这与中药道地药材的基本属性相吻合，适合中药道地药材产品的保护。为进一步加强我国地理标志保护，国家知识产权局相继出台了一系列新政策，如 2020 年 4 月 3 日公布的《地理标志专用标志使用管理办法（试行）》，2024 年 1 月 2 日公布的《地理标志产品保护办法》以及 2024 年 1 月 29 日公布的《地理标志保护工程实施方案》等。获得地理标志产品保护的道地药材，其产地范围内的生产者（使用者）可以申请在其产品上使用道地药材地理标志产品专用标志，如宁夏枸杞、新会陈皮、长白山人参、文山三七等。

4. 植物新品种保护　植物新品种是指经过人工培育的或者对发现的野生植物加以开发，具备新颖性、特异性、一致性和稳定性并有适当命名的植物品种。2019 年 2 月 2 日，农业农村部种业管理司发布《中华人民共和国植物新品种保护条例修订草案（征求意见稿）》，拟修订植物新品种为经过人工选育的或者对发现的野生植物加以改良，具备新颖性、特异性、一致性和稳定性并有适当命名的植物品种，并对品种权保护期限适当延长，木本、藤本植物由 20 年延长到 25 年，其他植物由 15 年延长到 20 年。

中药工业产权分类及特点见表10-1。

表10-1 中药工业产权分类及特点

保护形式	保护对象	保护期限
发明专利	中药产品的组方、制备方法、用途	20年
实用新型专利	中药产品的制造装备	10年
外观设计专利	中药产品的外观包装	15年
商标、商号（字号）	中药品牌、中华老字号	10年，可无限续展
地理标志	道地药材	10年，可无限续展
植物新品种	农业植物新品种，如草本药材等	藤本植物、林木、果树和观赏树木为20年，其他植物为15年。

（三）未公开的中药信息的保护

未公开的中药信息的保护即中药商业秘密保护。根据《中华人民共和国反不正当竞争法》（2019年修正）第九条第四款规定，商业秘密“指不为公众所知悉、具有商业价值并经权利人采取相应保密措施的技术信息和经营信息”，具有“秘密性”、“价值性”以及“保密性”，是重要的知识产权保护方式。中药商业秘密是指在中医药领域中的、不为公众所熟悉，并为权利人采取保密措施的中药复方制剂的组方配伍及炮制加工生产工艺等技术。

商业秘密保护形式以其不公开性、范围广等诸多的优点，在中药偏方、中药古方、医院制剂研发的知识产权保护方面都具有不可替代的作用。除以上一般性的知识产权外，中药还可能涉及以下富有中医药领域特色的知识产权。

1. 中药品种保护 2022年12月23日，国家药品监督管理局组织起草的《中药品种保护条例（修订草案征求意见稿）》规定中药品种保护条例“适用于中华人民共和国境内上市的中药，包括中成药、中药饮片、中药材等”，拟修订原“适用于中国境内生产制造的中药品种，包括中成药、天然药物的提取物及其制剂和中药人工制成品”的条例适用范围。并拟调整保护等级、期限以及调整保护形式（拟增加设立中药品种保护专用标识的保护形式）。

2. 非物质文化遗产保护 《中华人民共和国非物质文化遗产法》（2011年版）明确“非物质文化遗产指各族人民世代相传并视为其文化遗产组成部分的各种传统文化表现形式，以及与传统文化表现形式相关的实物和场所。”2021年8月12日，中共中央办公厅、国务院办公厅印发《关于进一步加强非物质文化遗产保护工作的意见》，提出“推动中药炮制等传统工艺在现代生活中广泛应用。将符合条件的传统工艺企业列入中华老字号名录，支持符合条件的传统医药类非物质文化遗产代表性传承人依法取得医师资格。”

3. 中医药传统知识保护 2021年10月25日，国家中医药管理局牵头起草的《中医药传统知识保护条例（草案征求意见稿）》中拟定“中医药传统知识是基于中华民族长期实践积累、世代传承发展、具有现实或者潜在价值的中医药理论、技术和标志符号，包括但不限于中医药古籍经典名方、单验方、诊疗技术、中药炮制技术、制剂方法、养生方法等。”

中医药领域特色的知识产权分类及特点见表10-2。

表 10-2　中医药领域特色的知识产权分类及特点

保护形式	保护对象	保护期限
中药品种保护	中成药、天然药物的提取物及其制剂和中药人工制成品（现行）	一级品种为 30 年、20 年、10 年；二级品种为 7 年（现行）
	中成药、中药饮片、中药材（征求意见稿）	一级保护给予十年市场独占，二级保护给予五年市场独占，一级、二级保护同时给予中药品种保护专用标识，三级保护仅给予五年中药品种保护专用标识（征求意见稿）
非物质文化遗产	传统医药工艺、技艺及其传承人	无固定期限
中医药传统知识保护	基于中华民族长期实践积累、世代传承发展、具有现实或者潜在价值的中医药理论、技术和标志符号（征求意见稿）	无固定期限

（四）我国中药知识产权保护模式

中药知识产权保护涉及诸多方面，目前我国知识产权保护模式采取的是行政和司法保护并行的“双轨制”运作模式。

1. 行政保护　指国家知识产权行政管理机关在职责范围内，处理知识产权纠纷、查处知识产权违法行为等维护市场秩序、保护知识产权的行为。在 1993 年第一次修正的《中华人民共和国专利法》出台以前，我国主要依靠行政立法保护药品的知识产权。

中药知识产权行政保护的两种主要类型：一是中药新药的行政保护，是国内强制性的行政保护措施，但相应的《药品行政保护条例》已于 2020 年 4 月 2 日废止；二是中药品种的行政保护，为目前大多数中药企业对自己的产品所采取的主要保护措施。目前，根据《中药品种保护条例》等行政法的规定，行政保护中药的形式主要是中药品种证书。2022 年 12 月 23 日，国家药品监督管理局发布《中药品种保护条例（修订草案征求意见稿）》，拟增加设立中药品种保护专用标识的保护形式。

2. 司法保护　2022 年 12 月 22 日，最高人民法院印发《关于加强中医药知识产权司法保护的意见》，旨在全面提升中医药知识产权司法保护水平。

自 2019 年 1 月 1 日最高人民法院知识产权法庭成立以来，截至 2023 年 12 月 31 日，法庭共受理案件 18 924 件，审结 15 710 件。与改革前的审理机制相比，法庭的审判质效明显提高。法庭在审理涉外知识产权案件方面表现出色，这是其工作的一个突出亮点，也展现了知识产权国际治理的重要意义。最高人民法院知识产权法庭注重调解解决纠纷，在多起案件中促成中外当事人达成一揽子和解，以“东方经验”实质性化解跨国纠纷。此外，法庭还积极探索国际前沿问题，为知识产权国际治理贡献中国智慧。

第二节　中药新药研发过程中的专利保护

中药新药研发内容包括炮制、提取纯化、处方工艺设计、质量标准建立、药理学研究、毒理学研究和临床研究等一系列理论、实验和临床实践工作。在这些科研工作过程中每个步骤都有可能产生发明创造。因此，具体哪些发明内容可以受到专利法的保护是比较核心的问题。总体来说，发明专利是否能得到授权至少要考虑两方面因素：一是所申请发明专利涉及的保护内容。主要包括产品保护、方法保护和用途保护。其中产品保护包括复方中药产品、单方中药产品、中药有效部位产品、中药单体化合物产品和制剂产品；方法保护是指对新药研发过程中的一些有关炮制方法、提取分离方法、制备方法、分析方法等方法类发明给予专利保护；药物用途保护包括新产品所产生的具体用途或者已知药物所产生的新用途。其中新产品的新用途往往包含在新产品专利中。二是《专利法》规定了授予专利权最重要的实质条件是所请求保护的发明内容必须同时具备新颖性、创造性和实用性，否则无法获得授权。根据以上两方面考虑，一般来讲，新产品专利在申请专利时均应包含其具体用途以满足创造性和实用性的要求。

一、发明专利保护的内容

由于中药领域的产品主要是药品，因此，围绕药品的发现、生产和使用能够申请发明专利的一般包括产品发明、方法发明和用途发明。专利保护的创新药品是唯一的，其独占性可体现在对市场利益的垄断，包括对创新药品的生产、销售、使用和进口的垄断。

（一）产品保护

中药产品，一般是指药物制剂产品。但作为专利保护客体的中药产品，包括了原料产品、中间产品和终端产品，如中药材的炮制品、提取物和制剂，一般分为以下五类。

1. 复方中药产品 指以两个或两个以上具有药理活性的中药原料组成处方而制备的中药制剂。中药领域的全部复方产品，均可以申请发明专利保护，而且根据《专利法》及其实施细则的规定，药品原料及其组方制剂也适宜申请发明专利。

复方中药制剂的组方是依据中医药理论，在中医辨证施治基础上，按照君、臣、佐、使的组方原则配伍而成，体现了中医药理论特色。从专利保护的角度分析，复方中药产品实际上是由多味中药材加工制备而成，其化学组成并不十分清楚，尽管有的复方当中所含有的主要活性成分已经清楚，但其仍旧是一种药物组合物，在专利保护领域称这种中药复方制剂为混合物。鉴于中药产品组成的复杂性，在专利保护的范围描述方面，即专利申请的权利要求撰写方面，具有其独特的撰写方式。

一般来说，以制备药物的原料处方组成为特征表述该药物产品，能够获得较为宽泛的保护范围，由于原料处方当中的各组分用量表示了处方组成配伍的比例关系，因此，在专利要求当中一般要记载各组分的用量关系。

实例 10-1

一种治疗肩周炎的外用中药组合物，其特征在于，由以下重量份的原料药组成：皂角刺 3～6 份、山柰 15～30 份、肉豆蔻 8～15 份、花椒 15～30 份、草果 8～15 份、草豆蔻 8～15 份、樟木 8～15 份、肉桂 8～15 份、秦艽 15～30 份、干姜 15～30 份、茯苓 15～30 份、吴茱萸 8～15 份、三七 8～15 份、丹参 8～15 份、白芷 15～30 份、细辛 5～9 份、苍术 15～30 份、忍冬藤 8～15 份、麻黄 15～30 份。

中药复方还可以提取物的形式申请专利保护，所得产品的权利要求撰写方式以原料和提取、分离方法以及所得提取物部分成分含量为特征进行描述。这一撰写方式获得的授权保护范围要小于前一撰写方式。

实例 10-2

促进骨折愈合的中药提取物，其特征在于，该中药提取物由原料药依次经过醇提和水提获得。所述原料药包括 8～10 份酒萸肉、8～10 份杜仲、8～12 份补骨脂、5～8 份仙人掌、8～10 份红花、5～8 份丹参、5～8 份酒黄精和 8～10 份自然铜。提取物的制备方法，其特征在于将所述原料药粉碎，其后向碎料中加入 8 倍所述原料药重量的 95%乙醇，回流提取 1.5～2h，过滤，分别得到滤渣和滤液。向所述滤渣中加入10倍所述原料药重量的水浸泡，并进行蒸馏，将蒸馏后的固液混合物煎煮40～60min后过滤，得到滤液。两次滤液合并，在60～70℃下减压浓缩、真空干燥，制得固体药剂，即为所述中药提取物。

2. 单方中药产品 是指以一种具有药理活性的中药原料制备而成的中药制剂。对于单方产品来说，其中的单味中药一般要经过一定的制备过程。所以，单方产品的权利要求撰写方式一般是以原料和制备方法为特征进行表述。

实例 10-3

一种枇杷叶绒毛提取物及其应用，枇杷叶绒毛在制备预防和（或）治疗炎症的药物中的应用，枇杷叶绒毛提取物的制备方法，包括以下步骤：将枇杷叶绒毛进行粉碎，得到粉碎后的枇杷叶绒毛；将粉碎后的枇杷叶绒毛和溶剂混合，提取，过滤，得到滤液；去除滤液中的溶剂，得到枇杷叶绒毛提取物。

3. 中药有效部位产品 指从中药原料当中提取分离的药物活性成分制成的中药制剂。由于所分离出的活性成分只是一类或几类化学物质，尚不能分离得到该类成分全部化合物。因此，严格来，中药有效部位也是一种混合物。在此，将其单独列为一类产品，主要是因为这种有效部位相对于上述几种产品来说，是相对纯的活性物质，只不过目前还不完全能清楚地描述其所含所有物质的化学结构式。正是由于这一原因，这种产品的权利要求撰写方式也是以原料和提取、分离方法为特征进行描述。

实例 10-4

一种治疗溃疡性结肠炎的蜚蠊多肽有效部位，其特征在于，从蜚蠊粗提物中富集的分子质量大于300道尔顿（＞300Da）且小于5000道尔顿（＜5kDa）的活性物质

有效部位，所述蜚蠊粗提物为蜚蠊经水提醇沉后得到。其特征在于，所述蜚蠊粗提物为蜚蠊通过石油醚脱脂、干燥后，水煎煮提取，将提取液合并过滤浓缩得到蜚蠊水提取物，再将蜚蠊水提取物醇沉，弃去沉淀后，将溶液过滤浓缩，得到蜚蠊粗提物。

一般以上述有效部位为活性成分的药物制剂所含有的辅料为常规辅料，所以中药有效部位的制剂也是以该有效部位为特征描述其保护范围的。

4. 中药单体化合物产品 指在分离获得的中药有效部位基础上，进一步分离得到化学结构式清楚的化合物制成的制剂。这类化合物虽然是从中药当中分离得到的，但也可以通过化学合成的途径获得。例如，紫杉醇就是从药用植物红豆杉当中分离获得的一种具有抗癌活性的化合物。这类化合物产品的权利要求撰写方式是以该化合物的化学结构式或者其化学通式为特征进行描述的。

5. 新型制剂产品 中药产品多以某一种制剂的形式应用，在申请专利时往往已包含常规制剂产品，因此常规制剂形式较难获得独立的专利保护。但是对于很多新型制剂，由于其获得了常规制剂无法实现的突出效果，如缓释制剂、长效制剂、靶向制剂等。因此，该类新制剂产品也同样可获得专利保护。一般来讲，该类专利权利要求的撰写以制剂处方的组成为特征，也可包括该制剂的制备工艺过程。

实例 10-5

一种治疗溃疡性结肠炎的胶囊剂，该胶囊剂的囊容物由木香速溶微丸24～56重量份和黄连结肠靶向微丸49～105重量份组成，其中所述的木香速溶微丸由木香挥发油1重量份、β-环糊精 8～15重量份和成型剂16～40重量份组成；所述的黄连结肠靶向微丸由黄连提取物24

重量份、丸心赋形剂 24～72 重量份、丙烯酸树脂 L100-55 0.36～1.2 重量份、丙烯酸树脂 S100 1.08～3.6 重量份、邻苯二甲酸二乙酯 0.043～0.144 重量份和滑石粉 0.28～0.96 重量份组成。

（二）方法保护

方法保护是指对新药研发过程中的一些有关炮制方法、提取分离方法、制备方法、测定方法等方法类发明给予专利保护。

1. 中药的炮制方法 对于中药材的加工处理等炮制工艺，也是方法类型的发明，可以申请专利。一般来说，能够申请炮制工艺方法专利的发明创造，包括了对已知炮制方法的改进、新的炮制工艺等。这类专利申请的权利要求撰写方式也是以该方法的步骤和技术参数为特征的。

实例 10-6

一种中药白芍的炮制方法，其特征在于，包括以下步骤：取生姜洗净捣碎并重复压榨，合并汁液加水稀释至生姜同等质量，得到姜汁；将上述姜汁按比例均匀喷淋至白芍上，至药透汁尽。所述白芍与姜汁的比例为 1：（0.2～1），mL/g；姜白芍炒制具体操作为：待姜汁被吸尽后取出晾干，转至炒制容器，经温度 110～130℃、时间 15～25min 的炒制后取出。

2. 中药的提取分离方法 从中药当中提取、分离其有效成分的方法，属于方法类型的发明创造，一般这种类型的发明是与特定的方法步骤和技术参数相联系的，因此，这类专利申请的权利要求撰写方式是以该方法的步骤和技术参数为特征的。

3. 中药的制备生产方法 中药的制备方法，一般是指中成药的制备过程，只要该过程具备能够授予专利权的条件，即可以作为专利保护的对象。作为中药的制备方法，其内容包括制备药物的原料组成、制备步骤和产品剂型。一般来讲，能够获得专利保护的中药制备方法是具有特殊工艺或者特殊剂型的制备方法。专利申请权利的撰写方式一般以其独特的制备工艺步骤为特征描述其要求保护的范围，由于原料属于方法的重要组成部分，在撰写制备方法专利时，应当包括原料的内容。

4. 中药的测定方法 这里所说的测定方法，包括了对单味药分离出的有效成分的测定方法，也包括中药产品质量控制的测定方法，以及在中药新药研发过程中所发明的任何新的测定方法。这种方法类型的发明创造，其保护范围也是与其方法步骤及参数和试剂密切相关的。因此，其专利撰写的要求一般也就包括了上述这些特征。

（三）药物用途发明保护

药物用途发明保护主要是指对已知药物新用途的专利保护。一般来说，作为一种已知的药物产品，如果在实验研究或者临床研究过程中发现了该药物新的医疗用途，这属于一种发明创造，在《专利法》保护的范围。为了对药物领域里的老药新用途的发明创造给予专利保护，以鼓励发明人从事药物新用途的开发研究，专利制度里设置了这种用途发明的保护方式。

中药用途专利保护的内容实质上就是已知药物的新适应证。也就是说，一旦申请人获得用途专利保护，未经该专利权人的许可，任何人不得以经营性目的使用该用途。

实例 10-7

慈菇提取物在制备用于延缓晶状体混浊的药物方面的应用。慈菇提取物在制备用于防治白内障的药物方面的应用。其特征在于：所述白内障为年龄相关性白内障。

二、授予中药专利权的必要条件

中国《专利法》规定了授予专利权的必要条件，即授予专利权的发明和实用新型，应当具备新颖性、创造性和实用性。具体到中药新药研发过程中的专利授权条件如下。

（一）中药专利申请的新颖性审查

新颖性是指在申请日以前没有同样的发明或者实用新型在国内外出版物上公开发表过、在国内公开使用过或者以其他方式为公众所知，也没有同样的发明或者实用新型由他人向国务院专利行政部门提出过申请并且记载在申请日以后公布的申请文件中。中药专利申请的新颖性要求是，在申请日以前的现有技术当中没有记载与专利申请完全相同的技术方案。如果记载有相同的技术方案，该专利申请即丧失新颖性。

（二）中药专利申请的创造性审查

1. 中药产品专利申请的创造性判断

按照中药产品的组成可将其划分为多活性组分的复方产品和单活性组分的单方产品。对于中药的复方产品申请来说，大多数申请的产品是以本领域的常规技术工艺制成，而产品的医疗作用与生产该产品的原料配方组成有着密切的关系，原料组成这一重要的技术特征是大多数复方中药专利申请的发明点之所在。因此可以说，在评价中药复方产品的创造性时，制备该产品的原料组成是决定性的影响因素。

首先，中药复方产品的创造性判断分如下几种情况：如果申请人所要求保护的产品，其原料组成是对现有方剂的改进，包括对药味进行加减、替代或改变比例，申请人应当提供可信性的对比实验数据或者对比临床疗效资料，说明这种改进与已有技术相比产生了何种意外的突出效果，其创造性才可以被确认。

实例 10-8

现有技术中的生脉饮口服液用于治疗心悸、气短等心气虚证，如果在此基础上增加了黄芪，制成一种新的口服液，申请人应当有可信性的对比实验资料或者对比疗效资料，说明在现有技术的基础上增加黄芪之后，制成的新产品与已知的生脉饮口服液相比具有某些突出的意外效果。

实例 10-9

一种清热解毒用于治疗咽喉肿痛的专利申请药物是由下述组分组成的口服液：金银花 10 份、连翘 10 份、板蓝根 10 份、紫花地丁 10 份。而现有技术当中记载了治疗相同疾病的药物组合物，是由下述组分制成的口服液：金银花 10 份、连翘 10 份、大青叶 10 份、蒲公英 10 份。两者在组方原则上都是清热解毒，不同之处是以大青叶替换了板蓝根，以蒲公英替换了紫花地丁。由于板蓝根和大青叶在清热解毒功效方面类似，紫花地丁和蒲公英也是清热解毒作用相类似的药，所替换的药物在作用、方剂中的地位及用量方面均没有实质性的差别，也没有产生意外的突出效果。因此，这种替换属于本领域普通技术人员的一般性选择，发明与现有技术的药物相比在剂型、原料、方法方面不具备实质性区别，是不具备创造性的。

实例 10-10

四逆汤与通脉四逆汤均由附子、干姜和炙甘草制成，但是，两者的用量不同，四逆汤的用量为附子（12g）、干姜（4.5～9g）、炙甘草（6g），功用为回阳救逆，主治心肾阳衰寒厥证。

而通脉四逆汤的用量为附子（20g）、干姜（9～12g）、炙甘草（6g），功能为破阴回阳，通达内外，主治少阴病阴盛格阳证。假设前者作为现有技术，后者作为专利申请的话，后者则具有创造性。

如果一种中药，由于制备方法的不同使得所制备的产品性能产生了意外的突出效果，这种方法制备的产品具备创造性。在此，需要特别注意的是，首先这种产品要具备新颖性。也就是说，经过这种不同的制备方法生产出的产品，在产品的特征上应当有别于现有技术，如果是已知的产品，作为产品已经不具备新颖性，这种情况下只能获得方法专利。

其次，如果一项中药产品的专利申请是以一种从已知中药原料中提取的有效部位作为活性成分，且这种活性成分是新分离出来的、过去未曾报道过的物质。由于和已有技术相比，从该已知原料中分离出了新物质，只要申请人以可信性的药效资料证实了其医疗作用，该产品即具备创造性。

2. 制剂专利申请的创造性判断 对于已知产品（复方或单方）在临床应用过程中必然要采用一定的制剂形式，如果这一制剂形式属于目前本领域常规方法制备的常规制剂，则不具备新颖性和创造性。但是，如果采用新型制剂手段，且与现有技术相比有实质性区别或产生了意外的突出效果，这种方法即具备创造性。

实例 10-11

一种载丹参酮ⅡA的纳米给药系统，其特征在于，所述的纳米给药系统是以缬氨酸-精氨酸-甘氨酸-天冬氨酸-谷氨酸环肽修饰的聚乙二醇单甲醚-聚乳酸羟基乙酸-聚赖氨酸的聚合物作为载体的载丹参酮ⅡA的纳米粒，该纳米粒可用于制备静脉或肌内注射或口服给药的缓释纳米粒，作为肿瘤靶向给药。而另一种载丹参酮ⅡA的聚乳酸纳米粒，其特征在于所述的载药纳米粒的活性组分为丹参酮ⅡA，所用载药纳米材料为聚乳酸，所述纳米粒粒径范围为50～300nm。该制剂可以改变药物的体内过程，增加肝靶向性，用于白血病、原发性肝癌、胃癌、肺癌等恶性肿瘤的治疗。以上两项技术与常规现有技术相比，均获得了靶向给药的意外突出效果，因此，均具有创造性。

3. 中药制备方法专利申请的创造性判断 对于已知产品（复方或单方）的制备方法，在生产过程中如果采用了不同于现有技术的炮制工艺、提取工艺、分离工艺或其他制剂工艺，既可以是某一过程方法的改进，也可以是多步骤的改进。而且，对于该方法的每一具体步骤来说，可能均属于常规方法，只要该专利申请的有益效果是由于工艺方法产生的，与现有技术相比有实质性区别或产生了意外的突出效果，这种方法即具备创造性。

对于所产生的有益效果来说，分两种情况：①由于方法的改进给产品性能带来了改善：如增加了新用途，或者使得原来的疗效有所提高，或降低了不良反应，或延长了储存期、提高了纯度、改善了口感等。②给生产过程带来了改善：如成本的降低、生产危险程度的降低、生产能耗的降低、原料资源的保护和利用、环境污染的降低、工艺的简化、质量控制的再现性提高等。

4. 中药用途专利申请的创造性判断 关于用途创造性的判断，应当是与现有技术的对比，也就是说，一种已知的产品过去没有这种用途，该用途也不能从其组成或现有技术当中轻易推寻出来，专利申请给出了一种新用途，只要这种新用途是可信的，则被认为是与现有技术相比具备创造性。由于新用途发明的关键之处在于新的药理作用，因此，这种申请对于药效资料的可信性要求比较严格。

（三）中药专利申请的实用性审查

实用性是指发明的客体必须能够在产业上制造或者使用，并且能够产生积极效果。授予专利权的发明，必须是能够达到实际目的且能够应用的发明。

对于中药来说，发明一种药物，应当是具有医疗作用的产品，能够再现性地达到其治疗目的，这种再现性包括了产品的再现性和医疗效果的再现性，如果所发明的产品疗效不固定，无再现性，不能达到其发明目的，则不具备实用性。

对于一件复方中药专利申请，如果现有技术当中没有记载与之相类似的药物，这种情况下需要证实该药物具有医疗效果，并且该药物能够工业化生产，其实用性才能够被确认。对于单方中药专利申请来说，如果一种物质（植物、动物、矿物等）在文献中从未被记载过，或者虽然记载过，但从未记载过具备药用作用，只要申请人以可信性的数据或临床资料证明用这种物质制成的中药具有诊断、治疗或预防疾病的作用，并且该药物能够进行工业化生产，用这种物质制成的药物即具备实用性。

思考题

1. 在中药知识产权保护中，行政保护与司法保护相辅相成，具体体现在哪些方面？
2. 如何进一步加强中药知识产权保护体系的建设？
3. 中药知识产权保护的主要形式有哪些，其各自的特点是什么？
4. 中药知识产权保护在促进中医药事业健康有序发展中有什么作用？
5. 试述中药知识产权保护当前面临的主要挑战。
6. 在中药新药研发过程中哪些研究内容可以申请专利？
7. 对于中药新药研发过程中所产生可能受保护的发明专利内容其最重要的实质条件是什么？

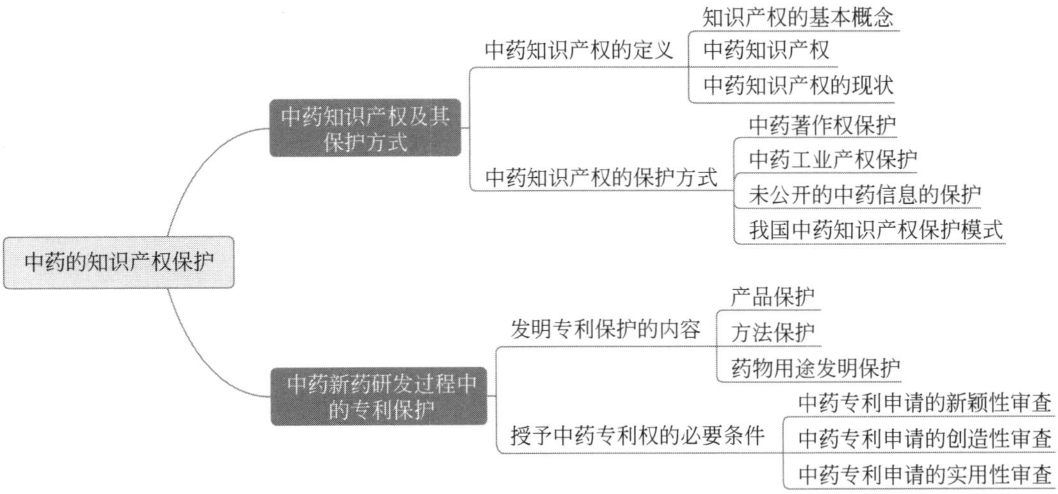

第十一章 中药保健食品研究与开发

第一节 概 述

随着经济的发展和社会的进步，人们对于身体素质的要求越来越高，自我保健的意识也在不断增强，在食品工业的飞速发展下，食品保健意识深入人心，现今中药运用于食品保健领域已比较广泛。中医药历来注重食补、药膳和食疗，现存最早的中医理论典籍《黄帝内经》中首先提出了食养的概念；《神农本草经》记载的许多药食同源的动植物药材，具有显著的养生保健功能；唐代孙思邈的《备急千金要方》、宋代陈直的《养老奉亲记》、元代忽思慧的《饮膳正要》等专著都有食疗的记载，这些古籍为中药保健食品的发展奠定了坚实的基础。从古到今，中医药文化的源远流长体现了中华民族的文化自信，如今要对中药保健食品进行研究与开发，更体现了国民对文化的继承与发扬。

一、中药保健食品范围与特点

保健食品，是指声称具有保健功能或者以补充维生素、矿物质等营养物质为目的的食品。即适宜于特定人群食用，具有调节机体功能，不以治疗疾病为目的，并且对人体不产生任何急性、亚急性或慢性危害的食品。中药保健食品系指在中医药理论指导下，以卫生部门批准的药食两用中药为主要原料，按特定的制备工艺进行制作，经过安全性和功能性评价，具有调节人体生理功能，有助于健康的食品。中药保健食品属于保健食品范畴内。

保健食品必须符合下列要求：①经必要的动物和（或）人群功能试验，证明其具有明确、稳定的保健作用。②各种原料及其产品必须符合食品卫生要求，对人体不产生任何急性、亚急性或慢性危害。③配方的组成及用量必须具有科学依据，具有明确的功效成分。如在现有技术条件下不能明确功效成分，应确定与保健功能有关的主要原料名称。④标签、说明书及广告不得宣传疗效作用。另外凡声称具有保健功能的食品必须经国家卫生健康委员会审查确认。

（一）中药保健食品的范围

①天然食品如水果、蔬菜、禽肉蛋、水产品等；②国家卫生健康委员会公布的既是食品又是药品的药材。现阶段我国《药食同源物质目录名单》中，收录的中药材包括蝮蛇、薤白、百合、龙眼肉、牡蛎等，共计 102 种。

（二）中药保健食品的特点

1. 以中医药理论为指导 中医学具有完整的理论体系，这一独特的理论体系内容广泛，具有指导中药用于预防、诊断、治疗疾病或者调节人体功能的作用。目前，中医药在保健食品方面日益发展壮大，中医药在保健食品中的应用一直都有，如《饮膳正要》所记载的山萸肉粥、枸杞羊肾粥就有减缓老年虚损病的作用；又如《粥谱》中由桑椹子、糯米、冰糖制成的桑仁粥对头晕、目眩、失眠、健忘等证候的治疗有一定效果。

中药保健食品中用到药食两用的药材配伍时需要遵循中医药理论的规律，即考虑人体的整体观念、阴阳学说、五行学说、气血观念及体质学说和药材的四气、五味、归经、升降浮沉等特性。

中医学认为，人体是一个有机整体，构成人体的各个组织器官在结构上是相互沟通的，在功能上是相互协调、相互为用的，在生理上是相互影响的。

食用保健食品时除了要考虑人的因素外，还要考虑药材的因素。首先是药材的四气，《神农本草经》认为，四气主要是指寒、热、温、凉。《素问》中提到“治寒以热，治热以寒”，所以选用保健食品其实也要符合四气的理论，如热证宜选用芦根饮、绿豆汤等。其次是药材的五味。五味泛指食物或药物的酸、苦、甘、辛、咸五种滋味，甘味能补虚缓急；酸味能敛肺涩肠；苦味能降泄燥湿；咸味能软坚散结；辛味能发表行散；当出现虚汗时可选用具有酸味的乌梅、山楂等。再者是药材的归经。归，即归属，指药物作用的归属；经，即人体的脏腑经络。归经，即药物作用的定位。当药材作为食品时，其对人体的脏腑经络的影响也有一定的范围和选择性，如心火上炎时，可食用安神代茶饮、蜜饯百合等。最后是药物的升降沉浮，它是指中药作用于人体的四种趋向。升是指上升、提升；降是指下降、降逆；沉是指内行泄利；浮是指外行发散。食物升降沉浮的作用与其自身的性味有关，治疗病势下陷或外邪在表的病证宜选用具有升浮作用的食品，如八角茴香炖牛肉。

2. 具有功能性但不以治疗疾病为目的　保健食品是食品的一个种类，具有一般食品的共性。食品指各种供人食用或者饮用的成品和原料以及药食两用的物品，但是不包括以治疗为目的的物品。保健食品有一定的功能性，这是其与一般食品最大的区别。

随着越来越多的保健品投入市场，国家行政主管部门对于保健食品的功能也在不断修订和完善。2019 年 3 月，国家市场监督管理总局发布《关于征求调整保健食品保健功能意见》的公告，要对保健食品功能进行相应的调整，并且规定对一些保健功能要进行必要的研究论证。其中已经注册备案的首批拟调整的功能：补充矿物质和维生素、有助于增强免疫力、缓解体力疲劳、有助于抗氧化、有助于促进骨健康、有助于润肠通便、有助于调节肠道菌群、有助于消化、辅助保护胃黏膜、耐缺氧、有助于调节体脂、有助于改善黄褐斑、有助于改善痤疮、有助于改善皮肤水分状况、辅助改善记忆、清咽润喉、改善缺铁性贫血、缓解视觉疲劳、有助于改善睡眠、补充β-胡萝卜素；有待进一步研究论证的保健功能：辅助降血脂、辅助降血糖、辅助降血压、对化学性肝损伤有辅助保护功能、对辐射危害有保护功能；拟取消的保健功能：改善生长发育、促进泌乳、延缓衰老。对保健食品的功能调整进一步规范化了保健食品的使用，以防止人们以治疗疾病为目的来使用。保健食品最终被人们所食用，其功能的规范化体现了中药文化的科学性、合理性，同时引导研究者在研究中保持实事求是、科学严谨的态度。

3. 注重保护脾胃　胃为水谷之海，主消化；脾为胃行其津液，主运化。二者燥湿相济，升降协调，胃纳脾化，互相为用，构成了既对立又统一的矛盾运动，共同完成水谷的消化、吸收和转输的任务。所以中医认为脾胃是人体脏腑中的重要器官，《脾胃论》中说“胃中元气盛，则能食而不伤，过时而不饥；脾胃俱旺，则能食而不肥……”这就阐明了脾胃之气的盛衰与食物消化之间的关系。

古人在食疗中就如何保护脾胃之气提出了两大措施：首先是常把升阳益胃及温补命门之火的思想作为提高脾胃功能的措施；其次是在膳食中加入具有消导、温中、理气、芳香化浊作用的药物，以增进食纳，提高运化功能。例如，羊羔酒主阳虚，有健脾胃的作用；枣汁有养脾胃，生津液，补气，主大惊的作用；白粳米粥、白籼米粥等粥类易消化，能养脾胃，生津液，调中健脾等。这些都是以上两大措施的实践。

4. 配伍注意药食宜忌 中药配伍中有“十八反”和“十九畏”，若违背了配伍禁忌，可能会加重病情或增加新病情。《黄帝内经》提到五脏病有所宜有所忌，如脾病者宜食粳米饭、牛肉、枣、葵，心病者宜食麦、羊肉、杏，肺病者宜食黄黍、鸡肉、桃、葱，肝病者宜食麻、李、韭，肾病者宜食猪肉、栗、藿等；心病禁咸，肝病禁辛，脾病禁酸，肺病禁苦，肾病禁甘。这些都是古代医家留下来的经验，现在仍然有参考价值。

在制备中药保健食品时，需要考虑食物与食物或食物与药物间的饮食禁忌问题。古代文献记载有猪肝忌与荞麦、豆酱同食，否则会引发痼疾；蜂蜜不宜与生葱、莴苣同食，不然会引起腹泻等。现代的《饮食禁忌》书中也提到食物之间的搭配禁忌，如羊肝与竹笋相克，同食会引起中毒；海味食物与含鞣酸食物相克；海味食物中的钙质可与鞣酸结合成一种新的不易消化的鞣酸钙，它能刺激肠胃并引起不适感，出现肚子痛、呕吐、恶心或腹泻等症状，含鞣酸较多的水果有柿子、葡萄、石榴、山楂、青果等；鸡蛋与豆浆同食会减少蛋白质吸收；等等。

二、中药保健食品研发现状与发展趋势

在中药保健食品的发展过程中，虽然取得了有很大的进步，但同时也存在很多问题。中药保健食品是一类介于食品与药品的物质，发展还不够成熟、大众接受认可度还不够高，下面对中药保健食品的研发现状及发展趋势进行阐述，通过剖析以更好地促进中药保健食品的发展。

（一）中药保健食品研发现状

1. 我国中药保健食品发展概况 中药保健食品在20世纪80年代就已经兴起，那时候上市的中药保健食品就已经有1000种左右，但主要以滋补保健和营养强化食品为主，剂型相对较少。后来，我国颁布了《保健食品管理办法》，使中药保健食品越来越规范化，之后陆续颁布的一系列规章和技术要求使中药保健食品更加规范化地发展。随着科技的进步和社会的发展，人们的生活水平不断提高，“花钱买健康”也成为人们的一种消费时尚，消费者普遍认为中药保健食品能够强身健体，促进身体健康。这就促使人们对中药保健食品的需求量不断增大，中药保健食品的市场也越来越繁荣，同时中药保健食品的种类和产量也在不断上升。

2. 目前中药保健食品的目标人群 第一类目标人群是中老年人。中老年人生理上会表现出新陈代谢放缓、抵抗力下降、生理功能下降等特征。随着社会老龄化的日益加重，中国的老年人越来越多，所占人口比例也越来越高，据统计，我国80岁以上的老年人早已突破两千万，失能、半失能老人也越来越多。中年人是社会中坚力量，肩负民族与社会责任，任务重，责任大，无论是对事业还是对家庭，期望都比较高。但长期持续承受的压力严重地威胁着中年人的身心健康，特别容易导致他们精神不振、疲劳，引发胃肠道疾病，严重的还可能引发冠心病、糖尿病、癌症等高危疾病，而能够预防这类疾病的中药保健食品特别受他们的欢迎。

第二类目标人群是妇女儿童。妇女是消费保健品的主力大军，每年女性在健康和美容的保健品上消费庞大。保持青春美丽是每个女性毕生追求的目标，与抗衰老、美容养颜有关的保健品是她们购买的主要产品。例如，补血佳品“复方阿胶浆”含有的中药成分有补血滋阴、益气养荣、填精生髓的功效，常用于气血两亏所致的面色萎黄或苍白、头发干枯无光泽、头晕失眠、食欲不振、月经量少及崩漏等症状。儿童是祖国的花朵，是长辈们的“宝贝”，他们的健康是家人关注的重点。国外营养学界最近提出：原则上凡是能提高儿童免疫力、促进其身体/智力

发育的保健产品都能被用作儿童保健食品的生产原料。这类保健食品不分儿童性别、年龄均可服用。例如，市面上适宜儿童食用的保健食品有多种维生素/矿物质，其有助于儿童成长发育和增进健康，提高儿童抗病能力；服用柠檬酸锌不仅能促进智力和身体发育，还有助于改善儿童视力、防止近视。

3. 中药保健食品市场现状及存在的问题

（1）中药保健食品市场现状 据国家药品监督管理局-前瞻产业研究院调查数据显示，2019年统计的保健品相关产业约有2455家。近十年中国保健品行业的市场规模呈现不断增长的趋势，中国保健品行业的市场规模在2019年达到411亿美元，折合人民币约2835亿元。

（2）目前中药保健食品存在的问题 尽管目前中药保健食品的市场很大，但是在研发、评价等各个方面仍然存在很大的问题，如果这些问题长期积累得不到解决，将来会制约中药保健食品行业的发展。中药复方保健品在配方理论、保健功能声称、功能、安全性评价及技术、适宜人群范围、食用注意事项等方面缺乏中医药理论的支撑，使保健功能和功能描述之间的关系模糊，用量大小和配伍关系确定的证据缺乏，工艺简单，标准粗劣，功能因子、有效成分不清楚，导致产品开发盲目，产业低质量发展。

中药保健食品的研发存在安全、有效、质量等方面的风险与隐患。目前比较突出的问题有以下几项。

1）中药保健食品研发过程脱离了中医药理论的指导，而是按照西药保健食品的研发方式进行。这种做法忽略了中药保健食品的特点，容易导致剂型及配伍的错误选择，使保健食品的有效性、质量下降。

2）非法添加化学成分。据有关部门统计，中药保健食品中出现的非法添加化学成分主要有以下几类：在辅助降血脂类中药保健食品中添加洛伐他汀、烟酸等；在糖尿病类中药保健食品中添加盐酸二甲双胍、格列苯脲等；在改善睡眠类中药保健食品中添加硝西泮、地西泮等。添加的成分隐秘而复杂，严重威胁到人民群众服用中药保健食品的安全性，不利于中药保健类食品的发展。

3）现有的中药保健食品多数只有短期的喂食试验，不足以充分暴露所有的安全隐患，长期服用有可能发生安全问题。

4）功效成分不够明确。目前已经明确的中药保健食品主要成分有多糖类、皂苷类、酶类、低聚糖等，但是功能因子结构、含量及作用尚未明确，这一问题导致我国很多已经上市的中药保健食品功效成分不能被检测出来，同时给监管部门带来了困扰。

（二）中药保健食品发展趋势

1. 消费人群范围扩大 随着自然环境的变化，生活节奏的加快，工作压力的变大以及生物学因素的影响，人们的健康状态也随之发生了变化。现在的人们不只存在健康和疾病两种状态，还有介于这两者之间的状态，被我国学者称为“亚健康”状态。

目前处于亚健康状态的人群范围不断扩大，逐渐从中老年人向年轻人蔓延。在人们看来，保健食品的组成既是食物也是药物，有一定的营养也有一定的功能，是亚健康人群青睐的消费品，通过保健食品可以调节身体机能，强身健体。

2. 往普通食品形态方向发展 目前中药保健食品的剂型跟药品的剂型相似，如软胶囊、硬胶囊、口服液、片剂、颗粒剂、散剂、丸剂等，这些剂型很可能是人们错把中药保健食品当药吃的缘故。所以未来中药保健食品的剂型可能会往普通食品的形态方向发展。

随着人们生活水平的提高，食品种类也越来越多样化，有些大城市的人们生活节奏快，更加倾向于便捷快速的食品。例如，饮料已经成为很多人日常生活的必需品，市场需求的急剧增加使饮料行业得到了迅速的发展，现在已有人研制出以天麻、苦瓜和绿茶为原料的具有保健作用的植物饮料。保健食品以罐头的形式出现也是一种趋势，有人开发出了一种保健型五粮饭罐头制品，相类似的还有大家熟悉的八宝粥。还有一些酒类，如有滋阴养血、生津润燥功能的桑葚酒、有活血化瘀及清肺利咽作用的橄榄酒等，制作方法简单，甚至可以自己制备。含中药饼干作为生活中比较常见的食品，既方便食用，也可快速补充能量且方便携带。

3. 中药保健食品的总体价格水平下降 除了少数含珍稀中药的保健食品，一般保健食品在日益走进寻常百姓家的同时，价格将会有下降的趋势。将来由于人们的需求，产品的多样化等因素导致保健食品的消费者会横跨各个年龄段，消费群体的持续扩大在一定程度上会促进行业生产的规模化，以及产品的普及化，进而导致价格下降。

4. 科研投入逐步增加 随着社会平均学历水平普遍提高，人们对保健品也有了更加科学的认识，对保健品的技术含量要求也越来越高。人们对保健品认识的变化，将会促进各大企业和研究院所增大对中药保健品的研发投入。利用高新技术对中药保健食品进行研发是一大趋势。

现代生物技术在中药保健食品领域中的应用有发酵工程、酶工程、细胞工程等。膜分离技术可以用于中药保健食品制备工艺中原料的分离、纯化、浓缩、精提等。其中微孔过滤可以除去中药保健食品中的菌类；超滤技术可以用于提取液中不同分子量物质的分离；反渗透技术可以用于提取液的浓缩或提取功能分子等。超临界流体萃取是以超临界流体作为溶剂，从固体或液体中萃取可溶性组分的分离操作，可用于热敏性物质和高沸点物质的分离纯化，该技术能够提高中药中有效成分的利用率，避免造成浪费，其生产成本也不高，未来在保健食品中应用将更加广泛。其他高新技术还有冷冻干燥技术、冷杀菌技术等。

5. 监督管理、评价体系逐步完善 监督管理的完善包括强化准入制度、完善维权管理、加大广告整治和宣传力度。强化准入制度有：①整合注册商标，要求申请过程要向相关部门提供保健食品的功能性说明、研发过程、基础原资料、说明书以及样品试验结果等基础数据，这些解决了前面提到的一些中药保健食品功能模糊、注意事项不明确的问题，特别是有效防止了非法添加化学成分的问题出现。②对保健食品进行功能以及相应成分的验收。自然营养成分和特殊性功效成分是保健食品的关键组成部分，只有明确规定具体内容才能体现实际价值。对功能功效成分的审查是规范保健食品质量的根本，对生产经营商还有一定的约束力。为了确保成分的价值及科学性，可以向大众公示相关信息，及时展示新发现和科研新成果，从而提升大众使用保健食品的信心和认知水平。完善维权管理是指相关部门要积极提升对法律依据的认知和管理水平，积极引导民众用法律武器维护正当的权益。一方面使民众的权益受到保障，另一方面约束不法分子的违法行为。针对前面提到的中药保健食品的标签及宣传问题，在标识上增加限定用语，注明潜在风险，进一步完善保健食品广告监管法律制度，明确、清晰地界定虚假广告、虚假宣传等违法行为，加大广告监管和处罚力度，追究违法广告商和传播媒体的责任，同时建立举报奖励制度，促使广大消费者、人大政协委员、新闻媒体进行监督，使监督成为一种常态。加大正面宣传和舆论引导，通过开展日常知识普及和培训宣传，在恰当时候发布监督检查和抽检情况，让民众充分了解保健食品质量安全、消费知识。

评价体系的完善包括功能性评价的完善和安全性评价的完善。国家批准的保健食品功能多数比较单一，且评价方法和评价指标多数是以生化指标为基础，忽视了与中医相关的指标。建立完善的中药保健食品评价体系，各个阶段都不能少，可以从原材料的种植、采收、储存、炮制、成分提取、制备工艺等环节都采取相应的评价措施，以确保功能性成分不丢失，确保各个环节制造出的中间产物是安全的，从而确保最终产品的安全性。为了评价的统一化、标准化，还应建立一个完善的关于中药实验方法的配套系统和中医药系统，以确保中药保健食品的科学规范化生产，同时也便于监管部门的质量审查。另外还要加强安全性评价，包括原料药安全性和产品安全性。严查原料药中农药、重金属、有毒有害物质超标的药材，植物在种植、采收、加工、储藏过程中都有可能受到污染，加强检测，可避免毒素在中药材中积累，特别要注意检测致畸、致癌的微生物毒素，以免给食用安全带来隐患。产品的安全性主要靠检测其毒性加以保证，所以毒性安全实验需要更加规范化，要建立完善的毒性实验体系，运用现代毒理学技术，针对保健食品安全性设计实验，结合中医体质辨识，建立适宜的安全性早期预警评价技术，构建产品安全性研究的技术方法体系。

6. 对天然药源的挖掘将会更加广泛和深入　中药保健食品利用最多的资源是植物类、动物类、矿物类，这些也是传统中药一直沿用至今的。随着技术的发展和人们对大自然的探索，将会有越来越多的资源被开发出来，如海洋药物类中药保健食品的研发。我国有广阔的海洋区域，至今为止，海洋里的一些动植物对人类而言仍然是个谜，未来可能会将这些动植物逐渐研究透彻，海洋动植物的药用价值将会进一步确定，出自海洋的中药保健食品将不断被研发出来。

三、中药保健食品研究与开发的依据

从事中药保健食品研究与开发工作必须遵循相关法律法规，从民众需求、生产现状及产品市场等实际出发，以确保中药保健食品研究与开发工作的科学、规范、合理。

（一）法定依据

法定依据是指中药保健食品研究与开发工作中应遵循的国家药品、食品标准及相关管理法规。

1.《中华人民共和国食品安全法》　食品安全（food safety）指食品无毒、无害，符合应当有的营养要求，对人体健康不造成任何急性、亚急性或者慢性危害。食品安全既包括生产的安全，也包括经营的安全；既包括结果的安全，也包括过程的安全；既包括现实的安全，也包括未来的安全。

在我国，食品安全受到国家高度重视，在 1995 年最早颁布了《中华人民共和国食品卫生法》。2009 年 2 月 28 日第十一届全国人民代表大会常务委员会第七次会议通过，2015 年 4 月 24 日第十二届全国人民代表大会常务委员会第十四次会议修订，根据 2018 年 12 月 29 日第十三届全国人民代表大会常务委员会第七次会议《关于修改〈中华人民共和国产品质量法〉等五部法律的决定》第一次修正，根据 2021 年 4 月 29 日第十三届全国人民代表大会常务委员会第二十八次会议《关于修改〈中华人民共和国道路交通安全法〉等八部法律的决定》第二次修正。现行版为 2021 年修订版。

2.《保健食品注册与备案管理办法》　是为规范保健食品的注册与备案，根据《中华人民共和国食品安全法》制定，由国家食品药品监督管理总局于 2016 年 2 月 26 日发布，现行版根据 2020 年 10 月 23 日国家市场监督管理总局令第 31 号修订。

3. 其他保健食品的标准与规定　《食品生产经营风险分级管理办法（试行）》适用于食品药品监管部门对食品经营者和添加剂生产者的分级管理，可起到强化食品生产经营风险管理、科学有效实施监管的作用，提高工作效能和食品安全保障能力。

《保健食品良好生产规范》（GB 17405—1998）规定了保健食品生产企业的机构和人员、厂房设施、原料成品、生产过程、品质和卫生管理方面的基本技术要求。本规范是保健食品生产质量管理的基本准则。

《食品安全国家标准　预包装特殊膳食用食品标签》（GB 13432—2013）规定了特殊膳食用食品的定义、基本要求，适用于预包装特殊膳食用食品的标签（含营养标签），分为强制标示和可选标示内容。

（二）市场依据

中药保健食品的研究在不断发展，科学技术水平也越来越高，保健食品的功能作用越来越多地被证实，越来越多的消费者把健康和食品联系起来，因此具有营养又具有保健功能的保健食品备受人们的青睐。市场需求及发展方向一定程度上影响了中药保健食品的应用前景，研究者根据市场来进行针对性研究，抓准目标市场、了解市场需求与容量、摸清同类产品的情况等，明确中药保健食品的优势，开发具有中医药特色的保健品，确保中药保健食品的市场前景，是中药保健食品研究工作中的重要环节。

总的来说，研究中药保健食品必须遵循各项相关法律、法规，从市场、现状及趋势等多个角度审视中药保健食品的各项研究，以确保研究成果的权威性、规范性、可行性与经济性。

第二节　中药保健食品的申报与审批

一、中药保健食品的申报材料目录

保健食品的申报材料应完整，保健食品注册申请人或者备案人应当对所提交材料的真实性、完整性、可溯源性负责，并对提交材料的真实性承担法律责任。

根据《保健食品注册与备案管理办法》（2016 年 2 月 26 日国家食品药品监督管理总局令第 22 号令公布，根据 2020 年 10 月 23 日国家市场监督管理总局令第 31 号令修订）的规定，不同申报类别的保健食品申报材料目录有所不同。

国产保健食品注册申报材料目录如下：

1. 保健食品注册申请表；申请人对申请材料真实性负责的法律责任承诺书。
2. 注册申请人主体登记证明文件复印件。
3. 产品研发报告，包括研发人、研发时间、研制过程、中试规模以上的验证数据，目录外原料及产品安全性、保健功能、质量可控性的论证报告和相关科学依据，以及根据研发结果综合确定的产品技术要求等。
4. 产品配方材料，包括原料和辅料的名称及用量、生产工艺、质量标准，必要时还规定提供原料使用依据、使用部位的说明、检验合格证明、品种鉴定报告等。
5. 产品生产工艺材料，包括生产工艺流程简图及说明，关键工艺控制点及说明。
6. 安全性和保健功能评价材料，包括目录外原料及产品的安全性、保健功能试验评价材料、人群食用评价材料；功效成分或者标志性成分、卫生学、稳定性、菌种鉴定、菌种毒力等试验报告，以及涉及兴奋剂、违禁药物成分等检测报告。
7. 直接接触保健食品的包装材料种类、名称、相关标准等。
8. 产品标签、说明书样稿；产品名称中的通用名与注册的药品名称不重名的检索材料。
9. 三个最小销售包装样品。
10. 其他与产品注册审评相关的材料。

二、中药保健食品的申报与审批

根据《保健食品注册与备案管理办法》的规定，生产使用保健食品原料目录以外原料（以下简称目录外原料）的保健食品和进口首次进口的保健食品（属于补充维生素、矿物质等营养物的保健食品除外）应当申请保健食品注册。生产使用的原料已经列入保健食品原料目录的保健食品和进口首次进口的属于补充维生素、矿物质等营养物质（其营养物质应当是列入保健食品原目录的物质）的保健食品应当依法备案。已注册的保健食品原料已经列入保健食品原料目录，注册人申请变更注册，或者申请延续注册的，应当按照备案程序办理。

（一）注册申请

保健食品注册，是指市场监督管理部门根据注册申请人申请，依照法定程序、条件和要求，对申请注册的保健食品的安全性、保健功能和质量可控性等相关申请材料进行系统评价和审评，并决定是否准予其注册的审批过程。

国产保健食品注册号格式为：国食健注 G+4 位年代号+4 位顺序号；进口保健食品注册号格式为：国食健注 J+4 位年代号+4 位顺序号。

1. 国产、进口保健食品注册申请与审批流程 注册申请包括拟在中国境内生产销售的国产保健食品注册申请、已在境外生产销售的保健食品拟在境内上市的进口保健食品注册申请、在保健食品注册人的指导下技术受让方提出的技术转让产品注册申请、保健食品注册证书及其附件所载明内容变更的变更注册申请、已经生产销售的保健食品注册证书有效期届满需要延续的延续注册申请。

国产保健食品注册申请人应当是在中国境内登记的法人或者其他组织；进口保健食品注册申请人应当是上市保健食品的境外生产厂商。注册申请人将保健食品注册申报材料报送到国家市场监督管理总局行政受理机构，受理机构在受理后 3 个工作日内将申请材料送交国家市场监督管理总局保健食品审评机构。审评机构组织审评专家对申请材料进行审查，需要补正材料的，一次告知需要补正的全部内容，注册申请人应当在 3 个月内一次提供补充材料。需要开展现场核查的，通知查验机构按照申请材料中的产品研发报告、配方、生产工艺等技术要求进行现场核查，并对下线产品封样送复核检验机构检验。查验机构应在 30 个工作日内完成现场核查，并将核查报告送交审评机构。复核检验机构对申请材料中测定方法的科学性、复现性、适用性进行验证，对产品质量可控性进行复核检验，并应在 60 个工作日内完成复核检验，将复核检验报告送交审评机构。首次进口的保健食品境外现场核查和复核检验时限，根据境外生产厂商的实际情况确定。

审评机构在 60 个工作日内完成审评工作，认为申请材料不真实、产品存在安全性或者质量可控性问题，或者不具备声称的保健功能的，应当终止审评，提出不予注册的建议。同时向注册申请人发出拟不予注册的书面通知。注册申请人可以在 20 个工作日内向审评机构提出书面复审申请并说明复审理由。复审的内容仅限于原申请事项及申请材料。

审评机构认为申请材料真实，产品科学、安全、具有声称的保健功能，生产工艺合理、可行和质量可控，技术要求和检验方法科学、合理的，提出予以注册的建议。

审评机构做出综合审评结论及建议后，应在 5 个工作日内报送国家市场监督管理总局。国家市场监督管理总局应在 20 个工作日内对审评程序和结论的合法性、规范性以及完整性进行审查，并做出准予注册或者不予注册的决定。并自做出决定之日起 10 个工作日内，由受理机构向注册申请人发出保健食品注册证书或者不予注册决定。

注册申请人对不予注册的决定有异议的，可以向国家市场监督管理总局提出书面行政复议申请或者向法院提出行政诉讼。

2. 技术转让产品的注册申请 审评程序简化。符合要求的，国家市场监督管理总局为受让方核发新的保健食品注册证书，并对转让方保健食品注册证书予以注销。受让方除提交规定的注册申请材料外，还应当提交经公证的转让合同。

3. 变更注册申请 保健食品注册证书及其附件所载明内容变更的，由保健食品注册人申请变更并提交书面变更的理由和依据。注册人名称变更的，由变更后的注册申请人申请变更。

4. 延续注册申请 保健食品注册证书有效期为5年，保健食品注册人应当在有效期届满6个月前提出延续注册申请。接到保健食品延续注册申请的市场监督管理部门应当在保健食品注册证书有效期届满前作出是否准予延续的决定。逾期未做出决定的，视为准予延续注册。

（二）保健食品注册审评

保健食品注册审评机构组织对申请材料中的下列内容进行审评，并根据科学依据的充足程度明确产品保健功能声称的限定用语。

1）产品研发报告的完整性、合理性和科学性。

2）产品配方的科学性、产品安全性和保健功能。

3）目录外原料及产品的生产工艺合理性、可行性和质量可控性。

4）产品技术要求和检验方法的科学性和复现性。

5）标签、说明书样稿主要内容以及产品名称的规范性。

（三）保健食品备案

保健食品备案，是指保健食品生产企业依照法定程序、条件和要求，将表明产品安全性、保健功能和质量可控性的材料提交市场监督管理部门进行存档、公开、备查的过程。

国产保健食品备案号格式为：食健备G+4位年代号+2位省级行政区域代码+6位顺序编号；进口保健食品备案号格式为：食健备J+4位年代号+00+6位顺序编号。

国产保健食品的备案人应当是保健食品生产企业，原注册人可以作为备案人；进口保健食品的备案人，应当是上市保健食品境外生产厂商。

国家市场监督管理总局行政受理机构负责接收首次进口的属于补充维生素、矿物质等营养物质的保健食品备案材料。省、自治区、直辖市市场监督管理部门负责接收本行政区域内保健食品备案材料。市场监督管理部门收到备案材料后，符合要求的，当场备案，发放备案号，并将备案信息在其网站上公布；不符合要求的，一次告知备案人补正相关材料。

第三节　中药保健食品研发流程与工艺研究

一、中药保健食品研发流程

中药保健食品的研发流程主要包括可行性分析、选题、立题、设计方案，组织实施、资料撰写整理、申报与审批、转让与保护、投产与销售等。

（一）可行性分析

在研发中药保健食品之前，首先要进行市场调研，包括预期市场、市场容量、市场需求、目标人群、竞争状况、研发产品的市场定位等信息。通过对目标市场消费者的消费心理、消费行为、消费需求和可接受价格等进行认真调研，掌握消费者的消费行为和动机。对研发的中药保健食品所能达到的功能和科技水平要定位准确。通过市场调查和文献资料检索，或利用大数据分析，统计出已上市同类产品数和比例，分析拟研发产品具有的自身特点和优势。对产品在功能、配方、原料特点、制剂工艺、适应人群等方面可能带来的社会效益和经济效益进行评估和预测。

（二）选题

选题是指在研究项目范围内选择拟研究课题的过程，也是一个发现问题、提出问题的过程，是立题的前提条件，往往有新的解决问题的思路、方法和见解产生。选题好与不好是中药保健食品研发能否成功的关键，直接影响产品研发的前景和企业的效益。选题时应坚持科学性、创新性和可行性原则，同时还要考虑上市后市场的接受程度和经济效益。

（三）立题

立题是指经过科学论证后对拟研发的中药保健食品的研究课题进行确定。实际上就是按照科研管理的有关规定确定研发计划、制定实施方案、落实研发经费、组织研究人员的过程。除国家、地区或部门按规划要求下达的研究任务或基金资助课题以外，也可以根据需要自行选课题研发。

（四）设计方案

首先应进行文献检索，查阅大量文献，根据拟研发中药保健食品定位的功能及其依据的科学理论与相关学科的专业知识，结合产品的审批要求，设计出一套科学、严谨的研发方案（包括配方筛选、剂型的选择、制备工艺、质量标准的研究及卫生学、稳定性、安全性及功能性检测等）要明确研究目的、研究要求和研究内容，在中医药传统理论的指导下，采用先进的研究方法与手段，制定详细的具体实施方案，以便研究工作有计划、规范、高效地开展，使研发工作能按计划有序完成。

（五）组织实施

组织各学科、各专业、各层次研究人员组成研究团队，合理分工，按研究计划开展各项研究工作。在研究过程中，应按既定计划和方案进行，各项工作要按总体要求同步进行。在具体实施时，严格按规范操作，研究记录要及时、准确和完整，数据处理与分析要严密，保证研究结果客观、真实和可靠。研究期间，若相关学术领域有新进展或法规有修订，则研究工作必须及时做出相应的修改和补充。

（六）资料撰写与整理

主要依据《保健食品注册申请申报资料项目要求（试行）》撰写与整理中药保健食品的申报资料。

1. 申请表的填写 包括配方、功效成分及保健功能。

2. 申报材料应按下列顺序逐项撰写 包括名称及配方资料、配方依据；生产工艺资料；质量标准，毒理学安全性评价报告；保健功能评价报告；功效成分鉴定报告；功效成分检验方法；稳定性试验报告；卫生学检验报告；产品标签及说明书；国内外有关资料；其他材料。

（七）申报与审批

国家市场监督管理总局食品审评中心负责全国中药保健食品的注册管理与审批工作，根据2020年10月23日国家市场监督管理总局第31号令修订的《保健食品注册与备案管理办法》，中药保健食品实行注册制，其现场核查由国家市场监督管理总局食品审评中心组织。研究工作完成后，应及时整理申报资料，由研发单位或与其他单位一起向国家市场监督管理总局食品审评中心提出申报要求，国家市场监督管理总局食品审评中心对全部申报资料进行全面技术审查，审查合格后，国家市场监督管理总局发给批准文号。

（八）转让与保护

研发单位在完成中药保健食品一个阶段的研究工作之后，就可以进行技术转让，也可在研究工作基本完成后进行转让。技术转让必须签订合同，以求得保护，也可向国家知识产权局申请专利保护。若是企业研发的新中药保健食品，在正式投产以前，也可申请专利，办理条码等，以求技术保护。

（九）投产与销售

新中药保健食品投产前一般要进一步摸索工艺，使实验工艺能适应大生产的需要。同时还要进一步观察产品的功能、安全性及质量的稳定性。投产后必须按相关法规的规定，及时开展广告宣传等，尽快拓宽新产品的市场，扩大其销路。

二、中药保健食品工艺研究

我国有着广泛药食同源的中药材资源和丰富的中医药文化，这些都为中药保健食品研究提供了基础。中药保健食品研发是在中医药理论指导下进行的，是将纯天然的中药材加工成食品，充分发挥其保健作用。而中药保健食品研发中生产工艺研究是最重要的环节，具体包括从生产工艺剂型的选择，到提取、分离、浓缩、干燥等前处理技术工艺条件的优选，再到产品配方、成型工艺筛选等方面。要积极引入先进的科学技术，设计合理的生产工艺路线，从而使生产工艺科学化、合理化，确保中药保健食品的安全性、功能性和稳定性。

（一）中药保健食品前处理技术

前处理技术包括粉碎、筛析、混合、浸提压榨、分离、精制、浓缩、干燥等。

（二）中药保健食品的形态与剂型

中药保健食品的形态与剂型主要分为三类：第一类是液体，如露剂、鲜汁、茶饮、酒剂、酒类、口服液等；第二类是半固体，如煎膏剂等；第三类是固体，如散剂、颗粒剂、胶囊剂、片剂、丸剂、茶剂、饼干、糖果、糕点等。

中药保健食品的形态与剂型是根据产品配方中原料的特点及功效成分的性质、保健功能的特点和需要、食用人群的顺应性、产品保质期的需要以及生产条件和“五方便（服用、携带、生产、运输、贮藏方便）”的要求等依据来选择，经过综合分析和研究评价来确定，以达到安全有效、质量稳定、“五方便”的目的。

（三）中药保健食品的成型工艺

成型工艺研究是中药保健食品研制的重要环节，应以国家市场监督管理总局发布的《保健食品注册与备案管理办法》为指导，对产品配方的配伍关系、保健功能、功效成分等进行分析，并应用现代科学技术及生产方法进行剂型选择、工艺路线设计、工艺技术条件筛选等系列研究，使生产做到科学、合理、先进、可行。

第四节　中药保健食品的质量标准与评价

一、中药保健食品的质量标准研究

自中华人民共和国建立以来，党和政府十分重视和关心食品生产与经营的卫生管理，曾经颁布了许多食品卫生标准和管理办法。2015 年 5 月 24 日实施的《食品安全国家标准 保健食品》（GB16740—2014）就保健食品的原料和辅料，色泽、滋味、气味和状态等感官要求，理化指标，污染物限量，真菌毒素限量，微生物限量，食品添加剂及营养强化剂等技术指标做出了相关规定。

根据保健食品的定义，我国保健食品分为两类：一是调节机体功能的保健食品；二是营养素补充剂，以补充一种或多种维生素、矿物质而不以提供能量为目的的产品，其作用是补充膳食供给的不足，预防营养缺乏和降低某些慢性退行性疾病的危险性，此类产品仅限于补充维生素和矿物质。保健食品功效成分主要分为碳水化合物、蛋白质、酶及氨基酸、脂肪和脂肪酸、维生素、皂苷类、黄酮类以及微量元素，其中碳水化合物主要包括糖类和纤维素，其功效成分的质量直接影响保健食品的质量。此外，保健食品的原料在生长、采集、贮存等过程中，由于环境条件等各个方面因素的影响，易存在农药残留及毒素，影响保健食品质量，且在其加工处理过程中易出现微生物、重金属和食品添加剂等含量不符合规定，所以还需对其进行卫生质量分析。其中对微生物的检验一般是选用特定培养基培养再经生化试验进行鉴定。综上所述，保健食品的质量控制主要包括两个方面：一是其功能成分的质量控制；二是其从原料采集到加工处理各个过程的质量控制。保健食品应符合 GB16740—2014 的各项要求和检验方法规定。对于不同配方、不同形态、不同工艺的产品，应同时确定符合要求的理化、功效成分/标志性成分、微生物等指标对产品质量进行有效控制。功效成分、特征成分、营养成分及卫生学指标的检测方法应根据其产品适用的方法学范围选择国家标准、部颁标准、行业标准以及国际权威分析方法进行测定。

对保健食品应合理地进行稳定性试验设计和研究。通过稳定性试验，考察随着时间增加，样品在不同环境条件下（如温度、相对湿度等）的化学、物理及生物学特征的变化程度和规律，从而判断样品包装、贮存条件和保质期内的稳定性。产品稳定性重点考察指标，主要包括感官、微生物、崩解时限（溶散时限、溶化性等）、水分、pH、酸价、过氧化值、列入理化指标中的特征成分等随着储存条件和储存时间容易发生变化的指标。

产品非稳定性重点考察指标主要包括鉴别、灰分、污染物（如铅、总砷、总汞等）、真菌毒素、农药残留（如六六六、滴滴涕等）、国家相关标准及现行规定有用量限制的合成色素和甜味剂等随储存条件和储存时间不易发生变化的指标，以及国家相关标准及现行规定有用量限制的抗氧化剂指标。

（一）保健食品的卫生学检验

食品的卫生学检验目的是检查食品中是否含有或被污染了有毒、有害物质，判定是否符合卫生标准的要求，从而保证食用的安全性。保健食品作为食品的一个种类，确定卫生学检验项目的原则有如下几点。

1. 产品应符合 GB16740-2014 的各项卫生指标的要求　铅、总砷、总汞、菌落总数、大肠菌群、霉菌和酵母、金黄色葡萄球菌、沙门氏菌有限量指标，所有保健食品的检验指标都应符合这个标准。

2. 检验保健食品的食品原料是否符合卫生标准要求 相当一部分保健食品是在正常食品中（如奶粉、酒类）加入一些特殊成分后构成的，这些正常的食品应符合相应的卫生标准要求。

3. 保健食品的功效成分应对人体不构成危害 保健食品与普通食品的最大区别在于前者含有特殊功效成分，这些成分往往是外来加入的非正常食用物质，其中含有或可能含有对人体构成的有毒、有害物质。例如，鱼油、磷脂中含有过多的过氧化物、低级羧酸类，对人体有一定的毒性作用，对它们的含量应有一定的限制。

（二）保健食品中重金属元素的测定方法

重金属元素的测定方法包括比色法、原子吸收光谱法、极谱法、离子选择性电极法等，但常用的是原子吸收光谱法，它具有选择性和灵敏度都高的特点。原子吸收光谱法（atomic absorption spectroscopy，AAS），又称原子吸收分光光度法，是一种根据特定物质基态原子蒸气对特征辐射的吸收来对元素进行定量分析的方法。包括食品中铅、总砷、总汞、铜、镉等重金属元素的测定方法。

（三）农药残留和真菌毒素的检测方法

保健食品中的农药残留主要包括有机磷类和有机氯类，根据农药的化学特性和毒理学性质，有机氯类主要用色谱法检测，有机磷类测定方法有色谱法和酶抑制法（EIM）。

酶抑制法是由于有机磷农药能抑制乙酰胆碱酯酶（AChE）的活性，使该酶分解乙酰胆碱的速度减慢或停止，再利用一些特定的颜色反应来反映被抑制程度，用目测颜色的变化或分光光度计测定吸光度值，计算出抑制率，就可以判断出样品中农药残留的情况。

保健食品中存在的真菌毒素绝大部分为黄曲霉毒素，其检测方法有薄层色谱法、微柱筛选法、高效液相色谱法。微柱筛选法是指将试样提取液通过由氧化铝与硅镁吸附剂组成的微柱层析管，杂质被氧化铝吸附，黄曲霉毒素被硅镁吸附剂吸附，在365nm紫外线下呈蓝紫色荧光，其荧光强度在一定范围内与黄曲霉毒素的含量成正比，以此可测定黄曲霉毒素的总含量。

（四）食品添加剂的检测方法

为改善保健食品的色、香、味以及防腐和加工的需要，常在保健食品中加入一些化学合成物或天然物质，即食品添加剂。常见的食品添加剂有防腐剂、甜味剂、抗氧化剂、着色剂，如山梨酸、苯甲酸等。一般靠食品添加剂与特定试剂在一定条件下发生颜色或沉淀反应以及重量法来判断是否含有食品添加剂，用色谱法判断其含量。

（五）功效成分/标志性成分的检测方法

功效成分/标志性成分是保健食品的核心成分。若保健食品中只有单一功效成分/标志性成分，则规定该成分的含量；若含多组分功效成分/标志性成分，则测定提供重要功能的功能原料成分/标志性成分含量。基于保健食品功效成分的多样性，欲保证保健食品的质量，首先要有一套完整的质量检测体系，以控制其内在质量。对功效成分清楚的产品，建立其定性、定量的方法，方法特异性强的可直接定量，若无特异性的定量方法，也应有特异的定性方法，以起到鉴别真伪、确定有效成分的作用。对功效成分不清楚的产品，应建立其主原料的定性、定量方法，以确定产品中功能原料的存在及含量。对无特异性测定方法的产品可用共性成分的测定方法为过渡方法，充分利用现代分析方法，如薄层色谱法、气相色谱法、高效液相色谱法、质谱法等。

二、中药保健食品安全性与功能性评价

保健食品声称具有保健功能，应当具有科学依据，不得对人体产生急性、亚急性或者慢性危害。首先，保健食品所声称的保健功能应当具有科学依据，要建立在科学研究的基础上，有充足的研究数据和科学共识作为支撑，不能随意声称具有保健功能。其次，保健食品应当保证安全性，不得对人体产生任何健康危害。保证保健食品安全性应该从以下三个方面考虑：①保健食品所使用的原料应当能够保证对人体健康安全无害，符合国家标准和安全要求；②国家规定不可用于保健食品的原料和辅料、禁止使用的物品等不得作为保健食品的原料和辅料；③依法注册的保健食品，注册时应当提交保健食品的研发报告、安全性和保健功能评价等材料及样品，并提供相关证明文件；依法备案的保健食品，备案时应当提交表明产品安全性和保健功能的材料。

（一）保健食品安全性毒理学评价方法

1. 毒性试验的主要项目　依据食品安全国家标准GB15193的相关评价程序和方法开展下列试验：急性经口毒性试验、遗传毒性试验、28天经口毒性试验、致畸试验、其他毒理学试验。

2. 毒性试验的选择　包括保健食品原料和保健食品。

3. 安全性综合评价时需要考虑的因素　包括试验指标的统计学意义、生物学意义和毒理学意义；人体推荐（可能）摄入量较大的受试物；时间-毒性效应关系；人群资料；动物毒性试验和体外试验资料；不确定系数；毒物动力学试验的资料。

（二）保健食品功能性评价方法

1. 保健食品功能评价的基本要求　包括对受试样品的要求；对受试样品处理的要求；对合理设置对照组的要求；对给予受试样品时间的要求。

2. 保健食品功能评价动物实验的基本要求　包括对实验动物、饲料、实验环境的要求；对受试样品给予方式的要求。

3. 保健食品人体试食试验的基本要求

(1) 基本原则　原则上受试样品已经通过动物实验证实，确定其具有需验证的某种特定的保健功能；应在动物功能学实验有效的前提下进行；受试样品必须经过动物毒理学安全性评价；给受试者以适当的物质奖励或经济补偿。

(2) 试验前的准备　拟定计划方案及进度，组织有关专家进行论证，并经伦理委员会参照《保健食品人群食用试验伦理审查工作指导原则》的要求审核、批准后实施；根据试食试验设计要求、受试样品的性质、期限等，选择一定数量的受试者。试食试验报告中试食组和对照组的有效例数不少于50人，且试验的脱离率一般不得超过20%。

(3) 对受试者的要求　选择受试者必须严格遵照自愿的原则；确定受试对象后要进行谈话，使受试者充分了解试食试验的目的、内容、安排及有关事项，解答受试者提出的与试验有关的问题，消除可能产生的疑虑；受试者必须有可靠的病史，以排除可能干扰试验目的的各种因素；受试者应填写参加试验的知情同意书，受试者和主要研究者在知情同意书上签字。志愿者填写知情同意书后应经试食试验负责单位批准。

(4) 对试验实施者的要求　以人道主义态度对待志愿受试者，以保障受试者的健康为前提；进行人体试食试验的单位应是具备资质的保健食品功能性检验机构或具有药物《临床试验质量管理规范》（GCP）的医院；与试验负责人保持密切联系，指导受试者的日常活动，监

督检查受试者遵守试验有关规定；在受试者身上采集各种生物样本，应详细记录采集样本的种类、数量、次数、采集方法和采集日期；负责人体试食试验的主要研究者应具有副高级及以上职称。

(5) 试验观察指标的确定 根据受试样品的性质和作用确定观察的指标，一般应包括常规体检、主观感觉（包括体力和精神方面）、进食状况、生理指标、常规的血液学指标、功效性指标，即与保健功能有关的指标，如有助于抗氧化功能、有助于增强免疫力功能等方面的指标。

4. 评价保健食品功能时需要考虑的因素

(1) 人的可能摄入量 除一般人群的摄入量外，还应考虑特殊的和敏感的人群（如儿童、孕妇及高摄入量人群）。

(2) 人体资料 由于存在着动物与人之间的种属差异，在将动物实验结果外推到人时，应尽可能收集人群服用受试样品后的效应资料。

(3) 结果重现性与量效关系 在将本程序所列实验的阳性结果用于评价食品的保健作用时，应考虑结果的重现性和量效关系，并由此找出其最小有效剂量。

第五节 实 例

枸杞子特指宁夏枸杞的干燥成熟果实，始载于《神农本草经》，列为上品。目前中国是全世界最大的枸杞子供应国，枸杞主要分布于宁夏、河北、内蒙古、西藏和青海，枸杞子喜生于较干旱的盐渍化砂质土壤，干山坡、沙漠荒地，并且具有耐盐、耐寒、耐旱等特性。

枸杞子作为药食同源中药材的代表，不仅具有高营养价值和多样的保健功能，还具有风味良好且价格实惠的优点。枸杞子富含多糖、甜菜碱、花色苷、类胡萝卜素等活性成分，在免疫力提升、缓解视疲劳、抗氧化等方面具有良好的应用价值，其在医药、食品、保健品等领域均有十分广泛的应用，是目前保健食品中使用和研究的“热点”原料之一（表 11-1）。数据显示，已获批含有枸杞子及其提取物的保健食品中，声称具有增强免疫力功能的产品数量最高，共 809 件，占总获批产品数量的 48.41%。

据调查，枸杞子在保健食品中应用的主要功效成分为多糖类、多酚类、黄酮类、色素类。枸杞多糖是枸杞子里含量最多的成分，也是目前应用于保健食品中最多的功效成分。它是水溶性成分，因而它的提取方法有很多，生产成本相对较低，故而很受中药保健食品企业的青睐。

表 11-1 含枸杞子保健食品主要功能

保健功能	数量（种）	保健功能	数量（种）
增强免疫力/免疫调节	654	祛黄褐斑	28
抗疲劳	146	提高缺氧耐受力	25
延缓衰老	74	改善胃肠道功能	16
对化学性肝损伤有辅助保护功能	63	抗氧化	11
调节血脂血糖/降血压	50	抗辐射	7
改善睡眠	30	增加骨密度	14

我国是枸杞子种植和出口的大国，因此枸杞子相关的功能食品和保健食品研究与开发较多，当前市场上主要的消费品牌为北京同仁堂和汤臣倍健等知名企业，而国外则较为少见。枸杞子多以水提物的形式与其他原料进行配伍，并且枸杞子水提物的水溶性较好，可压性也较强，

使得制剂的可选择性较多。国内市场上较为常见且经典的枸杞子功能性食品有枸杞原浆、枸杞袋泡茶、枸杞酒、枸杞子复配型软糖、枸杞子糕点等，而与枸杞子相关的保健食品剂型则主要为片剂、口服液剂、酒剂。一般固体制剂会使用润滑剂、矫味剂、着色剂等给制剂赋形，制剂工艺较为简单且稳定性好，具有掩盖配方混合物中的不良气味、携带方便、剂量明确等优点；而液体制剂则主要使用防腐剂、矫味剂、着色剂、助悬剂等给制剂赋形，制剂工艺难度较高，需要研究的参数相较于固体制剂更多，并且枸杞子与多种原料复配后成分过于复杂，液体制剂的稳定性较差，容易形成沉淀、分层等现象。因此，枸杞子在保健食品中的应用以固体制剂为主。

近年来，鉴于杜仲叶和枸杞的药食两用特性，二者均可能被开发成饮料。故而有人提出开发杜仲叶和枸杞的复合保健饮料。他们研究发现以杜仲叶和枸杞为主要原料，以杜仲叶中绿原酸和黄酮类化合物的综合得率为主要参考指标，利用模糊数学法辅助优化杜仲枸杞复合保健饮料的工艺，并测定其抗氧化性能，最终使杜仲叶微苦和枸杞的微甜味道互补，饮料风味和营养价值大大提高。这样不仅使杜仲叶及枸杞资源得到有效利用，降低了饮料的生产成本，更有利于后续的工业化生产。抗氧化性结果表明，杜仲枸杞复合保健饮料对 DPPH 自由基的最大清除率为 92.55%，对 ABTS 自由基的最大清除率为 69.53%。微生物和理化检测结果均符合国标相关要求。此条件下调配出的复合保健饮料组织状态均匀一致、口感酸甜可口、杜仲叶和枸杞风味相互协调、颜色呈现均匀橙色，克服了目前杜仲和枸杞在服用和食用上煎制不便、味道不适的缺点，并为进一步开发利用杜仲叶和枸杞提供参考。

思考题

1. 什么是中药保健食品，可以长期服用吗？
2. 与其他保健品相比，中药保健品的优势和市场竞争力是什么？
3. 简述中药保健品与中药的异同。
4. 结合课本及自己的理解，简述中药保健品在国内外市场发展与推广的瓶颈。
5. 结合课本所述，查阅相关资料，说明中药保健食品与一般保健食品在法律法规层面的管理上有哪些侧重点和难点。
6. 如何研发一款有效安全的中药保健新产品。请写出方案及流程图。

- 中药保健食品研究与开发
  - 概述
    - 中药保健食品范围与特点
      - 中药保健食品的范围
        - 天然食品如水果、蔬菜、禽肉蛋、水产品等
        - 卫健委公布的既是食品又是药品的药材
      - 中药保健食品的特点
        - 以中医药理论为指导
        - 具有功能性但不以治疗疾病为目的
        - 注重保护脾胃
        - 配伍注意药食宜忌
    - 中药保健食品研发现状与发展趋势
      - 中药保健食品研发现状
        - 我国中药保健食品发展概况
        - 目前中药保健食品的目标人群
        - 中药保健食品市场存在的问题
      - 中药保健食品发展趋势
        - 消费人群范围扩大
        - 往普通食品形态方向发展
        - 中药保健食品的总体价格水平下降
        - 科研投入逐步增加
        - 监督管理、评价体系逐步完善
        - 对天然药源的挖掘将会更加广泛深入
    - 中药保健食品研究与开发的依据
      - 法定依据
        - 《食品安全法》
        - 《保健食品注册与备案管理办法》
        - 其他关于保健食品的标准、规定
      - 市场依据
  - 中药保健食品的申报与审批
    - 中药保健食品的申报材料
      - 中药保健食品的申报材料目录
        - 保健食品注册申请表
        - 注册申请人主体登记证明文件复印件
        - 产品研发报告
      - 中药保健食品的申报材料要求
    - 中药保健食品的申报与审批
      - 保健食品备案
  - 中药保健食品研发流程与工艺研究
    - 中药保健食品研发流程
      - 选题与立题
      - 组织实施
      - 资料撰写与整理
      - 转让与保护
      - 投产与销售
    - 中药保健食品前处理技术
    - 中药保健食品的形态与剂型
    - 中药保健食品的成型工艺
  - 中药保健食品的质量标准与评价
    - 中药保健食品的质量标准的研究
      - 保健食品的卫生学检验
      - 保健食品中重金属元素的测定方法
      - 食品添加剂的检测方法
      - 功效成分/标志性成分的检测方法
    - 中药保健食品安全性评价
      - 毒性试验的主要项目
      - 毒性试验的选择
      - 安全性综合评价时需要考虑的因素
    - 保健食品功能性评价方法
      - 保健食品功能评价的基本要求
      - 保健食品功能评价动物试验的基本要求
      - 保健食品人体试食试验的基本要求
      - 评价保健食品功能时需要考虑的因素
  - 实例

第十二章 化妆品研究与开发

第一节 概　述

一、化妆品的介绍

（一）化妆品的定义

国务院2020年颁布的《化妆品监督管理条例》规定，化妆品是指以涂擦、喷洒或者其他类似方法，施用于皮肤、毛发、指甲、口唇等人体表面，以清洁、保护、美化、修饰为目的的日用化学工业产品。

（二）化妆品的特性

化妆品的基础特性包括安全性、稳定性和一定的功效性，确保其能发挥化妆品的作用。

1. 安全性 指化妆品需符合卫生标准，防止其对人体产生近、远期危害。

2. 稳定性 指化妆品中的部分成分属于热力学不稳定体系，为保证化妆品的基本功能和外观，化妆品必须有良好的稳定性。

3. 一定的功效性 指化妆品应具备一定的使用效果，如防晒产品具有防晒功能，保湿剂具有保湿作用。

（三）化妆品的种类

国家药品监督管理局在2021年发布了《化妆品分类规则和分类目录》，其中采用功效宣称、作用部位、使用人群、产品剂型和使用方法这五种分类方法对化妆品进行分类编码。下面对其中两种常见的分类方法进行介绍。

1. 按功效宣称分类 包括：染发类化妆品、烫发类化妆品、祛斑美白类化妆品、防晒类化妆品、防脱发类化妆品、祛痘类化妆品、滋养类化妆品、修护类化妆品、清洁类化妆品、卸妆类化妆品、保湿类化妆品 、美容修饰类化妆品、芳香类化妆品、抗皱类化妆品、紧致类化妆品、舒缓类化妆品、控油类化妆品、去角质类化妆品、爽身类化妆品等。

2. 按产品剂型分类 包括：①膏霜乳类化妆品，如膏、霜、蜜、脂、乳、乳液、奶、奶液等化妆品；②液体类化妆品，如露、液、水、油、油水分离等化妆品；③凝胶类化妆品，指不经乳化的啫喱、胶等化妆品；④粉剂类化妆品，如散粉、颗粒等化妆品；⑤块状化妆品，如块状粉、大块固体等化妆品；⑥泥状化妆品，如泥状固体等化妆品；⑦蜡基类化妆品，以蜡为主要基料的化妆品；⑧喷雾剂类化妆品，指气雾形式，且不含推进剂的化妆品；⑨气雾剂类化妆品，指气雾形式，且含有推进剂的化妆品；⑩贴、膜、含基材化妆品，指含贴、膜或配合化妆品使用的基材的化妆品；⑪冻干类化妆品，如冻干粉、冻干片等化妆品及其他类化妆品；⑫不属于以上范围的其他化妆品。

二、中药化妆品的研究现状和发展趋势

（一）中药化妆品的药理作用研究

中药化妆品的药理作用主要源于其中的活性成分。中药材含有丰富的生物活性物质，具有抗炎、抗氧化、抗菌等多种药理作用，常见的包括以下几种。

(1) 抗氧化活性 中药中含有丰富的抗氧化物质，如多酚类、黄酮类等，可以帮助抵抗自由基对皮肤的损害，延缓衰老过程。

(2) 抗炎活性 中药中的一些成分具有抗炎作用，可以减轻肌肤的红肿、瘙痒等炎症反应，促进肌肤的修复和愈合。

(3) 抗菌活性 中药中含有一些具有抗菌作用的成分，可以抑制细菌、真菌和病毒的生长，预防和改善肌肤感染问题。

(4) 保湿活性 中药中的多糖类、蛋白质等成分具有良好的保湿性能，可以锁住肌肤水分，增强肌肤的保湿能力。

(5) 美白活性 一些中药中含有的有效成分，如维生素C、鞣酸类等，可以抑制黑色素的合成，减少色斑和雀斑的形成，达到美白肌肤的效果。

（二）中药化妆品的发展趋势

中药化妆品行业具有良好的发展前景，对于中药化妆品的研发策略，可以考虑以下几个方面。

1. 深入挖掘中药资源 中国拥有丰富的中草药资源，中药化妆品研发应充分利用中医药资源，深入挖掘活性成分，研究其在化妆品中的应用价值。

2. 加强基础研究 中药化妆品的研发需要系统的理论基础支持。加强基础研究，深入研究中药成分的作用机制，为其安全性和有效性提供科学依据。

3. 结合现代科技 将传统中药与现代科技相结合，利用现代科技手段如分子生物学、生物化学、药理学等，研究中药有效成分，提高中药化妆品的研发效率和水平。

4. 建立质量监管和标准 中药化妆品需要严格遵循质量监管标准，确保产品的安全性和有效性。同时，建立符合国际标准的产品质量控制体系是中药化妆品国际化的关键。

5. 注重安全性评价 中药化妆品的研发应注重安全性评价，通过毒理学、药理学等研究，评估产品的安全性，为消费者提供安全可靠的产品。

6. 注重市场需求 要注重市场需求，关注消费者的需求和偏好，根据市场的需求和消费者偏好，调整产品配方和营销策略，以满足不同市场的需求。

7. 加强产学研合作与国际交流合作 加强企业与科研机构、高校的合作，共同开展中药化妆品的研发工作，加速成果转化，提升产品科技和市场竞争。同时，与国外机构合作，促进技术交流和国际化产品开发，引入先进技术，扩大市场，提高中国中药化妆品的国际影响力。

三、中药化妆品的研究与开发依据

中药化妆品是指含有中药成分或者采用中药提取物作为主要原料的化妆品，在我国，中药化妆品的研究与开发依据主要包括《中国药典》、《中华人民共和国中医药法》以及化妆品的相关法规等，这些依据旨在维护消费者的合法权益，以更严格的标准和要求，为我国中药化妆

品事业的发展提供更权威的保障。

（一）国内化妆品法规标准

1.《化妆品监督管理条例》（2020年） 该新条例自2021年1月1日起正式施行，是化妆品监管的基础性法律文件，规定了化妆品的定义、分类、注册和备案、生产、经营、使用、监督管理等方面的基本要求和法律责任。为了规范化妆品生产经营活动，加强化妆品监督管理，保证化妆品质量安全，保障消费者健康，促进化妆品产业健康发展，制定本条例。在中华人民共和国境内从事化妆品生产经营活动及其监督管理，应当遵守本条例。

2.《化妆品生产经营监督管理办法》 该办法自2022年1月1日起实施，旨在贯彻落实《化妆品监督管理条例》，加强化妆品生产经营监督管理，保证化妆品质量安全，规范和促进化妆品行业健康发展。该办法共分为7章66条，明确了化妆品生产经营活动的监督管理办法，包括生产许可、生产行为规范、质量管理等。

3.《化妆品生产质量管理规范》 为规范化妆品生产质量管理，根据《化妆品监督管理条例》《化妆品生产经营监督管理办法》等法规、规章，制定本规范。本规范是化妆品生产质量管理的基本要求，化妆品注册人、备案人、受托生产企业应当遵守本规范。

4.《化妆品安全技术规范》 该规范是卫生部印发的《化妆品卫生规范》（2007年版，简称《卫生规范》）的修订版，自2016年12月1日起施行。对该规范中涉及的名词和术语提供了释义，细化和明确了相关概念，重点增加了化妆品产品技术要求内容、通用检测方法等与化妆品质量安全密切相关的技术标准与要求。在保留《卫生规范》原有相关检验方法的基础上，收录了国家药品监管部门颁布的60个针对有关化妆品中禁限用物质的检验方法，满足化妆品技术研发和安全监管的需要。化妆品安全性保障进一步提高，适应性与可操作性进一步提高。

5.《化妆品注册备案管理办法》 该办法是国家市场监督管理总局于2021年1月7日发布的一项规章，自2021年5月1日起实施，旨在规范化妆品注册和备案行为，保证化妆品质量安全，依据《化妆品监督管理条例》制定。它适用于在中国境内从事化妆品和化妆品新原料的注册、备案及其监督管理活动。此外，该办法还涉及化妆品新原料的安全监测与报告制度，化妆品注册和备案管理流程的优化调整，以及化妆品备案后的监督管理等内容。注册备案化妆品相关人员需按本规定进行注册，若不符合规定，可不予发放证明，则相关人员不得进行化妆品的生产经营活动。

6.《中华人民共和国中医药法》 该法规是我国第一部全面、系统体现中医药特点的综合性法律，它于2016年12月25日由第十二届全国人民代表大会常务委员会第二十五次会议通过，并于2017年7月1日正式实施。这部法律对中医药事业的发展原则、管理制度、服务体系、保护与发展、人才培养、科学研究、传承与文化传播、保障措施和法律责任等方面做出了明确规定。《中医药法》的出台为中药化妆品的生产和销售提供了更加明确的规范和标准。且其鼓励对传统中医药知识的传承和创新，对于中药化妆品而言，这意味着在保持传统中医药理论的基础上，可以结合现代科技和市场需求，研发更多符合现代人需求的新型中药化妆品。

7. 其他法规及标准 含中药化妆品的质量控制不仅体现在原料、生产等方面，还包括产品上市前的许可管理和上市后的监督管理，以保证上市化妆品的质量和安全。国家政府部门制定了相关的法规和标准，如《化妆品卫生监督条例实施细则》《化妆品标识管理规定》《化妆品广告管理办法》《进出口化妆品监督检验管理办法》《化妆品产品生产许可证换（发）证实施细则》《化妆品卫生行政许可检验规定》《中国药典》等对化妆品的质量进行监控。

（二）国际化妆品法规标准

1. 欧盟化妆品法规标准 欧盟现行的化妆品法规为《欧盟化妆品法规》（EC）。《化妆品法规》涉及了化妆品的定义、分类、化妆品生产商和销售商的责任、政府部门的监督检查、化妆品安全性评价的要求、化妆品上市前应达到的卫生要求、标签标识要求、禁限用物质清单等多方面的内容。同时，新法规在原有规程的基础上还增加了许多新的内容，如明确了对化妆品安全性进行评估的欧盟最低要求：通过强化生产商的责任和上市后监管，确保欧盟市场销售的化妆品安全可靠，就产品召回和向主管部门报告严重化妆品不良反应等问题做出了规定，增加了对纳米材料的规定等。在法规的附录中还详细列出了化妆品的种类。

2. 美国化妆品法规标准 美国化妆品法规为《联邦食品、药品和化妆品法案》（FD&C Act），进入美国的化妆品必须符合美国 FDA 许可的化妆品成分以及其规范的化妆品成分的国际化妆品原料命名数据库（INCI）名称。在美国，化妆品的类别不同，要求也各不相同，主要由以下监管部门监督管理：美国消费品安全委员会（CPSC），美国海关与边境保护署（CBP），环境保护署（EPA），美国联邦贸易委员会（FTC），美国食品药品监督管理局（FDA），美国农业部（USDA）。化妆品标签必须符合 FDA 关于化妆品标签法规的若干具体要求，标签必须真实而无误导。功能性化妆品在美国一般为 OTC（非处方药物）类化妆品，不仅要符合 FDA 化妆品法规，而且还必须向美国 FDA 办理 OTC 注册等事宜。

3. 日本化妆品法规标准 日本化妆品法规标准主要有《药事法》、《化妆品标准》、《医药部外品成分标准》、《毒剧物管理法》、化妆品 GMP、SPF 测定基准等，这些法规标准主要规定了药品、医药部外品、化妆品以及医疗器具相关应用等内容。在日本的法规中，化妆品是为了清洁、美化人体、增加魅力、改变容貌，保持皮肤及头发健美而涂擦、散布于身体或用类似方法使用的产品。化妆品是对人体作用较缓和的物质，在《药事法》中以清洁身体为目的而使用的肥皂、牙膏也属于化妆品的范畴。若没有获得行政承认或确认、许可，以及未在监督下，则不得进行化妆品、医药部外品等的制造或者出口。

4. 韩国化妆品法规标准 韩国化妆品法规标准包括《化妆品法》、《化妆品法执行令》、《化妆品法执行规则》和《标签及广告公证法》等，这些法规通过对化妆品的制造、进口销售及相关事项的规定，旨在促进化妆品事业的发展。在制造需出口到韩国的化妆品时须遵循当地的法规标准。

第二节 化妆品的申报与审批

我国化妆品行业的主管部门为国家市场监督管理总局。国家市场监督管理总局主要负责制定化妆品监督管理的政策、规划并监督实施，参与起草相关法律法规和部门规章草案，负责化妆品生产许可、卫生监督管理和有关产品的审批工作，组织查处化妆品在研制、生产、流通方面的违法行为；组织实施化妆品的安全、卫生和质量监督检验。

化妆品需要在国家药品监督管理局或地方药品监督管理局完成注册备案后才能上市销售。国家对特殊化妆品实行注册管理，对普通化妆品实行备案管理。化妆品的申报，主要涉及检测、受理、评审和行政审批 4 个部门机构。检测机构接受企业的委托，负责对产品进行技术检验，并出具检验报告。受理中心负责对企业的申报材料进行初步审核，材料符合要求则受理并负责安排，参加评审会，并将评审意见通知企业，对于拟批准的产品上报国家药品监督管理局，发放证书等。国家中药品种保护审评委员会负责对申报的产品进行技术评审。行政审批部门对通过了审评委员会技术评审的产品进行进一步审核，如符合有关法规的规定，则予以上报或批准，经批准的产品发给化妆品批准文号。

一、化妆品新原料药注册与备案

在我国境内首次使用于化妆品的天然或者人工原料为化妆品新原料，申请注册具有防腐、防晒、着色、染发、祛斑美白功能的化妆品新原料，需要进行化妆品新原料注册和备案。调整已使用的化妆品原料使用目的和安全使用量等，应当按照新原料注册、备案要求申请注册，进行备案。

（一）注册与备案程序

1. 提出申请　申请人向所在地省级化妆品监督管理部门提出备案申请，并提交以下资料。

1）化妆品新原料卫生行政许可申请表。

2）研制报告：①原料研发的背景、过程及相关的技术资料；②阐明原料的来源、理化特性、化学结构、分子式、分子量；③该原料在化妆品中的使用目的、依据、范围及使用限量。

3）质量标准（包括检验方法、纯度、杂质含量）。

4）生产工艺简述及简图。

5）毒理学安全性评价资料。

6）代理申报的，应提供委托代理证明。

7）可能有助于评审的其他资料。另附送审样品 1 件。

2. 材料审查　省级化妆品监督管理部门应当自受理之日起十五个工作日内完成材料审查（符合性审查、意见回复）。根据审查结果，认为受理条件和材料符合规定要求的，按照规定时限和程序予以受理，并将受理结果告知申请人。受理后，省级化妆品监督管理部门应当自收到材料之日起五个工作日内完成资料审核，并将审核结果告知申请人。化妆品备案申请人可以在网站上下载备案表格，按照要求进行资料填写和上传。备案表格按照有关规定制作的，备案人可以自行打印。

3. 提交材料　省级化妆品监督管理部门收到申请后，应当自收到申请材料并符合要求后十个工作日内作出是否受理决定。申请人在收到决定后十五个工作日内不提交所需资料不齐全的，应当在十五个工作日内一次性书面通知申请人，逾期未提出申请或者没有正当理由逾期不提交的，视为撤回备案申请。备案申请人应当自收到决定通知之日起十五个工作日内向省级化妆品监督管理部门提交申请材料；法律法规另有规定的，从其规定。

4. 形式审查　省级化妆品监督管理部门对申请材料进行审核后，将对材料进行形式审查，并对符合要求的予以备案。对于存在问题的材料，应当予以退回，并告知申请人不予备案情形。申请人可以对其材料内容进行补充或者修改，以不影响备案事项有效性为前提。对于需要提交现场核查和行政审批资料的，应当提交书面申请材料，并按照《化妆品监督管理条例》规定的程序进行现场核查和行政审批。

5. 验收　对备案材料进行核查。审核资料齐全的，备案人在 15 个工作日内提交《化妆品生产企业备案凭证》原件或者复印件；对备案资料不齐全或者不符合法定形式（《化妆品生产企业备案凭证》是指《化妆品生产许可证》《化妆品生产质量管理规范认证证书》），或者未在规定时间内提交，或者未按要求提供《化妆品生产质量管理规范认证证书》或《化妆品生产质量管理规范认证证书》原件的物品或材料，由省级化妆品监督管理部门责令限期改正，逾期不改正的，按照《化妆品生产质量管理规范认证证书》或者《化妆品生产质量管理规范认证证书》

副本规定予以注销。对经省级化妆品监督管理部门验收不合格或未在规定时间内提供上述材料原件或复印件的，备案人不予受理并说明理由；不及时提供以上材料备查。对审核后不符合规定要求情形的，应当书面通知化妆品生产企业并告知其不予受理理由。

6. 批准或异议处理 在备案期限内没有提出备案申请，或者经省级化妆品监督管理部门验收合格以后，可以提交备案申请材料。材料提交后，省级化妆品监督管理部门应当自收到备案申请材料之日起 30 个工作日内，对材料齐备、符合规定且经验收合格以后，进行审核并作出是否批准备案的决定。备案申请人对省级化妆品监督管理部门审核意见有异议的，应当自收到备案申请材料之日起 5 个工作日内，向所在地省级化妆品监督管理部门提出。

（二）安全监测与报告

已经取得注册、完成备案的化妆品新原料实行安全监测制度。安全监测的期限为 3 年，自首次使用化妆品新原料的化妆品取得注册或者完成备案之日起算。安全监测的期限内，化妆品新原料注册人、备案人可以使用该化妆品新原料生产化妆品。化妆品注册人、备案人使用化妆品新原料生产化妆品的，相关化妆品申请注册、办理备案时应当通过信息服务平台经化妆品新原料注册人、备案人关联确认。

1. 监测和评价 化妆品新原料注册人、备案人应当建立化妆品新原料上市后的安全风险监测和评价体系，对化妆品新原料的安全性进行追踪研究，对化妆品新原料的使用和安全情况进行持续监测和评价。化妆品新原料注册人、备案人应当在化妆品新原料安全监测每满一年前 30 个工作日内，汇总、分析化妆品新原料使用和安全情况，形成年度报告报送国家药品监督管理局。

2. 执行报告制度 发现下列情况的，化妆品新原料注册人、备案人应当立即开展研究，并向技术审评机构报告：①其他国家（地区）发现疑似因使用同类原料引起严重化妆品不良反应或者群体不良反应事件的；②其他国家（地区）化妆品法律、法规、标准对同类原料提高使用标准、增加使用限制或者禁止使用的；③其他与化妆品新原料安全有关的情况。有证据表明化妆品新原料存在安全问题的，化妆品新原料注册人、备案人应当立即采取措施控制风险，并向技术审评机构报告。

3. 问题反馈 使用化妆品新原料生产化妆品的化妆品注册人、备案人，应当及时向化妆品新原料注册人、备案人反馈化妆品新原料的使用和安全情况。出现可能与化妆品新原料相关的化妆品不良反应或者安全问题时，化妆品注册人、备案人应当立即采取措施控制风险，通知化妆品新原料注册人、备案人，并按照规定向所在地省、自治区、直辖市药品监督管理部门报告。

4. 安全研判 省、自治区、直辖市药品监督管理部门收到使用了化妆品新原料的化妆品不良反应或者安全问题报告后，应当组织开展研判分析，认为化妆品新原料可能存在造成人体伤害或者危害人体健康等安全风险的，应当按照有关规定采取措施控制风险，并立即反馈技术审评机构。

5. 处理决定 技术审评机构收到省、自治区、直辖市药品监督管理部门或者化妆品新原料注册人、备案人的反馈或者报告后，应当结合不良反应监测机构的化妆品年度不良反应统计分析结果进行评估，认为通过调整化妆品新原料技术要求能够消除安全风险的，可以提出调整意见并报告国家药品监督管理局；认为存在安全性问题的，应当报请国家药品监督管理局撤销注册或者取消备案。国家药品监督管理局应当及时作出决定。

6. 提出意见 化妆品新原料安全监测期满 3 年后，技术审评机构应当向国家药品监督管理局提出化妆品新原料是否符合安全性要求的意见。对存在安全问题的化妆品新原料，由国家药品监督管理局撤销注册或者取消备案；未发生安全问题的，由国家药品监督管理局纳入已使用的化妆品原料目录。

7. 暂停使用的情节　安全监测期内化妆品新原料被责令暂停使用的，化妆品注册人、备案人应当同时暂停生产、经营使用该化妆品新原料的化妆品。

二、化妆品注册与备案

自 2021 年 1 月 1 日起，凡持有特殊化妆品注册证书（特殊用途化妆品行政许可批件）或者已办理普通化妆品（非特殊用途化妆品）备案的企业或者其他组织，应当按照《化妆品监督管理条例》关于化妆品注册人、备案人的要求，依法对化妆品的质量安全和功效宣称负责。化妆品注册人、备案人应当按照现行注册备案有关规定提交注册和备案资料。

在《化妆品监督管理条例》及《化妆品功效宣称评价规范》配套的化妆品分类规则和分类目录、化妆品功效宣称评价规范、化妆品标签管理办法等发布实施之前，化妆品注册人、备案人暂不需要公布产品功效评价资料的摘要，化妆品功效宣称评价和标签管理按照现行有关规定执行；上述法规实施后，化妆品功效宣称评价、标签管理办法及注册人、备案人等相关制度均需要依照更完善的法规执行。

（一）一般要求

化妆品注册人、备案人应当依照法律、行政法规、强制性国家标准、技术规范和注册备案管理等规定，开展化妆品研制、安全评估、注册备案检验等工作，并按照化妆品注册备案资料规范要求提交注册备案资料。

化妆品注册申请人、备案人是依法设立的企业或者其他组织；有与申请注册、进行备案化妆品相适应的质量管理体系；有不良反应监测与评价的能力。注册申请人首次申请特殊化妆品注册或者备案人首次进行普通化妆品备案的，应当提交其符合前款规定要求的证明资料。

化妆品注册人、备案人应当选择符合法律、行政法规、强制性国家标准和技术规范要求的原料用于化妆品生产，对其使用的化妆品原料安全性负责。化妆品注册人、备案人申请注册、进行备案时，应当通过信息服务平台明确原料来源和原料安全相关信息。委托生产化妆品的，国产化妆品应当在申请注册或者进行备案时，经化妆品生产企业通过信息服务平台关联确认委托生产关系；进口化妆品由化妆品注册人、备案人提交存在委托关系的相关材料。

化妆品注册人、备案人应当明确产品执行的标准，并在申请注册或者进行备案时提交药品监督管理部门。应当委托取得资质认定、满足化妆品注册和备案检验工作需要的检验机构，按照强制性国家标准、技术规范和注册备案检验规定的要求进行检验。

（二）备案管理

普通化妆品上市或者进口前，备案人按照国家药品监督管理局的要求通过信息服务平台提交备案资料后即完成备案。

已经备案的进口普通化妆品拟在境内责任人所在省（自治区、直辖市）行政区域以外的口岸进口的，应当通过信息服务平台补充填报进口口岸以及办理通关手续的联系人信息。

已经备案的普通化妆品，无正当理由不得随意改变产品名称；没有充分的科学依据，不得随意改变功效宣称。不得随意改变产品配方，但因原料来源改变等原因导致产品配方发生微小变化的情况除外。

备案人、境内责任人地址变化导致备案管理部门改变的，备案人应当重新进行备案。

普通化妆品的备案人应当每年向承担备案管理工作的药品监督管理部门报告生产、进口情况，以及符合法律法规、强制性国家标准、技术规范的情况。已备案的产品不再生产或者进口的，备案人应当及时报告承担备案管理工作的药品监督管理部门取消备案。

（三）注册管理

特殊化妆品生产或者进口前，注册申请人应当按照国家药品监督管理局的要求提交申请资料。特殊化妆品注册程序和时限未作规定的，适用化妆品新原料注册的规定。

技术审评机构应当自收到申请资料之日起 90 个工作日内，按照技术审评的要求组织开展技术审评，并根据下列情况分别作出处理。

1）申请资料真实完整，能够证明产品安全性和质量可控性、产品配方和产品执行的标准合理，且符合现行法律、行政法规、强制性国家标准和技术规范要求的，作出技术审评通过的审评结论。

2）申请资料不真实，不能证明产品安全性和质量可控性、产品配方和产品执行的标准不合理，或者不符合现行法律、行政法规、强制性国家标准和技术规范要求的，作出技术审评不通过的审评结论。

3）需要申请人补充资料的，应当一次告知需要补充的全部内容；申请人应当在 90 个工作日内按照要求一次提供补充资料，技术审评机构收到补充资料后审评时限重新计算；未在规定时限内补充资料的，技术审评机构应当作出技术审评不通过的审评结论。

国家药品监督管理局应当自收到技术审评结论之日起 20 个工作日内，对技术审评程序和结论的合法性、规范性以及完整性进行审查，并作出是否准予注册的决定。受理机构应当自国家药品监督管理局作出行政审批决定之日起 10 个工作日内，向申请人发出化妆品注册证或者不予注册决定书。化妆品注册证有效期 5 年。

已经注册的特殊化妆品的注册事项发生变化的，国家药品监督管理局根据变化事项对产品安全、功效的影响程度实施分类管理：

1）不涉及安全性、功效宣称的事项发生变化的，注册人应当及时向国家药品监督管理局备案。

2）涉及安全性的事项发生变化的，以及生产工艺、功效宣称等方面发生实质性变化的，注册人应当向国家药品监督管理局提出产品注册变更申请。

3）产品名称、配方等发生变化，实质上构成新的产品的，注册人应当重新申请注册。

已经注册的产品不再生产或者进口的，注册人应当主动申请注销注册证。

（四）注册证延续

特殊化妆品注册证有效期届满需要延续的，注册人应当在产品注册证有效期届满前 90 个工作日至 30 个工作日期间提出延续注册申请，并承诺符合强制性国家标准、技术规范的要求。注册人应当对提交资料和作出承诺的真实性、合法性负责。

逾期未提出延续注册申请的，不再受理其延续注册申请。

受理机构应当在收到延续注册申请后 5 个工作日内对申请资料进行形式审查，符合要求的予以受理，并自受理之日起 10 个工作日内向申请人发出新的注册证。注册证有效期自原注册证有效期届满之日的次日起重新计算。

药品监督管理部门应当对已延续注册的特殊化妆品的申报资料和承诺进行监督，经监督检查或者技术审评发现存在不符合强制性国家标准、技术规范情形的，应当依法撤销特殊化妆品注册证。

第三节 化妆品原料与产品质量控制

化妆品应该是安全的产品，在正常以及合理的、可预见的使用条件下，不能对人体健康产生危害。化妆品使用的原料必须符合原料的规定，化妆品产品必须使用安全，不能对施用部位产生明显刺激和损伤，且无感染性。

一、化妆品研发原料

中药化妆品必须遵守《化妆品卫生监督条例》和《化妆品标识管理规定》等相关法律法规要求，所使用的中药原料原则上应对人体无毒无害，参照《已使用化妆品原料名称目录》（2015年版）（简称已使用化妆品原料）或在《国际化妆品原料命名数据库》（INCI）中已经使用的动植物药，原则上以 INCI 数据库为准，同一原料使用了不同版本 INCI 名称的，使用时应予以说明。另外，在《化妆品安全技术规范（2015 年版）》（简称规范）中收载的防晒剂、防腐剂、着色剂及限用物质等原料，使用时参照已使用化妆品原料管理。中药化妆品产品必须达到相关的技术指标。

中药化妆品的原料种类繁多，性能各异。根据化妆品的原料性能和用途，可分为中药原料、基质原料和辅助原料三大类。

（一）中药原料

以中医药理论为指导，是中药化妆品不同于其他化妆品的一个显著特点，因此有明显的功能性，以预防为主，有确切的美容养颜效果。中药拥有几千年的人体临床应用经验，积累了许多作用独特、效果显著的单品和复方，并且中药来源于大自然，纯正温和，毒副作用小，相对于化学合成品更加安全可靠；品类齐全，剂型多样，中药化妆品几乎涵盖了现代化妆品的各种类别，剂型丰富多样，适用于不同的身体部位、不同的功效需求和不同的使用偏好。

1. 按功能分类

(1) 保湿功能类 补阴中药令皮肤润泽，渗湿中药可持水保湿，芳香化湿中药可载水保湿，祛风湿中药可胜水保湿。大多具有保湿功能的植物含植物油脂、磷脂、植物甾醇、氨基酸、多肽、多糖、多元醇，其中皮肤和嘴唇保湿主要为多糖、油脂、脂质，头发保湿主要为多糖、脂质、水解蛋白、油脂。具有保湿功能的植物主要有属于真菌类的银耳、灵芝，属于藻类的海藻。另外，芦荟、木槿、枸杞、绿豆等也具有保湿功能。在欧洲市场上，80%以上的化妆品都标明含有芦荟。

(2) 增白皮肤功能类 面色无光泽主要是因为血虚、气虚，脾主肌肉、主运化、脾虚下焦能量不足。可选用活血化瘀中药，以祛风活血、清热解毒、祛斑莹肌。凡具有抑制酪氨酸酶活性和抑制黑色素形成活性的植物化妆品就有可能具有增白作用，具有抑制酪氨酸酶活性的植物有当归、红花、桔梗、羌活、乌梅、苦瓜、葡萄等，具有抑制黑色素形成作用的植物有银杏、姜黄、苦瓜、芍药等。

(3) 防治痤疮及皮肤炎症功能类 除面部常见的痤疮外，皮肤炎症大多是由于细菌感染和皮肤真菌感染引起的，有的是由外伤并发感染或由于抓痒引起皮肤炎症，或由于真菌感染引起的头癣和头皮屑阻碍头发生长。痤疮的发生多为饮食不节，过食辛辣及肥甘厚味，复感外邪，使毛囊闭塞，内热不得透达，致使血热蕴结于面部，或肺经蕴热，外感风邪，或脾胃湿热，内蕴上蒸于面部而形成。治疗多以清肺热、祛风热、凉血活血之中药内服，具有防治痤疮功能的植物有丹参、大黄、白花蛇舌草、天门冬、黄柏等；抗菌消炎植物有红花、金银花、蒲公英、丁香、桃仁、冬瓜、黄芩等；抗真菌植物有小茴香、黄连、生姜、陈皮、大蒜、薄荷、肉桂、郁金、黄芩等。

（4）祛除皮肤皱纹功能类 衰老和虚瘀有关，因此要补益气血。用补气药补气以行血，用补血药使血荣于面，则容光焕发使气血调和等。除皱、紧致肌肤的主要途径就是维持和保护皮肤基质的组成和结构，抑制基质金属蛋白酶（MPP）活性、维护弹性支撑系统，如肉桂、厚朴等。

（5）育发乌发功能类 造成脱发的主要原因是肾虚肺损、毒素积累、微量元素缺乏，治疗多以养血安神、滋阴补肾为主。何首乌和竹节人参显示较强的促毛发再生活性，可抑制皮脂活性。近年用睾酮-5α-还原酶来筛选抑制睾酮-5α-还原酶的植物，为寻找适合防脱发、促进头发生长的中药化妆品提供了依据。如人参、甘草、芦荟、地黄、麦冬等均可作为防脱发、促进头发生长的滋养剂；猪苓、冬瓜子、车前子、女贞子、杏仁等可作为头发促进剂。

（6）瘦身健美类 如绞股蓝、银杏、茶叶、陈皮和大黄等，可加速局部脂肪代谢、自然燃烧、润肠轻泻以及促进脂肪排泄。

（7）赋香类 几乎所有的化妆品都具有令人愉快的香气，主要是通过添加一定数量的香精而制成的。香精是由各种香料调配混合而成，很多中药化妆品的香精是来源于芳香性中药，如肉桂叶油、丁香油、小茴香油等，对人体的神经系统也有一定的调节作用。芳香性中药用于化妆品还具有抗病毒、抗真菌、防腐、扩张血管，治疗皮肤瘙痒、皮炎、荨麻疹等病症的功效。

2. 按成分分类 中药化妆品中的生物活性成分决定了中药化妆品的生理功能，这些生物活性成分由于其特有的化学结构，具有特定的生理活性，具有构效关系。

（1）植物香精 植物性香料是从具有芳香气味的植物中提取获得的香料，一般就是植物挥发油或称香精，可在香水等化妆品中起香化作用，具有抑菌、消炎、驱虫等作用。来源于植物的花，如蔷薇、玫瑰、茉莉、薰衣草等；植物的果实，如柠檬、橙、佛手、小茴香等；植物的叶如酸橙、薄荷、月桂等；植物的全草如香茅、百里香等。

（2）糖类 这是一类广泛分布的化合物，也称为碳水化合物、分为单糖、寡糖、多糖，用于化妆品的碳水化合物主要是多糖和寡糖，具有优良的保湿作用，还具有抗衰老作用。赤芝多糖 GLA、GLB、GLC 和黄民多糖是一种免疫抑制剂，枸杞多糖有利于活性氧的清除、延缓衰老和抗疲劳，金针菇多糖具有良好的保湿效果，含有糖类的中药极为丰富，如山药、何首乌、地黄等。

（3）氨基酸、多肽、蛋白质、核酸 美容作用极为广泛，具有抗衰老、营养、修复、保湿、润肤、润发、增白、防敏、抑菌、祛斑、改善代谢等作用。含这类物质的中药有人参、当归、黄芪、茯苓、地黄、大枣、蒲公英、天冬等。

（4）黄酮类化合物 在化妆品中广泛应用。黄酮本身为天然黄色素，可用于化妆品调色，可作为抗菌消炎剂、抗氧化剂、抗衰老剂、吸收紫外线剂、亮肤剂，应用于化妆品中。芸香苷和槲皮素对皮肤有保护作用，具有防晒、清除超氧化物的作用；葛根素及其衍生物具有增白皮肤、保湿、防晒等多种功能。含黄酮类化合物的中药很多，如金银花、黄芩、桑叶、槐角、葛根等。此外其他活性成分还有鞣质、醌类化合物、有机酸、酚酸类化合物、皂苷、甾醇类化合物、维生素、生物碱类、萜类、激素和酶类等。

（二）基质原料

1. 油脂性基质 包括天然油质原料和合成油质原料两大类，主要指油脂、蜡类原料、烃类、脂肪酸、脂肪醇和酯类等，是化妆品的一类主要原料。油脂是油和脂的总称，油脂包括植物性油脂和动物性油脂。

（1）植物性油脂 很早就广泛应用于美容化妆品中，不仅对皮肤具有优良的亲和性和保湿性，而且因含有特定的成分而产生特殊的功能。植物性油脂分 3 类：干性油、半干性油和不干性油。干性油，如亚麻仁油、葵花子油；半干性油，如棉子油、大豆油、芝麻油；不干性油，如橄榄油、椰子油、蓖麻油等。用于化妆品的油脂多为半干性油，干性油几乎不用于化妆品原料。常用的油脂为橄榄油、椰子油、蓖麻油、棉子油、大豆油、芝麻油、杏仁油、花生油、玉米油、米糠油、茶子油、沙棘油、鳄梨油等。

（2）动物性油脂 用于化妆品的有水貂油、蛋黄油、羊毛脂油、卵磷脂等。动物性油脂一般包括高度不饱和脂肪酸和脂肪酸，它们和植物性油脂相比，其色泽、气味等较差，在具体使用时应注意防腐问题。水貂油具有较好的亲和性，滑爽而不腻，性能优异，在化妆品中得到广泛应用，如营养霜、润肤霜、发油、防晒霜等。蛋黄油含油脂、磷脂、卵磷脂以及维生素 A、维生素 D、维生素 E 等，可做唇膏类化妆品的油脂原料。

（3）蜡类 是高碳脂肪酸和高碳脂肪醇构成的酯。蜡类成分在化妆品中起到稳定、调节黏稠度、减少油腻感等作用，主要种类有棕榈蜡、霍霍巴蜡、木蜡、羊毛脂、蜂蜡等。

2. 粉末性基质 主要用在粉末状化妆品（如爽身粉、香粉、粉饼唇膏、胭脂以及眼影等）中。在化妆品中主要起到遮盖、滑爽、附着、吸收、延展作用。常用在化妆品中的基质有无机粉末性基质、有机粉末性基质以及其他粉末性基质。应用于化妆品中的粉末性基质细度需达 300 目以上，水分含量应在 2%以下。由于粉末性基质一般都来自天然矿物，故应严格控制其所含有毒物质（汞、铅、砷）不得超过《化妆品卫生规范》中规定的限量。粉末性基质应符合以下要求：对皮肤无任何刺激性，pH 应加以控制，确保产品的 pH 接近 7。

3. 辅助原料 中药原料的辅助原料主要有赋香剂、色素等。

（1）赋香剂 俗称香料或香精，日常生活中所使用的化妆品常具有一定的温馨、优雅的香气。香料是指具有挥发性的芳香物质，有天然香料和合成香料两类。由于天然香料和合成香料的香气都比较单调，除个别品种外，大多数化妆品所使用的赋香剂是经过调香的香精，如牙膏所用的赋香剂即是由 10～30 种香料调制而成的，香水使用的赋香剂是由 100 多种香料精心调制而成的。不同品种的化妆品所添加香精的量不同，如香水中香精的含量占 5%～25%（质量百分数），香料中香精的含量占 0.2%～1%，而化妆水中香精的含量只占 0.05%～0.5%。

（2）色素 也称着色剂，添加的目的是美化、修饰，或为了掩盖化妆品中某些有色组分的不悦色感，以增加化妆品产品的颜色美感。化妆品中使用的色素主要有颜料和染料两大类。颜料是指不溶于水或油中的粉末状着色物质（如氧化钛、氯化钙、云母钛等），而染料则是指能溶于水或油中，具有染色能力的有机物质（胭脂虫红、偶氮染料等）。在选用颜料时，要求与其他原料的相容性好、光稳定性好，且安全无毒。

（3）抗氧剂 能够阻止或延缓氧化或自动氧化的物质。含油原料的化妆品中，存在大量的不饱和键，这些不饱和键很容易被氧化而导致产品变质，这种氧化变质称为酸败。为了避免酸败现象的发生，必须在化妆品中加入抗氧剂。在化妆品中使用的抗氧剂，必须与其他原料有良好的相容性，无毒、无味、高效。

抗氧剂的作用有两个方面：一是抑制易氧化的物质吸收氧；二是自身被氧化而相应延缓或阻止油的氧化。其用量一般在 0.02%～0.1%。常用的抗氧剂有丁基羟基茴香醚（BHA）、二丁基羟基甲苯（BHT）和没食子酸丙酯（PG）等。

(4) 紫外线吸收剂 能吸收紫外线的物质称为紫外线吸收剂。长期处在阳光照射下的人体皮肤，很容易吸收阳光中的紫外线而导致皮肤变黑，甚至引起急性皮炎和灼伤。为了保护人体皮肤，人们除了用太阳伞、太阳帽遮挡烈日以外，还可以涂抹防晒的化妆品。防晒化妆品之所以能起防晒作用，主要是因为加入了紫外线吸收剂。

化妆品中使用的紫外线吸收剂除了能防止紫外线对皮肤的伤害外，还要求对皮肤无毒、无害，同其他化妆品原料的相容性好、挥发性低、稳定性强。在防晒化妆品中紫外吸收剂的使用量一般在0.1%～10%，若加入量过多，有时会使皮肤发生过敏反应。紫外线吸收剂的使用量，大多是通过实际日晒试验得出的。

人们最早用植物油类作为紫外线吸收剂，目前，广泛应用于化妆品中的紫外线吸收剂有对氨基苯甲酸类、肉桂酸类、水杨酸类等。

二、中药化妆品质量控制

化妆品应具有安全、稳定、方便使用和功能性等属性。中药化妆品的功能因子，包括中药活性成分是体现其功能性的基础，因此对中药化妆品的稳定性评价不能只限于一般的理化特性，应该对内在质量也就是有效成分的存在与否或含量也进行评价。

化妆品要有完备的质量标准，不仅要对感官如形态、气味和理化性质，如含量、水分、灰分、重金属及微生物指标进行明确的规定，还要根据产品的功效明确功效成分，并制定含量限度，可应用紫外分光光度计、气相色谱仪和高效液相色谱仪定量测定功效成分的含量，从而保证产品的质量和较高的科技含量，保证产品的规范性和可控性。根据质量标准要对产品的感官、理化性质、功效成分、卫生学等指标进行全面检验，并进行稳定性考察，确保产品的稳定可控。

（一）感官及稳定性检测

好的化妆品应该使消费者能够长期安全地连续使用并有好的感官质量。当消费者对产品的内在质量缺乏必要的检验手段和知识时，感官质量就显得非常重要，新颖、美观的包装和香气迷人的化妆品，消费者更乐于购买。外观好的化妆品，如果内在质量较差，消费者只能购买一次，而内在质量非常好的化妆品虽然外观包装差些，但消费者仍然乐于长期使用。

1. 感官评价 护肤用品的感官评价是通过对其使用性能的测定来评价的。膏霜、乳液类产品的性能评价主要有铺展性、渗透性、滋润性、油腻性、黏起感、直接使用性、后期使用性等。针对各种性能的评价，要得到比较合理客观的结果，需要选择不同年龄、不同地区、不同皮肤类型以及不同性别的多数人群进行测评，运用数理统计的方法分析评价结果。洁肤用品及洗发产品的性能评价主要有分散性、泡沫性、易冲洗程度、紧绷感、脱脂性等。

2. 稳定性评价 化妆品制剂在制备及贮藏过程中，由于受到温度、湿度、水分、光线、微生物等因素的影响，容易发生变质导致效果降低，甚至毒性增大，危及化妆品使用效果及安全性。为此，探讨影响制剂稳定性的因素，并采用相应的措施延缓或避免制剂的稳定性变化，确定使用有效期，是含中药化妆品制剂稳定性研究的基本任务，同时也是含中药化妆品制剂研究必不可少的一项重要内容。

化妆品稳定性的判断主要通过以下方式进行；①肉眼观察产品色泽、膏体连续的变化情况。②乳化粒子是否有凝聚现象，是否有分层。③通过显微镜观察体系乳化粒子的变化情况，以及是否有晶体析出。④测量不同温度、不同剪切速率下样品的黏度及流动性。⑤通过挑战性试验考察防腐剂的防腐性能。

（二）安全性评价

化妆品作为人们日常生活的必需品，由于长期与人体接触，其安全性就显得尤为重要。我国《化妆品卫生规范》要求化妆品不得对使用部位产生明显的刺激和损伤，必须使用安全，且无感染性。对所用的防腐剂、着色剂、紫外线吸收剂等原料也有严格规定。

1. 急性毒性试验　急性毒性，常被称为半致死量，记作 LD_{50}，是国家药品监督管理局规定化妆品及化妆品组分的毒理指标之一，急性毒性试验（经口服或经皮肤渗透）一般可分为急性口服毒性试验和急性皮肤毒性试验。在选择试验项目时应根据实际情况确定，可按具体产品用途和类别增加或减少检验项目。

2. 皮肤刺激性试验　皮肤刺激是指皮肤接触试验物后产生的可逆性炎性症状，用以皮肤刺激性试验（急性贴皮试验）至少要有 4 只健康成年动物。通常情况下，家兔和豚鼠对刺激物质较敏感，从动物实验结果外推到人体，可提供较重要的依据。

3. 眼刺激试验　是指眼表面接触试验物质后产生的可逆性炎性变化，即在停止置入受试物一段时间后，这种情况可以恢复原状。在化妆品中有许多都是在眼部周围使用，如眼影、眼线、洗发香波及染发剂等，它们很容易误入眼内，刺激眼部黏膜引起眼发红、流泪及其他伤害。受试动物为家兔，在许多情况下其他哺乳动物眼的反应较敏感，从动物实验结果外推到人体，可提供较有价值的依据。

4. 皮肤光毒性试验　是皮肤一次接触化学物质后，继而暴露于紫外线照射下所引发的一种皮肤毒性反应，或者全身应用化学物质后，暴露于紫外线照射下发生的类似反应。将一定量受试物涂抹在动物背部去毛的皮肤上，经一定时间间隔后暴露于 UVA 光线下，观察受试动物皮肤反应并确定该受试物有否光毒性。

5. 过敏性试验　是以诱发过敏为目的而进行的诱发性投药，以确认药物的诱发性效果和过敏性，实验动物多为豚鼠。

6. 致畸试验　致畸性指能在胚胎发育期引起胎鼠永久性结构和功能异常的化学物质特性。在胚胎发育的器官形成期给妊娠动物染毒，在胎鼠出生前将妊娠动物处死，取出胎鼠检查其骨骼和内脏畸形，检测妊娠动物接触化妆品原料后引起胎鼠畸形的可能性。

7. 人体激光斑贴试验　皮肤的光变态反应是指某些化学物质在光参与下产生的抗原抗体皮肤反应。不通过肌肤免疫机制，而由光能直接加强化学物质所致的原发皮肤反应则称为光毒性反应。动物选用白色豚鼠和家兔。

（三）微生物检测

为保障化妆品的微生物安全，我国从 1987 年开始，先后制定并颁布了《化妆品卫生标准》（GB7916—1987）、《化妆品微生物标准检验方法》（GB7918.1～7918.5—1987）、《化妆品生产企业卫生规范》（2001 年）、《化妆品卫生规范》（1999 年发布，2007 年修订）等相关标准和规范，对化妆品制订菌落总数、粪大肠菌群、铜绿假单胞菌、金黄色葡萄球菌、真菌与酵母 5 项微生物指标和相应的检验方法。

（四）重金属检测

化妆品中含有的违禁物威胁着人体的健康，而一些限用物质同样具有一定的毒性。例如，限用物质汞、铅等。在一些美白、祛斑广告中不乏看到一些“立即美白”、“祛斑无痕”的标语，这些化妆品中极有可能被加入了大量的汞、铅等危害物质。虽然铅和汞在短期内有很好的美白效果，特别是铅，它虽然有毒，但皮肤对它的吸收能力却很强，所以，很多美白产品对铅都有一定的依赖性。汞、铅等物质如果通过皮肤被人体吸收，会导致人体神经系统失调，对肾脏、造血系统、肝脏构成威胁，甚至可能造成不孕、不育的情况。对于孕妇，汞还会由母体进入胚胎，影响胚胎的发育。如果长期使用汞超标的化妆品，会导致面部色素沉淀，甚至损伤人体泌尿、内分泌、中枢神经等系统。目前，化妆品中重金属含量是一项非常重要的指标，其中铅、汞等重金属是化妆品含量超标中最常见的几种重金属。按照国家的规定，铅的含量应≤40mg/kg，汞含量≤1mg/kg。我国《化妆品卫生标准》对化妆品中的有害物质——汞、砷、铅、甲醇作了限量，并在《化妆品卫生化学标准检验方法：汞、砷、铅、甲醇》（GB7917.1～4—1987）指定了检验标准。标准规定，对于汞、砷、铅、甲醇的标准检验方法，可作为检验其他重金属时的参考。

第四节　化妆品卫生规范与评价

中药作为中华传统医学的重要组成部分，在保健和美容领域有着悠久的历史。随着人们对天然、绿色生活方式的追求，中药化妆品作为融合了传统草药配方与现代科技的产品，受到人们的关注和青睐。因此，中药化妆品的卫生规范与安全性评价显得尤为重要。相继出台的《化妆品卫生规范》《化妆品安全技术规范》《化妆品安全评估技术导则》《化妆品功效宣称评价规范》等标准，为中药化妆品的质量与安全提供了保障。

一、化妆品的卫生规范

（一）一般要求

在正常以及合理的、可预见的使用条件下，化妆品不得对人体健康产生危害。

（二）原料要求

禁用使用《化妆品卫生规范》所列的1-（1-萘基甲基）喹啉嗡等化学物质为化妆品原料，禁用使用《化妆品卫生规范》所列的毛茛科乌头属等植物为化妆品原料。凡以《化妆品卫生规范》所列的限用物质为化妆品原料的，必须符合表中所作规定，包括使用范围、最大允许使用浓度、其他限制和要求以及标签上必须标印的使用条件和注意事项。化妆品中所用防腐剂必须是《化妆品卫生规范》中所列的限用防腐剂，并必须符合规定，包括最大允许使用浓度、使用范围和限制条件以及标签上必须标印的使用条件和注意事项。化妆品中所用防晒剂必须是《化妆品卫生规范》中所列限用防晒剂，并必须符合规定，包括最大允许使用浓度以及标签上必须标印的使用条件和注意事项。化妆品中所用着色剂必须是《化妆品卫生规范》中所列限用着色剂，并必须符合规定，包括允许使用范围、其他限制和要求。化妆品中所用染发剂必须是《化妆品卫生规范》中所列限用染发剂，并必须符合规定，包括最大允许使用浓度、其他限制和要求以及标签上必须标印的使用条件和注意事项。

（三）终产品要求

化妆品使用的原料必须符合上述原料要求。化妆品必须使用安全，不得对施用部位产生明显刺激和损伤，且无感染性。化妆品的微生物指标应符合表12-1规定的限量。化妆品中有毒物质不得超过表12-2中规定的限量。

表 12-1 化妆品中微生物指标限值

微生物指标	限值	备注
菌落总数 （cfu /g 或 cfu /mL）	≤500	眼部化妆品、口唇化妆品以及儿童用化妆品
	≤1000	其他化妆品
霉菌和酵母菌总数（cfu/g 或 cfu /mL）	≤100	
粪大肠菌群	不得检出	
铜绿假单胞菌	不得检出	
金黄色葡萄球菌	不得检出	

表 12-2 化妆品中有毒物质限量

常见污染物	限量（mg/kg）	备注
汞	1	含有机汞防腐剂的眼部化妆品除外
铅	40	
砷	10	
甲醇	2000	

二、化妆品的安全性评价

近年来，国内外的化妆品质量安全事件层出不穷，因此，为了保证化妆品的安全性，我国对化妆品的管理有着比较完善的法律法规和严格的市场管理规范。由国家药品监督管理局颁布的《化妆品安全技术规范》是我国化妆品监管和行业研发的重要技术法规，是企业生产和经营，国家监管部门对化妆品的注册备案、审评审批以及监督检验的法定依据。其内容随着行业发展和监管工作需要、化妆品监管法律法规制修订等动态修订。《化妆品安全技术规范》对化妆品相关术语、安全通用要求、禁限用原料、准用原料要求、理化检验方法、微生物检验方法、毒理学试验方法、人体安全性检验方法和人体功效评价检验方法等做出了明确规定。

（一）化妆品安全通用要求

1. 一般要求

1）化妆品应经安全性风险评估，确保在正常、合理的及可预见的使用条件下，不得对人体健康产生危害。

2）化妆品生产应符合化妆品生产规范的要求。化妆品的生产过程应科学合理，保证产品安全。

3）化妆品上市前应进行必要的检验，检验方法包括相关理化检验方法、微生物检验方法、毒理学试验方法和人体安全试验方法等。

4）化妆品应符合产品质量安全有关要求，经检验合格后方可出厂。

2. 对原料的要求

1）化妆品原料应经安全性风险评估，确保在正常、合理及可预见的使用条件下，不得对人体健康产生危害。

2）化妆品原料质量安全要求应符合国家相应规定，并与生产工艺和检测技术所达到的水平相适应。

3）原料技术要求内容包括化妆品原料名称、登记号［CAS 号和（或）EINECS 号、INCI

名称、拉丁学名等]、使用目的、适用范围、规格、检测方法、可能存在的安全性风险物质及其控制措施等内容。

4）化妆品原料的包装、储运、使用等过程，均不得对化妆品原料造成污染。直接接触化妆品原料的包装材料应当安全，不得与原料发生化学反应，不得迁移或释放对人体产生危害的有毒有害物质。对有温度、相对湿度或其他特殊要求的化妆品原料应按规定条件储存。

5）化妆品原料应能通过标签追溯到原料的基本信息［包括但不限于原料标准中文名称、INCI 名称、CAS 号和（或）EINECS 号］、生产商名称、纯度或含量、生产批号或生产日期、保质期等中文标识。属于危险化学品的化妆品原料，其标识应符合国家有关部门的规定。

6）动植物来源的化妆品原料应明确其来源、使用部位等信息。动物脏器组织及血液制品或提取物的化妆品原料，应明确其来源、质量规格，不得使用未在原产国获准使用的此类原料。

7）使用化妆品新原料应符合国家有关规定。

3. 对配方的要求

1）化妆品配方不得使用《化妆品安全技术规范》中所列的化妆品禁用原料。若技术上无法避免禁用物质作为杂质带入化妆品时，国家有限量规定的应符合其规定；未规定限量的，应进行安全性风险评估，确保在正常、合理及可预见的适用条件下不得对人体健康产生危害。

2）化妆品配方中的原料如属于《化妆品安全技术规范》化妆品限用原料中所列的物质，使用要求应符合规定。

3）化妆品配方中所用防腐剂、防晒剂、着色剂、染发剂，必须是对应的《化妆品安全技术规范》中所列的物质，使用要求应符合规定。

4. 对微生物学指标和有害物质限制的要求 化妆品中微生物和有害物质应符合规定的限值。

5. 对包装材料的要求 直接接触化妆品的包装材料应当安全，不得与化妆品发生化学反应，不得迁移或释放对人体产生危害的有毒有害物质。

6. 对标签要求 凡化妆品中所用原料按照《化妆品安全技术规范》需在标签上标印使用条件和注意事项的，应按相应要求标注；其他要求应符合国家有关法律法规和规章标准要求。

7. 儿童用化妆品要求

1）儿童用化妆品在原料、配方、生产过程、标签、使用方式和质量安全控制等方面除满足正常的化妆品安全性要求外，还应满足相关特定的要求，以保证产品的安全性。

2）儿童用化妆品应在标签中明确适用对象。

（二）化妆品安全性评价的规定

1）凡是属于化妆品原料的，必须经过五个阶段的试验：急性毒性和动物皮肤、黏膜试验阶段，亚慢性毒性和致畸试验阶段，致突变、致癌短期生物筛选试验阶段，慢性毒性和致癌试验阶段，人体激发斑贴试验和试用试验阶段。

2）凡属于含药物化妆品或化妆品新产品，必须进行动物急性毒性试验、皮肤与黏膜试验和人体试验，但是根据化妆品所含成分的性质、使用方式和使用部位等因素，可分别选择其中几项甚至全部试验项目。

3）凡进口化妆品应由进口单位提供安全性评价资料。

（三）原料的毒理学检测

化妆品的新原料，一般需进行下列毒理学试验。

1）急性经口和急性经皮毒性试验。

2）皮肤和急性眼刺激性/腐蚀性试验。

3）皮肤变态反应试验。

4）皮肤光毒性和光敏感试验（原料具有紫外线吸收特性的需做该项试验）。

5）致突变试验（至少应包括一项基因突变试验和一项染色体畸变试验）。

6）亚慢性经口和经皮毒性试验。

7）致畸试验。

8）慢性毒性/致癌性结合试验。

9）毒物代谢及动力学试验。

10）根据原料的特性和用途，还可考虑其他必要的试验。如果该新原料与已用于化妆品的原料化学结构及特性相似，则可考虑减少某些试验。

试验方法参照《化妆品安全性评价程序和方法》（GB7919—1987）、《OECD 化学品试验指南》、《化妆品安全技术规范》、《化妆品安全评估技术导则》。

（四）化妆品的毒理学检验

1. 检测项目　一般情况下，化妆品新产品在投放市场前，应根据化妆品的用途和类别进行相应的检验，以评价其安全性。

2. 检测项目的选择原则　化妆品种类丰富，在选择检验项目时应根据实际情况确定。原则上，日常使用的一般用途化妆品需进行多次皮肤刺激性检验，已进行多次皮肤刺激性检测项目的无须进行急性皮肤刺激性试验，间隔 1 日或数日使用和用后须冲洗的化妆品需进行急性皮肤刺激性检测，与眼接触可能性不大的化妆品无须进行急性眼刺激性试验。

3. 普通用途化妆品和特殊用途化妆品的毒理学检验　2020 年《化妆品监督管理条例》通过，按照风险程度对化妆品实行分类管理，规定将化妆品分为特殊化妆品和普通化妆品。国家对特殊化妆品实行注册管理，对普通化妆品实行备案管理。

（1）普通化妆品毒理学检验　我国规定新开发的普通化妆品在投入市场前应根据化妆品的用途和分类进行下列检验（表 12-3）。

表 12-3　普通化妆品毒理学检测项目

检测项目	护肤品		彩妆品			发用品		芳香品	指（趾）甲用品
	一般护肤品：护肤水、护肤乳液类、护肤膏霜类、护肤凝胶类、护肤油类、沐浴类[1]	洁面类[2]、面膜类[3]、眼周围护肤类及易接触眼类	一般彩妆品：粉底类、散粉类、腮红类、涂身彩妆类	眼部彩妆品：描眉类[4]、眼影类、睫毛类、眼睑类、眼部彩妆卸妆类	护唇及唇部彩妆类：唇线笔[2]、唇膏类、唇油类、着色唇膏类	一般发用品：发露类、发乳类、发油类、发蜡类、发浆类	易接触眼睛发用品：洗发类、润发类、发胶类	香水类、花露水类	维护类[1]、涂彩类[1]、清洁类
急性经口毒性检测					√				
急性皮肤刺激性检测						√	√	√	√
眼刺激性检测		√		√			√		
多次皮肤刺激性检测	√	√	√	√	√				

注：“√”代表需要进行检测。1. 不需要进行检测；2. 无须进行急性经口毒性检测；3. 进行急性皮肤刺激检测，无须进行多次皮肤刺激检测；4. 无须进行眼刺激性检测。

（2）特殊用途化妆品毒理学检验　我国对特殊化妆品实施上市前的行政许可检测制度，特殊化妆品上市前应根据种类进行相应的许可检查，2020 年《化妆品监督管理条例》规定用于染发、烫发、祛斑美白、防晒、防脱发的化妆品以及宣称新功效的化妆品为特殊化妆品。一般各特殊化妆品的检测项目如表 12-4 所示。

表 12-4　特殊用途化妆品毒理学检测项目

检测项目	祛斑美白类	防晒类	防脱发类	染发类	烫发类	脱毛类	除臭类	健美养护类
急性经口毒性检测	√	√	√	√	√	√	√	√
急性皮肤刺激性检测				√	√			
眼刺激性检测			√	√	√			
多次皮肤刺激性检测	√	√	√				√	√
皮肤光毒性检测	√	√	√					
皮肤变态反应检测	√	√	√	√	√	√	√	√
体外哺乳动物细胞染色体畸变检测			√	√*				√
鼠伤寒沙门菌回复突变检测**			√	√*				√
人体斑贴检测	√	√	√			√	√	
人体试用检测			√		√			√

注：“√”代表需要进行检测。*涂染性、暂时性染发剂需进行该项检测；**可选用体外哺乳动物细胞基因突变实验。

（五）人体安全性检验

1. 检验方法总则

（1）范围　本部分规定了化妆品安全性人体检验项目和要求，适用于化妆品产品的人体安全性评价。

（2）化妆品人体检验的基本原则

1）化妆品人体检验应符合国际《赫尔辛基宣言》的基本原则，要求受试者签署知情同意书并采取必要的医学防护措施，最大程度地保护受试者的利益。

2）选择适当的受试人群，并具有一定例数。

3）化妆品人体检验之前应先完成必要的毒理学检验并出具书面证明，毒理学试验不合格的样品不再进行人体检验。

4）化妆品人体斑贴试验适用于检验防晒类、祛斑类、除臭类及其他需要类似检验的化妆品。

5）化妆品人体试用试验适用于检验健美类、美乳类、育发类、脱毛类、驻留类产品卫生安全性检验结果 pH≤3.5 或企业标准中设定 pH≤3.5 的产品及其他需要类似检验的化妆品。

2. 人体皮肤斑贴试验

（1）范围　《化妆品安全技术规范》规定了人体皮肤斑贴试验的目的、基本原则、受试者要求和方法。适用于检测化妆品产品对人体皮肤潜在的不良反应。

（2）目的　检测受试物引起人体皮肤不良反应的潜在可能性。

（3）引用标准　《化妆品皮肤病诊断标准及处理原则》（GB17149.1—1997）；《化妆品接触性皮炎诊断标准及处理原则》（GB17149.2—1997）。

（4）基本原则

1）选择合格的志愿者作为试验对象。

2）应用规范的斑试材料进行人体皮肤斑贴试验。

3）根据化妆品的不同类型，选择化妆品产品原物或稀释物进行斑贴试验。

4）人体斑贴试验包括皮肤封闭型斑贴试验及皮肤重复性开放型涂抹试验，一般情况下采用皮肤封闭型斑贴试验，祛斑类化妆品和粉状（如粉饼、粉底等）防晒类化妆品进行人体皮肤斑贴试验出现刺激性结果或结果难以判断时，应当增加皮肤重复性开放型涂抹试验。

（5）受试者的选择　选择 18～60 岁符合试验要求的志愿者作为受试对象。不能选择有下列情况者作为受试者。

1）近一周使用抗组胺药或近一个月内使用免疫抑制剂者。

2）近两个月内受试部位应用任何抗炎药物者。

3）受试者患有炎症性皮肤病临床未愈者。

4）胰岛素依赖型糖尿病患者。

5）正在接受治疗的哮喘或其他慢性呼吸系统疾病患者。

6）在近 6 个月内接受抗癌化疗者。

7）免疫缺陷或自身免疫性疾病患者。

8）哺乳期或妊娠妇女。

9）双侧乳房切除及双侧腋下淋巴结切除者。

10）在皮肤待试部位由于瘢痕、色素、萎缩、鲜红斑痣或其他瑕疵而影响试验结果的判定者。

11）参加其他的临床试验研究者。

12）体质高度敏感者。

13）非志愿参加者或不能按试验要求完成规定内容者。

（6）方法

1）皮肤封闭型斑贴试验：按受试者入选标准选择参加试验的人员，至少 30 名。选用面积不超过 $50mm^2$、深度约 1mm 的合格斑试器材。将受试物放入斑试器小室内，用量为 0.020～0.025g（固体或半固体）或 0.020～0.025mL（液体）。受试物为化妆品产品原物时，对照孔为空白对照（不置任何物质），受试物为稀释后的化妆品时，对照孔内使用该化妆品的稀释剂。将加有受试物的斑试器用低致敏胶带贴敷于受试者的背部或前臂曲侧，用手掌轻压使之均匀地贴敷于皮肤上，持续 24h。分别于去除受试物斑试器后 30min（待压痕消失后）、24h 和 48h 按表 12-5 标准观察皮肤反应，并记录观察结果。

表 12-5　皮肤封闭型斑贴试验皮肤反应分级标准

反应程度	评分等级	皮肤反应
-	0	阴性反应
±	1	可疑反应，仅有微弱红斑
+	2	弱阳性反应（红斑反应）；红斑、浸润、水肿、可有丘疹
++	3	强阳性反应（疱疹反应）；红斑、浸润、水肿、丘疹、疱疹；反应可超出受试区
+++	4	极强阳性反应（融合性疱疹反应）；明显红斑、严重浸润、水肿、融合性疱疹；反应可超出受试区

2）重复性开放型涂抹试验：按受试者入选标准选择参加试验的人员，至少 30 名。以前臂屈侧作为受试部位，面积 3cm×3cm，受试部位应保持干燥，避免接触其他外用制剂。将试验物约（0.050±0.005）g（mL）次、每天 2 次均匀地涂于受试部位，连续 7 天，同时观察皮肤反应，在此过程中如出现 3 分或以上的皮肤反应时，应根据具体情况决定是否继续试验。皮肤反应按表 12-6 重复性开放型涂抹试验皮肤反应评判标准进行观察，并记录结果。

表 12-6　皮肤重复性开放型涂抹试验皮肤反应评判标准表

反应程度	评分等级	皮肤反应
-	0	阴性反应
±	1	微弱红斑、皮肤干燥、皱褶
+	2	红斑、水肿、丘疹、风团、脱屑、裂隙
++	3	明显红斑、水肿、水疱
+++	4	重度红斑、水肿、大疱、糜烂、色素沉着或色素减退、痤疮样改变

3. 人体试用试验安全性评价

(1) 范围　人体试验安全性评价适用于《化妆品卫生监督条例》中定义的特殊用途化妆品，包括健美类、美乳类、育发类、脱毛类、驻留类产品卫生安全性检验结果 pH≤3.5 或企业标准中设定 pH≤3.5 的产品及其他需要类似检验的化妆品。

(2) 试验目的　通过一段时间的试用产品来检测受试物引起人体皮肤不良反应的潜在可能性。

(3) 受试者的选择　同“人体皮肤斑贴试验”的受试者选择。

(4) 皮肤反应分级标准　分级标准照表 12-7 确定。

表 12-7　人体试用试验皮肤反应分级标准

皮肤反应	分级
无反应	0
微弱红斑	1
红斑、浸润、丘疹	2
红斑、水肿、丘疹、水疱	3
红斑、水肿、大疱	4

(5) 试验方法

1）育发类产品：按受试者入选标准选择自愿受试者至少 30 例，按照化妆品产品标签注明的使用特点和方法让受试者直接使用受试产品。每周 1 次观察或电话随访受试者皮肤反应，按表 12-7 皮肤反应分级标准记录结果，试用时间不得少于 4 周。

2）健美类产品：按受试者入选标准选择自愿受试者至少 30 例，按照化妆品产品标签注明的使用特点和方法让受试者直接使用受试产品。每周 1 次观察或电话随访受试者有无皮肤反应或全身性不良反应如厌食、腹泻或乏力等，观察涂抹样品部位皮肤反应，按表 12-7 皮肤反应分级标准记录结果。试用时间不得少于 4 周。

3）美乳类产品：按受试者入选标准选择正常女性自愿受试者至少 30 例，按照化妆品产品标签注明的使用特点和方法让受试者直接使用受试产品。每周 1 次观察或电话随访受试者有无皮肤反应或全身性不良反应如恶心、乏力、月经紊乱及其他不适等，观察涂抹样品部位皮肤反应，按表 12-7 皮肤反应分级标准记录结果。试用时间不得少于 4 周。

4）脱毛类产品：按受试者入选标准选择自愿受试者至少 30 例，按照化妆品产品标签注明的使用特点和方法让受试者直接使用受试产品。试用后由负责医生观察局部皮肤反应，按表 12-7 皮肤反应分级标准记录结果。

5）驻留类产品：卫生安全性检验结果 pH≤3.5 或企业标准中设定 pH≤3.5 的产品，按受试者入选标准选择自愿受试者至少 30 例，按照化妆品产品标签注明的使用特点和方法让受试者直接使用受试产品。每周 1 次观察或电话随访受试者有无皮肤反应，按表 12-7 皮肤反应分级标准记录结果。试用时间不得少于 4 周。

(6) 检测结果及报告书写 报告书写应包括以下内容：试验目的、材料与方法、检测结果与结论。受试物材料需写明通用信息包括样品编号、名称、生产单位及生产批号、送检单位，以及样品物态描述等；另外检测报告还应含有检验起止时间，检验者、校核人及技术负责人分别签字，并加盖检验单位公章。

（六）化妆品化学检验

1. 范围 《化妆品安全技术规范》表明了该部分规定化妆品禁、限用组分的理化检验方法的相关要求。适用于化妆品产品中禁、限用组分的检验。

2. 内容 《化妆品安全技术规范》规定了化学指标如汞、砷、铅、甲醇等物质，斑蝥素、氮芥、氧化性染发剂中染料、巯基乙酸、性激素、甲醛、苯酚、氢醌、防晒剂等禁用物、限用物含量，以及 pH、*α*-羟基酸、SPF（防晒指数）等的检测方法，并规定了化妆品抗 UVA 能力仪器测定的方法。检测项目根据化妆品的种类来确定。表 12-8 所列即为根据《化妆品安全技术规范》要求的各类化妆品需要完成的相应的化学检测项目。另外，除表中项目外，一些新增的禁用成分也应根据其功能在相对应化妆品种类中做检测项目。

表 12-8 化妆品化学检测

检测项目		一般化妆品	特殊用途化妆品								
			防晒类	祛斑类	育发类	染发类	烫发类	除臭类	脱毛类	健美类	美乳类
化学指标	汞	√	√	√	√	√	√	√	√	√	√
	砷	√	√	√	√	√	√	√	√	√	√
	铅	√	√	√	√	√	√	√	√	√	√
	甲醇	√[1]	√[1]	√[1]	√[1]			√[1]		√[1]	
禁用物质、限用物质含量	斑蝥、氮芥				√						
	氧化性染发剂中染料[2]					√					
	巯基乙酸						√		√		
	性激素[3]				√					√	√
	甲醛							√			
	苯酚、氢醌			√							
	防晒剂[4]		√								
其他	pH[5]			√			√		√		
	α-羟基酸[6]	√		√							
	SPF		√[7]								

注：1. 乙醇、异丙醇含量之和≥10%（w/w）的产品需要检测甲醇项目；2. 氧化型染料中间体包括对苯胺、对氨基苯酚、氢醌、甲苯、2,5-二胺、间氨基苯酚、邻苯二胺、间苯二酚和对甲氨基苯酚等；3. 性激素包括雌三醇、雌酮、己烯雌酚、雌二醇、睾酮、甲睾酮和黄体酮；4. 防晒剂包括羟苯甲酮、水杨酸盐、水杨酸苯酯，防晒剂（二氧化钛和氧化锌除外）含量≥0.5%（w/w）的其他产品也加测防晒剂项目；5. 宣称含*α*-羟基酸或不宣称含*α*-羟基酸，但其总量≥3%（w/w）的产品需要检测*α*-羟基酸项目，同时测 pH；6. *α*-羟基酸包括酒石酸、乙醇酸、苹果酸、乳酸、柠檬酸；7. 只在防晒产品标有 SPF 值的需测定该项目

另外，宣称祛痘、除螨、抗粉刺等新功效用途的化妆品需要检测抗生素和甲硝唑项目，宣称去屑用途的化妆品需要检测去屑剂项目，染发类化妆品为两剂或两剂以上配合使用的化妆品，应当根据剂型分别检测相应项目。

（七）化妆品微生物学检验

微生物学检测是评价化妆品安全性的重要手段之一。《化妆品安全技术规范》规定了微生物学检测的范围、方法及基本要求，适用于化妆品样品的采集、保存及供检样品制备。检测的项目包括菌落总数、耐热大肠菌群、铜绿假单胞菌、金黄色葡萄球菌、霉菌和酵母菌。表 12-9 为化妆品微生物检测项目。

表 12-9　化妆品微生物检测项目

检测项目	护肤品	彩妆品[1]	发用品	特殊用途
菌落总数	√	√	√	√
耐热大肠菌群	√	√	√	√
铜绿假单胞菌	√	√	√	√
金黄色葡萄球菌	√	√	√	√
霉菌和酵母菌	√	√	√	√

注：1. 彩妆品除指甲油卸除液外；“√”代表需要进行检验

第五节　实　　例

天然中草药面膜

1. 配方设计表（表 12-10）。

表 12-10　天然中草药面膜配方设计表

编号	成分	添加量（%）	使用目的
1	水	85.025	溶剂
2	丁二醇	6	保湿剂、溶剂
3	甘油聚醚-26	3	保湿剂
4	海藻糖	2	柔润剂、保湿剂
5	卡波姆 941	0.15	增稠剂
6	羟乙基纤维素	0.05	增稠剂
7	透明质酸钠	0.06	保湿剂
8	EDTA-2Na	0.03	螯合剂
9	精氨酸	0.15	pH 调节剂
	丁二醇	0.5	
	水	0.38	
10	积雪草（*Centella asiatica*）提取物	0.05	皮肤调理剂
	虎杖（*Polygonum cuspidatum*）根提取物	0.02	
	黄芩（*Scutellaria baicalensis*）根提取物	0.02	

续表

编号	成分	添加量（%）	使用目的
10	茶（*Camellia sinensis*）叶提取物	0.01	皮肤调理剂
	光果甘草（*Glycyrrhiza glabra*）根提取物	0.01	
	母菊（*Chamomilla recutita*）花提取物	0.005	
	迷迭香（*Rosmarinus officinalis*）叶提取物	0.005	
	丁二醇	1	
11	水	0.96	皮肤调理剂、抗氧化剂
	人参（*Panax ginseng*）根提取物	0.04	
12	PEG-40 氢化蓖麻油	0.03	增溶剂
13	香叶天竺葵（*Pelargonium graveolens*）花油	0.005	皮肤调理剂
14	防腐剂	0.5	防腐剂

2. 设计思路　本配方主要包括保湿剂、柔润剂、抗氧化剂、皮肤调理剂、增稠。剂和防腐剂。配制出来的产品为贴片式面膜，温和不刺激，孕妇、哺乳期、敏感肌同样适用。

3. 制备工艺　①将 A 相（成分 1-8）用冷的去离子水分散均匀，升温至 85℃±5℃，并 50Hz 均质 6min，使之充分溶解，真空消泡 1 次开始降温；②降温至 45℃加入 B 相（成分 9、10、11、14）和提前分散均匀的 C 相（成分 12、13），搅拌均匀；③冷却至室温，取料检测，对照样板观察颜色、香型，测试 pH（pH 控制在 5.0～7.0）、黏度等理化指标；待检测合格后，200 目滤布过滤出料储存，微生物检测合格后灌装、封口、组装入库。

4. 产品特点　积雪草、虎杖根、黄芩、光果甘草根等多种植物精华兼顾了美白和舒缓功效，再搭配人参根提取物，功效成分是人参皂苷，具有抗氧化、抗炎，减少色素沉着和延缓衰老等作用。

5. 产品应用　本品一般在洁肤后使用，使用时将膜布贴于面部，并揭掉珠光纸，使其与面部贴合 15～20min 后，面膜液逐渐被吸收，最后取下膜布即可。本品主要适用于干纹细纹、皮肤松弛、肤色暗沉等情况。每周 2～3 次护理可改善面部肌肤状态。

思考题

1. 对于化妆品的新原料，毒理学检测项目包括哪些，应遵循哪些标准？
2. 根据《化妆品卫生监督条例》规定，化妆品人体试用试验适用于检验哪些化妆品？如何选择受试人员？
3. 请阐述化妆品功效宣称评价的定义？化妆品功效宣称评价试验包括哪些试验？其等效评价的适用范围和条件是什么？
4. 如何结合现代科技手段，进一步挖掘和传承我国中药化妆品的文化底蕴和实用价值？
5. 分析一下化妆品与药剂学“剂型”分类的区别与联系。
6. 在中药化妆品原料的选择和应用中，如何确保既满足法律法规要求，又能够充分利用中药原料的独特性，同时保证产品的安全性和有效性？
7. 在中药化妆品的研发过程中，如何平衡传统中药理论与现代科技的应用，同时确保产品的安全性、有效性和市场竞争力？

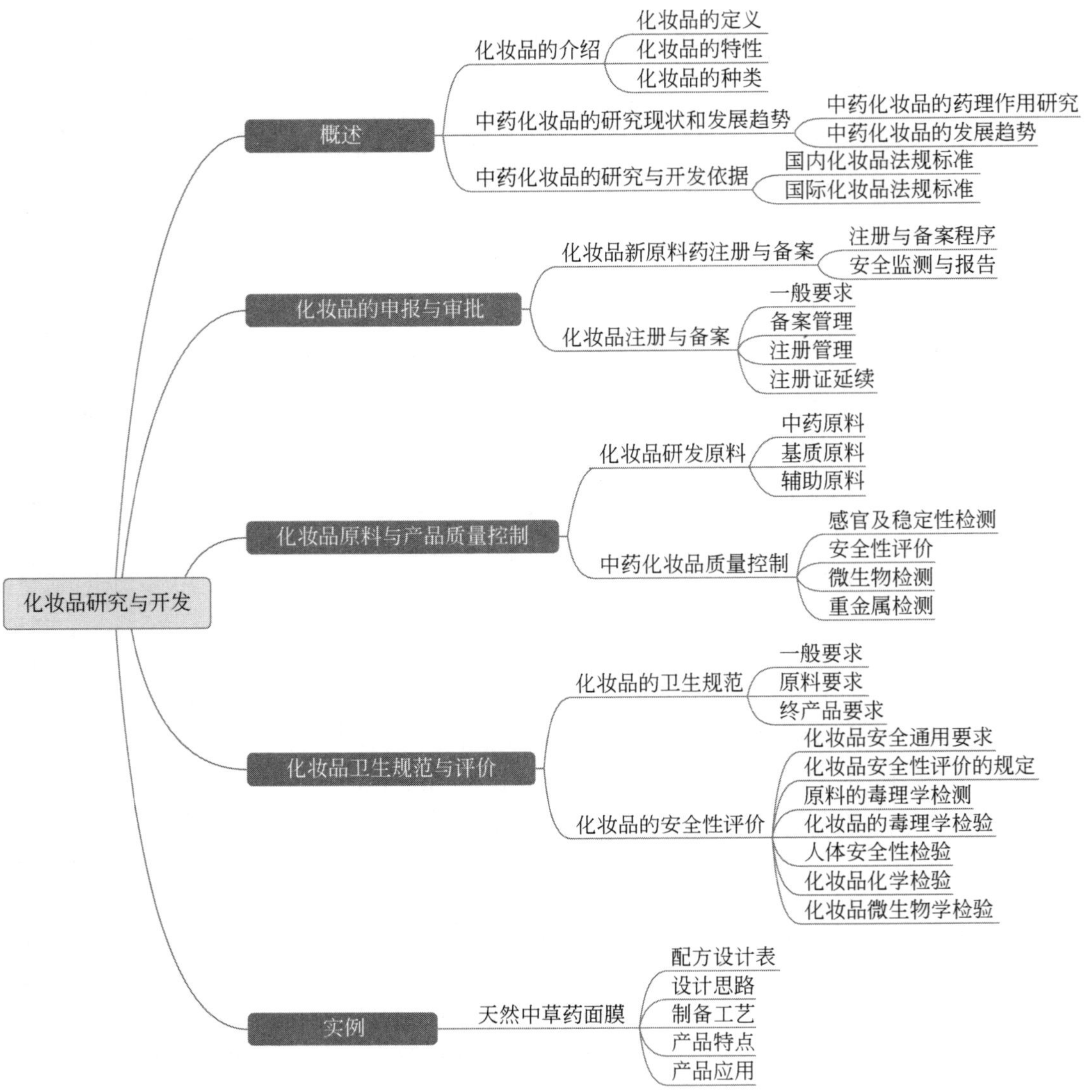
化妆品研究与开发
概述
化妆品的介绍
化妆品的定义
化妆品的特性
化妆品的种类
中药化妆品的研究现状和发展趋势
中药化妆品的药理作用研究
中药化妆品的发展趋势
中药化妆品的研究与开发依据
国内化妆品法规标准
国际化妆品法规标准
化妆品的申报与审批
化妆品新原料药注册与备案
注册与备案程序
安全监测与报告
化妆品注册与备案
一般要求
备案管理
注册管理
注册证延续
化妆品原料与产品质量控制
化妆品研发原料
中药原料
基质原料
辅助原料
中药化妆品质量控制
感官及稳定性检测
安全性评价
微生物检测
重金属检测
化妆品卫生规范与评价
化妆品的卫生规范
一般要求
原料要求
终产品要求
化妆品的安全性评价
化妆品安全通用要求
化妆品安全性评价的规定
原料的毒理学检测
化妆品的毒理学检验
人体安全性检验
化妆品化学检验
化妆品微生物学检验
实例
天然中草药面膜
配方设计表
设计思路
制备工艺
产品特点
产品应用

第十三章　医疗器械研究与开发

第一节　概　　述

一、医疗器械的定义

医疗器械是指那些直接或间接用于人体，以预防、诊断、治疗、缓解疾病或损伤，或者用于监护、检查、补偿、调节人体结构和功能，以及妊娠控制等的仪器、设备、器具、材料或其他类似物品。这些器械的效用主要通过物理方式获得，而非药理学、免疫学或代谢的方式。医疗器械有器械和药械组合两大类别，药械中的药物有西药和中药。医疗器械广泛应用于医院、诊所、实验室、家庭等多个场合，对人们的生命安全和身体健康具有不可或缺的重要作用。

医疗器械的预期目的：对疾病的预防、诊断、治疗、监护、缓解；对损伤或者残疾的诊断、治疗、监护、缓解、补偿；对解剖或者生理过程的研究、替代、调节；妊娠控制。

医疗器械种类繁多，从简单的医用棉签、注射器，到复杂的CT机、手术机器人，都属于医疗器械的范畴。这些器械的制造和使用都受到严格的监管，以确保其安全、有效。

二、医疗器械的现状和发展

（一）医疗器械的现状

当前，医疗器械行业呈现出以下几个显著特点。

1. 市场规模持续扩大　随着全球经济的发展和人口老龄化的加剧，医疗器械市场规模不断扩大。尤其是在发展中国家，随着医疗水平的提高和人们健康意识的增强，医疗器械市场需求呈现出强劲的增长势头。

2. 技术创新层出不穷　医疗器械行业是一个高度依赖技术创新的领域。近年来，随着新材料、人工智能、生物技术等领域的快速发展，医疗器械行业的技术创新层出不穷。例如，3D打印技术被广泛应用于医疗器械的制造中，可以制造出更加个性化、精确的医疗器械；人工智能技术则应用于医学影像诊断、手术辅助等领域，提高了诊断的准确性和手术的安全性。

3. 监管体系不断完善　医疗器械的安全性和有效性直接关系到患者的生命健康，因此各国政府对医疗器械的监管越来越严格。目前，全球已经建立了相对完善的医疗器械监管体系，包括注册审批、质量管理体系、不良事件监测等方面。这些措施有效地保障了医疗器械的安全性和合规性。

4. 市场竞争日益激烈　随着医疗器械市场的不断扩大，越来越多的企业进入这个领域，市场竞争日益激烈。为了在市场中立足，企业需要不断提高自身的技术水平和产品质量，同时加强市场营销和品牌建设。

（二）医疗器械的发展趋势

未来，医疗器械行业将呈现以下几个发展趋势。

1. 智能化和数字化成为主流 随着人工智能、大数据等技术的快速发展，医疗器械的智能化和数字化将成为主流趋势。未来的医疗器械将更加智能化，能够自动分析、诊断病情，为患者提供更加精准、个性化的治疗方案。同时，数字化技术也将应用于医疗器械的设计、制造、销售等各个环节，提高生产效率和降低成本。

2. 远程医疗和移动医疗兴起 随着互联网和移动互联网的普及，远程医疗和移动医疗将成为医疗器械行业的重要发展方向。通过远程医疗技术，患者可以在家中接受专业的医疗服务，提高就医的便利性和效率；而移动医疗技术则可以让患者随时随地监测自己的健康状况，及时发现并处理健康问题。

3. 个性化和定制化需求增加 随着人们对个性化医疗的需求不断增加，医疗器械的个性化和定制化将成为重要的发展趋势。未来的医疗器械将更加注重患者的个体差异和需求，为患者提供更加个性化、精准的治疗方案。

4. 绿色环保和可持续发展成为重要考量 随着环保意识的提高和可持续发展的要求，医疗器械行业也将更加注重环保和可持续发展。未来的医疗器械将更加注重环保材料的使用和废弃物的处理，同时也将加强节能减排和资源循环利用等方面的考虑。

医疗器械行业正面临着前所未有的发展机遇和挑战。未来，随着科技的进步和医疗需求的提高，医疗器械行业将继续保持快速发展的态势，为人类的健康事业做出更大的贡献。

第二节　医疗器械分类与标准

一、医疗器械产品分类

（一）医疗器械产品分类定义

我国医疗器械分类实行分类规则指导下的分类目录制，分类规则和分类目录并存。国务院药品监督管理部门负责制定医疗器械的分类规则和分类目录。监督管理部门会根据医疗器械生产、经营、使用情况，及时对医疗器械的风险变化进行分析、评价，对医疗器械分类目录进行调整。

（二）医疗器械分类规则

医疗器械按照风险程度由低到高，管理类别依次分为第一类、第二类和第三类。第一类是风险程度低，实行常规管理可以保证其安全、有效的医疗器械，如手术刀柄和刀片、皮片刀、柳叶刀等；第二类是具有中度风险，需要严格控制管理以保证其安全、有效的医疗器械，如体温计、家庭用血糖分析仪及试纸、医用小型制氧机等；第三类是具有较高风险，需要采取特别措施严格控制管理以保证其安全、有效的医疗器械，如一次性使用无菌注射器、骨科植入物医疗器械等。

医疗器械风险程度，应当根据医疗器械的预期目的，通过结构特征、使用形式、使用状态、是否接触人体等因素综合判定。依据影响医疗器械风险程度的因素，《医疗器械分类规则》中将医疗器械分为以下几种情形。

1. 根据结构特征的不同分类　分为无源医疗器械和有源医疗器械。

2. 根据是否接触人体分类　分为接触人体器械和非接触人体器械。

3. 根据不同的结构特征和是否接触人体分类　医疗器械的使用形式包括以下几种情形。

（1）无源接触人体器械　液体输送器械、改变血液体液器械、医用敷料、侵入器械、重复使用手术器械、植入器械、避孕和计划生育器械、其他无源接触人体器械。

（2）无源非接触人体器械　护理器械、医疗器械清洗消毒器械、其他无源非接触人体器械。

（3）有源接触人体器械　能量治疗器械、诊断监护器械、液体输送器械、电离辐射器械、植入器械、其他有源接触人体器械。

（4）有源非接触人体器械　临床检验仪器设备、独立软件、医疗器械消毒灭菌设备、其他有源非接触人体器械。

4. 根据不同的结构特征、是否接触人体以及使用形式分类　医疗器械的使用状态或者其产生的影响包括以下情形。

（1）无源接触人体器械　根据使用时限分为暂时使用、短期使用、长期使用；接触人体的部位分为皮肤或腔道（口）、创伤或组织、血液循环系统或中枢神经系统。

（2）无源非接触人体器械　根据对医疗效果的影响程度分为基本不影响、轻微影响、重要影响。

（3）有源接触人体器械　根据失控后可能造成的损伤程度分为轻微损伤、中度损伤、严重损伤。

（4）有源非接触人体器械　根据对医疗效果的影响程度分为基本不影响、轻微影响、重要影响。

《医疗器械分类规则》规定医疗器械的分类应当根据医疗器械分类判定表（表 13-1）进行分类判定。有以下特殊情形的，还应当结合下述原则进行分类。

1）如果同一医疗器械适用两个或者两个以上的分类，应当采取其中风险程度最高的分类；由多个医疗器械组成的医疗器械包，其分类应当与包内风险程度最高的医疗器械一致。

2）可作为附件的医疗器械，其分类应当综合考虑该附件对配套主体医疗器械安全性、有效性的影响；如果附件对配套主体医疗器械有重要影响，附件的分类应不低于配套主体医疗器械的分类。

3）监控或者影响医疗器械主要功能的医疗器械，其分类应当与被监控、影响的医疗器械的分类一致。

4）以医疗器械作用为主的药械组合产品，按照第三类医疗器械管理。

5）可被人体吸收的医疗器械，按照第三类医疗器械管理。

6）对医疗效果有重要影响的有源接触人体器械，按照第三类医疗器械管理。

7）医用敷料如果有以下情形，按照第三类医疗器械管理，包括：预期具有防组织或器官粘连功能，作为人工皮肤，接触真皮深层或其以下组织受损的创面，用于慢性创面，或者可被人体全部或部分吸收的。

8）以无菌形式提供的医疗器械，其分类应不低于第二类。

9）通过牵拉、撑开、扭转、压握、弯曲等作用方式，主动施加持续作用力于人体、可动态调整肢体固定位置的矫形器械（不包括仅具有固定、支撑作用的医疗器械，也不包括配合外科手术中进行临时矫形的医疗器械或者外科手术后或其他治疗中进行四肢矫形的医疗器械），其分类应不低于第二类。

10）具有计量测试功能的医疗器械，其分类应不低于第二类。

11）如果医疗器械的预期目的是明确用于某种疾病的治疗，其分类应不低于第二类。

12）用于在内镜下完成夹取、切割组织或者取石等手术操作的无源重复使用手术器械，按照第二类医疗器械管理。

表 13-1　医疗器械判定表

<table>
<tr><th colspan="12">接触人体器械</th></tr>
<tr><td rowspan="10">无源医疗器械</td><td colspan="2" rowspan="2">使用状态
使用形式</td><td colspan="3">暂时使用</td><td colspan="3">短期使用</td><td colspan="3">长期使用</td></tr>
<tr><td>皮肤/腔道（口）</td><td>创伤/组织</td><td>血液循环/中枢</td><td>皮肤/腔道（口）</td><td>创伤/组织</td><td>血液循环/中枢</td><td>皮肤/腔道（口）</td><td>创伤/组织</td><td>血液循环/中枢</td></tr>
<tr><td>1</td><td>液体输送器械</td><td>II</td><td>II</td><td>III</td><td>II</td><td>II</td><td>III</td><td>II</td><td>III</td><td>III</td></tr>
<tr><td>2</td><td>改变血液体液器械</td><td>—</td><td>—</td><td>III</td><td>—</td><td>—</td><td>III</td><td>—</td><td>—</td><td>III</td></tr>
<tr><td>3</td><td>医用敷料</td><td>I</td><td>II</td><td>II</td><td>I</td><td>II</td><td>II</td><td>—</td><td>III</td><td>III</td></tr>
<tr><td>4</td><td>侵入器械</td><td>I</td><td>II</td><td>III</td><td>II</td><td>II</td><td>III</td><td>—</td><td>—</td><td>—</td></tr>
<tr><td>5</td><td>重复使用手术器械</td><td>I</td><td>I</td><td>II</td><td>—</td><td>—</td><td>—</td><td>—</td><td>—</td><td>—</td></tr>
<tr><td>6</td><td>植入器械</td><td>—</td><td>—</td><td>—</td><td>—</td><td>—</td><td>—</td><td>III</td><td>II</td><td>III</td></tr>
<tr><td>7</td><td>避孕和计划生育器械（不包括重复使用手术器械）</td><td>II</td><td>II</td><td>III</td><td>II</td><td>III</td><td>III</td><td>III</td><td>II</td><td>III</td></tr>
<tr><td>8</td><td>其他无源器械</td><td>I</td><td>II</td><td>III</td><td>II</td><td>II</td><td>III</td><td>II</td><td>III</td><td>III</td></tr>
<tr><td rowspan="7">有源医疗器械</td><td colspan="2">使用状态
使用形式</td><td colspan="3">轻微损伤</td><td colspan="3">中度损伤</td><td colspan="3">严重损伤</td></tr>
<tr><td>1</td><td>能量治疗器械</td><td colspan="3">II</td><td colspan="3">II</td><td colspan="3">III</td></tr>
<tr><td>2</td><td>诊断监护器械</td><td colspan="3">II</td><td colspan="3">II</td><td colspan="3">III</td></tr>
<tr><td>3</td><td>液体输送器械</td><td colspan="3">II</td><td colspan="3">II</td><td colspan="3">III</td></tr>
<tr><td>4</td><td>电离辐射器械</td><td colspan="3">II</td><td colspan="3">II</td><td colspan="3">III</td></tr>
<tr><td>5</td><td>植入器械</td><td colspan="3">III</td><td colspan="3">III</td><td colspan="3">III</td></tr>
<tr><td>6</td><td>其他有源器械</td><td colspan="3">II</td><td colspan="3">II</td><td colspan="3">III</td></tr>
<tr><th colspan="12">非接触人体器械</th></tr>
<tr><td rowspan="4">无源医疗器械</td><td colspan="2">使用状态
使用形式</td><td colspan="3">基本不影响</td><td colspan="3">轻微影响</td><td colspan="3">重要影响</td></tr>
<tr><td>1</td><td>护理器械</td><td colspan="3">I</td><td colspan="3">II</td><td colspan="3">—</td></tr>
<tr><td>2</td><td>医疗器械清洗消毒器械</td><td colspan="3">—</td><td colspan="3">II</td><td colspan="3">III</td></tr>
<tr><td>3</td><td>液体输送器械</td><td colspan="3">I</td><td colspan="3">II</td><td colspan="3">III</td></tr>
<tr><td rowspan="5">有源医疗器械</td><td colspan="2">使用状态
使用形式</td><td colspan="3">基本不影响</td><td colspan="3">轻微影响</td><td colspan="3">重要影响</td></tr>
<tr><td>1</td><td>临床检验仪器设备</td><td colspan="3">I</td><td colspan="3">II</td><td colspan="3">III</td></tr>
<tr><td>2</td><td>独立软件</td><td colspan="3">—</td><td colspan="3">II</td><td colspan="3">III</td></tr>
<tr><td>3</td><td>医疗器械消毒灭菌设备</td><td colspan="3">—</td><td colspan="3">II</td><td colspan="3">III</td></tr>
<tr><td>4</td><td>其他有源器械</td><td colspan="3">I</td><td colspan="3">II</td><td colspan="3">III</td></tr>
</table>

注：1．本表中“I”、“II”、“III”分别代表第一类、第二类、第三类医疗器械；

2．本表中“－”代表不存在这种情形。

（三）医疗器械分类目录

《医疗器械分类目录》是医疗器械领域的国家规范性、法规性文件，与医疗器械生产、销售、使用环节密切相关。2002 年，国家食品药品监督管理局颁布了《医疗器械分类目录》。2015 年 7 月启动《医疗器械分类目录》修订工作，2018 年 8 月 1 日颁布了新版《医疗器械分类目录》。新版《医疗器械分类目录》按技术专业和临床使用特点分为 22 个子目录（表 13-2），子目录由一级产品类别、二级产品类别、产品描述、预期用途、品名举例和管理类别组成。近年来，国家药品监督管理部门深化医疗器械审评审批制度改革，依据医疗器械产业发展和监管工作实际，对《医疗器械分类目录》部分内容进行定期调整。

二、医疗器械标准

（一）医疗器械标准概念

医疗器械标准是指由国家药品监督管理部门依据职责组织制修订，依法定程序发布，在医疗器械研制、生产、经营、使用、监督管理等活动中遵循的统一的技术要求。医疗器械标准按照其效力分为强制性标准和推荐性标准。对保障人体健康和生命安全的技术要求，应当制定医疗器械强制性国家标准和强制性行业标准。对满足基础通用、与强制性标准配套、对医疗器械产业起引领作用等需要的技术要求，可以制定为医疗器械推荐性国家标准和推荐性行业标准。医疗器械行业标准的代号由大写汉语拼音字母等构成。强制性行业标准的代号为“YY”，推荐性行业标准的代号为“YY/T”。行业标准的编号由行业标准的代号、标准号和标准发布的年号构成。其形式为：YY××××1-××××2 和 YY/T××××1-××××2。××××1 为标准号，××××2 为标准发布年号。

表 13-2 《医疗器械分类目录》22 个子目录

子目录	名称	典型产品	子目录	名称	典型产品
01	有源手术器械	超声骨科手术仪、超声碎石系统	12	有源植入器械	植入式心脏起搏器、测试神经刺激器
02	无源手术器械	一次性使用无菌手术刀、气管扩张钳	13	无源植入器械	金属锁定接骨板、人工韧带
03	神经和心血管手术器械	胸腔心血管外科用剪、心脏手术剪	14	注输、护理和防护器械	麻醉注射泵、胰岛素泵用皮下输液器
04	骨科手术器械	骨刀、脊柱探针	15	患者承载器械	电动手术床（台）、医用新生儿床
05	放射治疗器械	X 射线放射治疗机	16	眼科器械	一次性使用无菌眼科手术刀、无菌眼用镊
06	医用成像器械	血管造影 X 射线机、超导型磁共振成像系统	17	口腔科器械	牙周袋深度探测仪、牙科综合治疗机
07	医用诊察和监护器械	氧气浓度监测仪、电子听诊器	18	妇产科、辅助生殖和避孕器械	剖宫产刀、超声多普勒胎儿监护仪
08	呼吸、麻醉和急救器械	治疗呼吸机、麻醉气体净化系统	19	医用康复器械	听觉康复训练仪、盆底肌肉康复器
09	物理治疗器械	电化学治疗仪、体腔热灌注治疗机	20	中医器械	脉诊仪、灸疗装置
10	输血、透析和体外循环器械	血液透析设备、腹膜透析机	21	医用软件	超声影像管理软件、骨密度计算机辅助检测软件
11	医疗器械消毒灭菌器械	煮沸消毒器、医用超声波清洗器	22	临床检验器械	血细胞分析仪、基因测序仪

（二）医疗器械标准工作的制定与修订

医疗器械标准制修订程序包括标准立项、起草、征求意见、技术审查、批准发布、复审和废止等。具体规定由国家药品监督管理部门制定。

截至 2023 年 12 月 31 日，现行有效医疗器械标准共计 1974 项，其中国家标准 271 项，行业标准 1703 项（图 13-1，图 13-2）。按标准规范对象统计，现行有效的医疗器械标准中基础标准 330 项，占比 16.7%；管理标准 51 项，占比 2.6%；方法标准 480 项，占比 24.3%；产品标准 1113 项，占比 56.4%（图 13-3）。

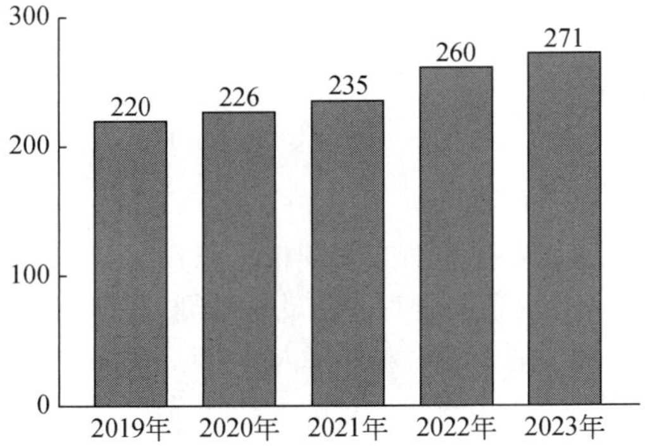

图 13-1　2019～2023 年医疗器械国家标准统计图

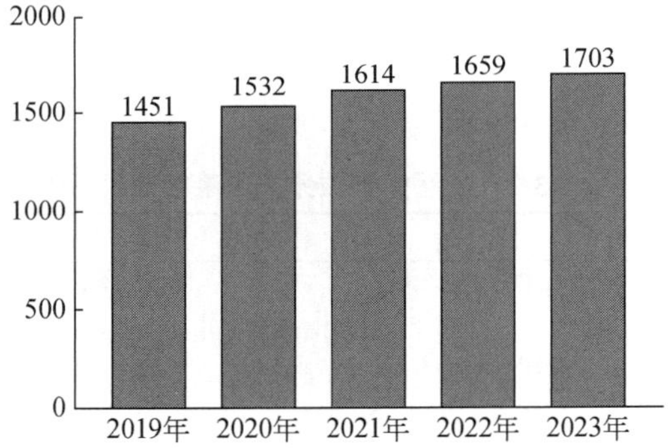

图 13-2　2019～2023 年医疗器械行业标准统计图

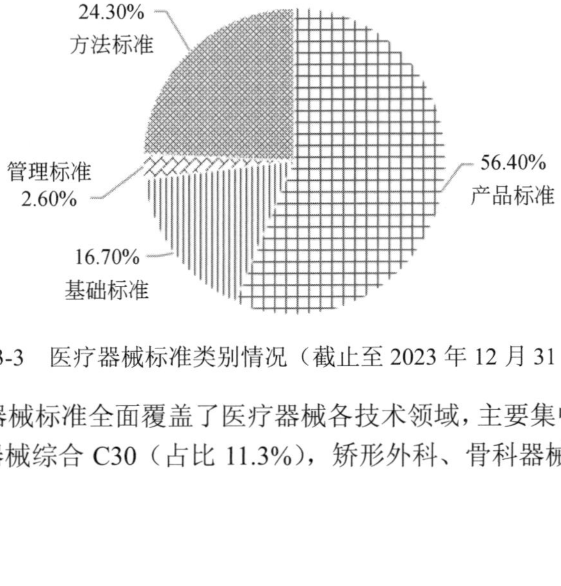

图 13-3　医疗器械标准类别情况（截止至 2023 年 12 月 31 日）

现行有效的医疗器械标准全面覆盖了医疗器械各技术领域，主要集中在医用化验设备 C44（占比 14.3%），医疗器械综合 C30（占比 11.3%），矫形外科、骨科器械 C35（占比 10.8%），一般与显微外科器械 C31（占比 10.4%）。

第三节　医疗器械注册与备案

医疗器械注册是指医疗器械注册申请人依照法定程序和要求提出医疗器械注册申请，药品监督管理部门依据法律法规，基于科学认知，进行安全性、有效性和质量可控性等审查，决定是否同意其申请的活动。医疗器械备案是指医疗器械备案人依照法定程序和要求向药品监督管理部门提交备案资料，药品监督管理部门对提交的备案资料存档备查的活动。

《医疗器械监督管理条例》规定，第一类医疗器械实行产品备案管理，第二类、第三类医疗器械实行产品注册管理。为了规范医疗器械注册与备案行为，保证医疗器械的安全、有效和质量可控，2021 年，国家市场监督管理总局根据《医疗器械监督管理条例》，颁布了《医疗器械注册与备案管理办法》。在我国境内从事医疗器械注册、备案及其监督管理活动，参照此办法执行。

一、医疗器械注册

（一）注册申请

注册申报资料应有所提交资料目录，包括申报资料的一级和二级标题（表 13-3）。每项二级标题对应的资料应单独编制页码。

表 13-3　医疗器械注册申报资料要求

申报资料一级标题	申报资料二级标题
1. 监管信息	1.1 章节目录 1.2 申请表 1.3 术语、缩写词列表 1.4 产品列表 1.5 关联文件 1.6 申报前与监管机构的联系情况和沟通记录 1.7 符合性声明
2. 综述资料	2.1 章节目录 2.2 概述 2.3 产品描述 2.4 适用范围和禁忌证 2.5 申报产品上市历史 2.6 其他需说明的内容
3. 非临床资料	3.1 章节目录 3.2 产品风险管理资料 3.3 医疗器械安全和性能基本原则清单 3.4 产品技术要求及检验报告 3.5 研究资料 3.6 非临床文献 3.7 稳定性研究 3.8 其他资料

续表

申报资料一级标题	申报资料二级标题
4. 临床评价资料	4.1 章节目录 4.2 临床评价资料 4.3 其他资料
5. 产品说明书和标签样稿	5.1 章节目录 5.2 产品说明书 5.3 标签样稿 5.4 其他资料
6. 质量管理体系文件	6.1 综述 6.2 章节目录 6.3 生产制造信息 6.4 质量管理体系程序 6.5 管理职责程序 6.6 资源管理程序 6.7 产品实现程序 6.8 质量管理体系的测量、分析和改进程序 6.9 其他质量体系程序信息 6.10 质量管理体系核查文件

（二）注册受理

药品监督管理部门收到申请后对申请资料进行审核，并根据下列情况分别作出处理：①申请事项属于本行政机关职权范围，申请资料齐全、符合形式审核要求的，予以受理；②申请资料存在可以当场更正的错误的，应当允许申请人当场更正；③申请资料不齐全或者不符合法定形式的，应当当场或者在 5 日内一次告知申请人需要补正的全部内容，逾期不告知的，自收到申请资料之日起即为受理。④申请事项依法不属于本行政机关职权范围的，应当即时作出不予受理的决定，并告知申请人向有关行政机关申请。药品监督管理部门受理或者不予受理医疗器械注册申请，应当出具加盖本行政机关专用印章和注明日期的受理或者不予受理的通知书。医疗器械注册申请受理后，需要申请人缴纳费用的，申请人应当按规定缴纳费用。申请人未在规定期限内缴纳费用的，视为申请人主动撤回申请，药品监督管理部门终止其注册程序。

技术审评过程中需要申请人补正资料的，技术审评机构应当一次告知需要补正的全部内容。申请人应当在收到补正通知 1 年内，按照补正通知要求一次提供补充资料；技术审评机构收到补充资料后，在规定的时限内完成技术审评。申请人对补正通知内容有异议的，可以向相应的技术审评机构提出书面意见，说明理由并提供相应的技术支持资料。申请人逾期未提交补充资料的，终止技术审评，药品监督管理部门作出不予注册的决定。

对于已受理的注册申请，申请人可以在行政许可决定作出前，向受理该申请的药品监督管理部门申请撤回注册申请及相关资料，并说明理由。同意撤回申请的，药品监督管理部门终止其注册程序。审评、核查、审批过程中发现涉嫌存在隐瞒真实情况或者提供虚假信息等违法行为的，依法处理，申请人不得撤回医疗器械注册申请。

对于已受理的注册申请，有证据表明注册申请资料可能虚假的，药品监督管理部门可以中止审评审批。经核实后，根据核实结论继续审查或者作出不予注册的决定。

医疗器械注册申请审评期间，对于拟作出不通过的审评结论的，技术审评机构应当告知申请人不通过的理由，申请人可以在 15 日内向技术审评机构提出异议，异议内容仅限于原申请事项和原申请资料。技术审评机构结合申请人的异议意见进行综合评估并反馈申请人。异议处理时间不计入审评时限。

受理注册申请的药品监督管理部门应当在技术审评结束后，作出是否批准的决定。对符合安全、有效、质量可控要求的，准予注册，发给医疗器械注册证，经过核准的产品技术要求以附件形式发给申请人。对不予注册的，应当书面说明理由，并同时告知申请人享有依法申请行政复议或者提起行政诉讼的权利。医疗器械注册证有效期为 5 年。

对于已受理的注册申请，有下列情形之一的，药品监督管理部门作出不予注册的决定，并告知申请人：①申请人对拟上市销售医疗器械的安全性、有效性、质量可控性进行的研究及其结果无法证明产品安全、有效、质量可控的；②质量管理体系核查不通过，以及申请人拒绝接受质量管理体系现场检查的；③注册申请资料虚假的；④注册申请资料内容混乱、矛盾，注册申请资料内容与申请项目明显不符，不能证明产品安全、有效、质量可控的；⑤不予注册的其他情形。

（三）创新产品注册、优先注册和应急注册

1. 创新产品注册　符合下列要求的医疗器械，申请人可以申请适用创新产品注册程序。

1）申请人通过其主导的技术创新活动，在中国依法拥有产品核心技术发明专利权，或者依法通过受让取得在中国发明专利权或其使用权，且申请适用创新产品注册程序的时间在专利授权公告日起 5 年内；或者核心技术发明专利的申请已由国务院专利行政部门公开，并由国家知识产权局专利检索咨询中心出具检索报告，载明产品核心技术方案具备新颖性和创造性。

2）申请人已完成产品的前期研究并具有基本定型产品，研究过程真实和受控，研究数据完整和可溯源。

3）产品主要工作原理或者作用机制为国内首创，产品性能或者安全性与同类产品比较有根本性改进，技术上处于国际领先水平，且具有显著的临床应用价值。

2. 优先注册　满足下列情形之一的医疗器械，可以申请适用优先注册程序。

1）诊断或者治疗罕见病、恶性肿瘤且具有明显临床优势，诊断或者治疗老年人特有和多发疾病且目前尚无有效诊断或者治疗手段，专用于儿童且具有明显临床优势，或者临床急需且在我国尚无同品种产品获准注册的医疗器械。

2）列入国家科技重大专项或者国家重点研发计划的医疗器械。

3）国家药品监督管理局规定的其他可以适用优先注册程序的医疗器械。

3. 应急注册　国家药品监督管理局可以依法对突发公共卫生事件应急所需且在我国境内尚无同类产品上市，或者虽在我国境内已有同类产品上市但产品供应不能满足突发公共卫生事件应急处理需要的医疗器械实施应急注册。对实施应急注册的医疗器械注册申请，国家药品监督管理局按照统一指挥、早期介入、随到随审、科学审批的要求办理，并开展医疗器械产品检验、体系核查、技术审评等工作。

（四）变更注册和延续注册

已注册的第二类、第三类医疗器械产品，其设计、原材料、生产工艺、适用范围、使用方法等发生实质性变化，有可能影响该医疗器械安全、有效的，注册人应当向原注册部门申请办理变更注册手续；发生其他变化的，应当在变化之日起 30 日内向原注册部门备案。医疗器械变更注册文件与原医疗器械注册证合并使用，有效期截止日期与原医疗器械注册证相同。

医疗器械注册证有效期届满需要延续注册的，注册人应当在医疗器械注册证有效期届满 6 个月前，向原注册部门申请延续注册，并按照相关要求提交申请资料。有下列情形之一的，不

予延续注册：①未在规定期限内提出延续注册申请；②新的医疗器械强制性标准发布实施，申请延续注册的医疗器械不能达到新要求；③附条件批准的医疗器械，未在规定期限内完成医疗器械注册证载明事项。延续注册的批准时间在原注册证有效期内的，延续注册的注册证有效期起始日为原注册证到期日次日；批准时间不在原注册证有效期内的，延续注册的注册证有效期起始日为批准延续注册的日期。

二、医疗器械备案

1. 备案申请 第一类医疗器械生产前，应当进行产品备案。医疗器械备案申请者在提交备案申请前，需按照自己编制的医疗器械的产品技术要求，完成备案产品的安全性和有效性检验，并向药品监督管理部门提交检验报告，检验合格后方继续进行备案工作。届时备案人应当按照《医疗器械监督管理条例》的规定向药品监督管理部门提交下列备案资料，并获取备案编号（图 13-4）：①第一类医疗器械备案表（表 13-4）；②安全风险分析报告；③产品技术要求；④产品检验报告；⑤临床评价报告；⑥产品说明书及最小销售单元标签设计样稿；⑦生产制造信息；⑧营业执照；⑨符合性声明；⑩授权委托书。

××××××（备案人）：

根据《医疗器械监督管理条例》《医疗器械注册与备案管理办法》《体外诊断试剂注册与备案管理办法》的相关规定，提供备案编号如下：

备案编号：

产品名称（产品分类名称）：

备案人住所：

生产地址：

×××

（备案部门名称）

（盖章）

日期：　年　月　日

本告知书仅用于备案人获取备案编号。

备案人应当确保备案资料合法、真实、准确、完整和可追溯。

已备案的医疗器械，备案信息表中登载内容及备案的产品技术要求发生变化，备案人应当向原备案部门变更备案。变更备案的，备案编号不变，不再重新发放备案编号告知书。

图13-4　第一类医疗器械备案编号告知书

表 13-4　第一类医疗器械备案表

产品名称（产品分类名称）	中文	
	原文	
	英文	
分类编码		
结构特征	有源　　无源　　体外诊断试剂	
型号/规格（包装规格）		
预期用途		
产品有效期		

续表

<table>
<tr><td rowspan="11">备案人</td><td rowspan="3">名称</td><td>中文</td><td colspan="2"></td></tr>
<tr><td>原文</td><td colspan="2"></td></tr>
<tr><td>英文</td><td colspan="2"></td></tr>
<tr><td rowspan="3">住所</td><td>中文</td><td colspan="2"></td></tr>
<tr><td>原文</td><td colspan="2"></td></tr>
<tr><td>英文</td><td colspan="2"></td></tr>
<tr><td>联系人</td><td></td><td>电话</td><td></td></tr>
<tr><td>传真</td><td></td><td>电子邮箱</td><td></td></tr>
<tr><td>邮编</td><td colspan="3"></td></tr>
<tr><td>备案人所在地</td><td colspan="3"></td></tr>
<tr><td>统一社会信用代码</td><td colspan="3"></td></tr>
<tr><td rowspan="3">生产地址</td><td>中文</td><td colspan="3"></td></tr>
<tr><td>原文</td><td colspan="3"></td></tr>
<tr><td>英文</td><td colspan="3"></td></tr>
<tr><td>受托企业名称</td><td></td><td colspan="2">统一社会信用代码</td><td></td></tr>
<tr><td rowspan="6"></td><td>名称</td><td colspan="3"></td></tr>
<tr><td>住所</td><td colspan="3"></td></tr>
<tr><td>邮编</td><td colspan="3"></td></tr>
<tr><td>联系人</td><td></td><td>电话</td><td></td></tr>
<tr><td>传真</td><td></td><td>电子邮箱</td><td></td></tr>
<tr><td colspan="2">代理人所在地</td><td colspan="2"></td></tr>
</table>

应附资料

1. 关联文件 □
2. 产品技术要求 □
3. 产品检验报告 □
4. 产品说明书及最小销售单元标签设计样稿 □
5. 生产制造信息 □
6. 符合性声明 □

其他需要说明的问题

备案人/代理人（签章）

日期：　　年　月　日

2. 备案受理 备案部门接收到备案资料后，应当结合备案人提交的备案资料，判断产品是否属于第一类医疗器械，备案资料是否符合规定。如备案事项属于本部门职权范围，备案资料符合要求的，提供备案编号。备案资料不符合要求的，告知备案人并说明理由。备案事项不属于本部门职权范围的，告知备案人。

备案工作结束后，备案部门应按本部门档案管理程序对备案资料予以归档并进行相应管理。承担第一类医疗器械产品备案工作的药品监督管理部门根据工作需要开展备案后的检查，重点对备案资料的规范性进行回顾性检查。发现备案资料不规范的，应当责令备案人限期改正；备案人未按要求限期改正的，应当公告取消备案。已备案的医疗器械管理类别调整为第二类、第三类的，应当按照规定申请注册；备案人应当主动取消备案。

3. 第一类医疗器械变更备案资料 当第一类医疗器械变更备案资料时，如涉及产品技术要求变化的，应提供产品技术要求变化内容对比表及产品检验报告；如变更事项涉及备案的关联文件变化的，应当提交新的关联文件。对于境外备案人，还应当提交在中国境内指定代理人的委托书、代理人承诺书，代理人营业执照副本复印件，并发出符合性声明。

4. 备案方法 2022 年，为做好第一类医疗器械备案工作，根据《医疗器械监督管理条例》《医疗器械注册与备案管理办法》《体外诊断试剂注册与备案管理办法》，现就第一类医疗器械（含第一类体外诊断试剂）备案有关事项公告：①医疗器械备案是指医疗器械备案人（以下简称备案人）依照法定程序和要求向药品监督管理部门提交备案资料，药品监督管理部门对提交的备案资料存档备查的活动。②境内第一类医疗器械备案，备案人向设区的市级负责药品监督管理的部门提交备案资料。进口第一类医疗器械备案，备案人向国家药品监督管理局提交备案资料。③判定产品管理类别时，应当结合产品实际情况，根据《第一类医疗器械产品目录》《体外诊断试剂分类子目录》等规定中产品描述、预期用途和品名举例进行判定。按照《第一类医疗器械产品目录》《体外诊断试剂分类子目录》（以下统称目录）和有关分类界定结果等判定为第一类医疗器械的，备案人向相应的备案部门办理备案；超出目录内容的，根据相关工作程序申请分类界定，明确为第一类医疗器械的，向相应的备案部门办理备案。④办理医疗器械备案，备案人应当提交符合要求的备案资料，填写备案表，获取备案编号。备案人应当确保提交的资料合法、真实、准确、完整和可追溯。⑤备案人提交符合要求的备案资料后即完成备案。对备案的医疗器械，备案部门向备案人提供备案编号，并按照规定的时间公布《第一类医疗器械备案信息表》或《第一类体外诊断试剂备案信息表》中登载的有关信息（表 13-5）。⑥已备案的医疗器械，备案信息表中登载内容及备案的产品技术要求发生变化，备案人应当向原备案部门变更备案，并提交变化情况的说明及相关文件。对变更备案的医疗器械，备案部门应当将变更情况登载于备案信息表“变更情况”栏中，并按照规定的时间公布变更情况相关信息。⑦备案部门应当按照第一类医疗器械备案操作规范开展备案工作。⑧第一类医疗器械备案编号的编排方式为：×1 械备××××2××××3。其中：×1 为备案部门所在地的简称：进口第一类医疗器械为“国”字；境内第一类医疗器械为备案部门所在地省、自治区、直辖市简称加所在地设区的市级行政区域的简称（无相应设区的市级行政区域时，仅为省、自治区、直辖市的简称）；××××2 为备案年份；××××3 为备案流水号。⑨国家药品监督管理局建立备案信息平台，汇集第一类医疗器械备案信息；省级药品监督管理部门负责本辖区内第一类医疗器械备案信息的收集和报送。

表 13-5 第一类医疗器械备案信息表

备案编号

备案人名称	
备案人统一社会信用代码	（境内医疗器械适用）
备案人住所	
生产地址	
代理人	（进口医疗器械适用）
代理人住所	（进口医疗器械适用）
产品名称	
型号/规格	
产品描述	
预期用途	
备注	
备案部门备案日期	××× （备案部门名称） 备案日期： 年 月 日
变更情况	××××年××月××日，××变更为××

境内备案人委托生产的，备注栏应当标注受托企业名称。
备案人应当确保提交的资料合法、真实、准确、完整和可追溯。
备案人实际生产产品应当与备案信息一致。

第四节 医疗器械监督管理

一、医疗器械监督管理体系

医疗器械监督管理体系是指国家、省、地（市）、县各级卫生行政管理部门以及医疗器械监督管理机构，在各自职责范围内，按照相关法律、法规、规章和规范性文件，对医疗器械生产经营企业和使用单位的生产经营活动实施监督管理的组织形式和工作体系。

1. 医疗器械监管机构 医疗器械监督管理体系的行政管理机构主要包括国家、省（自治区、直辖市）、地（市）、县（区）各级药品监督管理部门对医疗器械生产企业和经营企业的监管职责，以及国家药品监督管理局和省级药品监督管理部门对医疗器械使用单位的监管职责。其主要负责：①国家药品监督管理部门可以直接对药品生产企业进行监督检查，并对省级药品监督管理部门的监督检查工作及其认证通过的生产企业GMP的实施及认证情况进行监督和抽查；②省级药品监督管理部门负责本行政区域内药品生产企业的监督检查工作，应当建立实施监督检查的运行机制和管理制度，明确设区的市级和县级药品监督管理机构的监督检查职责；③县级以上地方药品监督管理部门应当在法律、法规、规章赋予的权限内，建立本行政区域内药品生产企业的监管档案。监管档案包括药品生产许可、生产监督检查、产品质量监督抽查、不良行为记录和投诉举报等内容；④个人和组织发现药品生产企业进行违法生产的活动，有权向药品监督管理部门举报，药品监督管理部门应当及时核实、处理。

除行政监管部门以外，还有一些监管技术支持机构，主要包括：①医疗器械监督检验中心：承担着医疗器械注册检测、医疗器械生物学评价检测等重要任务，如负责植入材料、人工器官、组织工程产品、介入材料、医用卫生材料等无源医疗器械的检验；负责医疗器械相关国家标准的技术审核、修订或起草等。②国家药品监督管理局医疗器械技术审评中心：负责对申请注册的境外进口医疗器械产品进行技术审评；负责对医疗器械新产品和申请注册的境内医疗器械第三类产品进行技术审评；负责对医疗器械临床试验申报材料进行技术审查，接受临床试验方案的备案，组织起草专项临床试验方案规定；组织开展相关的业务培训及咨询服务、承办国家药品监督管理局交办的其他事项。③国家药品不良反应检测中心：开展全国医疗器械上市后不良事件监测技术工作，承担全国医疗器械不良事件信息的收集、评价反馈和上报；承办国家医疗器械不良事件监测数据库和信息网络的建设及维护；对省（自治区、直辖市）医疗器械不良事件监测机构进行技术指导。依据对上市产品的监测及不良事件报告进行医疗器械的再评价；组织医疗器械不良事件监测和再评价的宣传、教育、培训和信息刊物的编辑出版；参与医疗器械不良事件监测及再评价的国际交流工作。④医疗器械标准化委员会。

2. 我国医疗器械的监管方式 我国目前实行的监管方式主要有两种。第一种为全程监管，其中包括上市前监管的市场准入许可：企业开办许可、产品上市注册以及上市后监管的市场经营和使用规范、产品使用安全监测等。近年来，发布的新法规强调了企业需要对生产全过程加以监管。特别是《医疗器械不良事件监测和再评价管理办法》，设立了专门的章节，对不良事件的监测、评价、追溯、召回等环节进行细化规定，明确了相关职责。从而加强企业对产品全生命周期的监测，也促进企业通过上市后的监管，发现产品的改进点，不断完善产品。第二种为多种监管方式，其中包括产品质量体系考核、医疗器械 3C 认证、第三方认证、日常质量监督、重点监控产品实施细则（国家重点监控和省级重点监控）。

二、与医疗器械相关法律法规

1. 法律依据 我国医疗器械监督管理的法律依据是国务院颁布的《医疗器械监督管理条例》。在中华人民共和国境内从事医疗器械的研制、生产、经营、使用活动及其监督管理，均应当遵守本条例。

2. 法律体系 目前构成我国医疗器械监管法规体系依次是国务院法规、部门规章和规范性文件等几个层次。

各个层次的法规的关系是：下位法规是对上位法规的细化。

如：部门发布的行政规章是《医疗器械监督管理条例》的具体实施细则。

3. 相关法规文件 常用的医疗器械行业相关法规文件见表 13-6。

表 13-6 常用医疗器械行业相关法规文件

目录	法规
（一）行政法规	1.《医疗器械监督管理条例》（国务院令第 739 号）
（二）部门规章	1.《医疗器械注册与备案管理办法》（国家市场监督管理总局令第 47 号） 2.《体外诊断试剂注册与备案管理办法》（国家市场监督管理总局令第 48 号） 3.《医疗器械说明书和标签管理规定》（国家食品药品监督管理总局令第 6 号） 4.《医疗器械生产监督管理办法》（国家市场监督管理总局令第 53 号） 5.《医疗器械经营监督管理办法》（国家市场监督管理总局令第 54 号） 6.《药品医疗器械飞行检查办法》（国家食品药品监督管理总局令第 14 号） 7.《医疗器械使用质量监督管理办法》（国家食品药品监督管理总局令第 18 号） 8.《医疗器械通用名称命名规则》（国家食品药品监督管理总局令第 19 号）

续表

目录	法规	
（二）部门规章	9. 国家药监局 国家卫生健康委关于发布《医疗器械临床试验质量管理规范》的公告（2022 年第 28 号） 10.《医疗器械召回管理办法》（国家食品药品监督管理总局令第 29 号） 11.《国家食品药品监督管理总局关于调整部分医疗器械行政审批事项审批一程序的决定》（国家食品药品监督管理总局令第 32 号） 12.《医疗器械标准管理办法》（国家食品药品监督管理总局令第 33 号） 13.《医疗器械网络销售监督管理办法》（国家食品药品监督管理总局令第 38 号） 14.《医疗器械不良事件监测和再评价管理办法》（国家市场监督管理总局令第 1 号）	
（三）工作文件	临床试验篇	1.《国家药监局关于实施《医疗器械临床试验质量管理规范》有关事项的通告》（2022 年第 21 号） 2.《国家食品药品监管总局关于发布医疗器械临床试验设计指导原则的通告》（2018 年第 6 号） 3.《食品药品监管总局关于发布接受医疗器械境外临床试验数据技术指导原则的通告》（2018 年第 13 号） 4.《国家药监局关于发布需进行临床试验审批的第三类医疗器械目录》（2020 年修订版）的通告（2020 年第 61 号） 5.《国家药监局关于发布免于临床试验体外诊断试剂目录的通告》（2021 年第 70 号） 6.《国家药监局关于发布免于临床评价医疗器械目录的通告》（2021 年第 71 号） 7.《国家药监局关于发布体外诊断试剂临床试验技术指导原则的通告》（2021 年第 72 号） 8.《国家药监局关于发布医疗器械临床评价技术指导原则等 5 项技术指导原则的通告》（2021 年第 73 号） 9.《国家药监局关于发布免于临床试验的体外诊断试剂临床评价技术指导原则的通告》（2021 年第 74 号） 10.《国家药监局关于发布医疗器械临床试验数据递交要求等 2 项注册审查指导原则的通告》（2021 年第 91 号） 11.《国家药监局 国家卫生健康委关于发布医疗器械拓展性临床试验管理规定（试行）的公告》（2020 年第 41 号）
	注册篇	1.《国家药监局关于发布医疗器械通用名称命名指导原则的通告》（2019 年第 99 号） 2.《关于公布医疗器械注册申报资料要求和批准证明文件格式的公告》（2021 年第 121 号） 3.《关于公布体外诊断试剂注册申报资料要求和批准证明文件格式的公告》（2021 年第 122 号） 4.《国家药监局关于全面实施医疗器械电子注册证的公告》（2022 年第 91 号） 5.《国家药监局关于发布医疗器械注册质量管理体系核查指南的通告》（2022 年第 50 号） 6.《国家药监局关于发布〈医疗器械产品注册项目立卷审查要求〉等文件的通告》（2022 年第 40 号） 7.《国家药监局关于第一类医疗器械备案有关事项的公告》（2022 年第 62 号） 8.《国家药监局综合司关于印发境内第三类医疗器械注册质量管理体系核查工作程序的通知》（药监综械注〔2022〕13 号） 9.《国家药监局关于发布第一类医疗器械产品目录的公告》（2021 年第 158 号） 10.《国家药监局关于发布〈医疗器械应急审批程序〉的公告》（2021 年第 157 号） 11.《国家药监局关于印发境内第三类和进口医疗器械注册审批操作规范的通知》（国药监械注〔2021〕53 号） 12.《国家药监局关于印发境内第二类医疗器械注册审批操作规范的通知》（国药监械注〔2021〕54 号）

续表

目录	法规	
（三）工作文件	注册篇	13.《国家药监局关于发布〈体外诊断试剂分类规则〉的公告》（2021 年第 129 号） 14.《国家药监局关于发布〈医疗器械注册自检管理规定〉的公告》（2021 年第 126 号） 15.《国家药监局关于药械组合产品注册有关事宜的通告》（2021 年第 52 号） 16.《国家药监局关于发布医疗器械分类目录动态调整工作程序的公告》（2021 年第 60 号） 17.《国家药监局关于医疗器械主文档登记事项的公告》（2021 年第 36 号） 18.《国家药监局关于发布医疗器械安全和性能基本原则的通告》（2020 年第 18 号）
	生产篇	1.《国家食品药品监督管理总局关于发布医疗器械生产质量管理规范的公告》（2014 年第 64 号） 2.《国家食品药品监督管理总局关于发布医疗器械生产企业供应商审核指南的通告》（2015 年第 1 号） 3.《国家食品药品监督管理总局关于发布医疗器械生产质量管理规范附录无菌医疗器械的公告》（2015 年第 101 号） 4.《国家食品药品监督管理总局关于发布医疗器械生产质量管理规范附录植入性医疗器械的公告》（2015 年第 102 号） 5.《国家食品药品监督管理总局关于发布医疗器械生产质量管理规范附录体外诊断试剂的公告》（2015 年第 103 号） 6.《总局关于发布医疗器械生产质量管理规范附录定制式义齿的公告》（2016 年第 195 号） 7.《食品药品监管总局关于印发医疗器械生产质量管理规范现场检查指导原则等 4 个指导原则的通知》（食药监械监〔2015〕218 号） 8.《关于发布医疗器械质量管理体系年度自查报告编写指南的通告》（2022 年第 13 号） 9.《国家药品监督管理局关于发布医疗器械生产企业管理者代表管理指南的通告》（2018 年第 96 号） 10.《国家药监局综合司关于印发医疗器械生产质量管理规范独立软件现场检查指导原则的通知》（药监综械管〔2020〕57 号） 11.《国家药监局关于发布医疗器械委托生产质量协议编制指南的通告》（2022 年第 20 号） 12.《国家药监局关于发布禁止委托生产医疗器械目录的通告》（2022 年第 17 号） 13.《国家药监局关于发布医疗器械定期风险评价报告撰写规范的通告》（2020 年第 46 号） 14.《国家药监局综合司关于印发医疗器械生产质量管理规范独立软件现场检查指导原则的通知》（药监综械管〔2020〕57 号） 15《总局关于发布医疗器械生产企业质量控制与成品放行指南的通告》（2016 年第 173 号）
	经营篇	1.《国家药监局关于印发医疗器械经营质量管理规范现场检查指导原则的通知》（国药监械管〔2024〕20 号） 2.《总局关于发布医疗器械冷链（运输、贮存）管理指南的公告》（2016 年第 154 号） 3.《总局办公厅关于实施〈医疗器械网络销售监督管理办法〉有关事项的通知》（食药监办械监〔2018〕31 号） 4.《国家药监局关于公布〈免于经营备案的第二类医疗器械产品目录〉的公告》（2021 年第 86 号） 5.《国家药监局关于发布〈医疗器械经营质量管理规范附录：专门提供医疗器械运输贮存服务的企业质量管理〉的公告》（2022 年第 94 号）

续表

目录	法规	
（三）工作文件	其他通告	1.《总局关于发布医疗器械优先审批申报资料编写指南（试行）的通告》（2017 年第 28 号） 2.《国家药监局关于发布创新医疗器械特别审查程序的公告》（2018 年第 83 号） 3.《国家药监局关于印发医疗器械质量抽查检验管理办法的通知》（国药监械管〔2020〕9 号） 4.《国家药监局关于发布医疗器械注册人开展不良事件监测工作指南的通告》（2020 年第 25 号） 5.《国家药监局综合司关于加强医疗器械生产经营分级监管工作的指导意见》（药监综械管〔2022〕78 号） 6.《国家药监局 国家卫生健康委关于发布定制式医疗器械监督管理规定（试行）的公告》（2019 年第 53 号） 7.《国家药监局关于发布医疗器械唯一标识系统规则的公告》（2019 年 第 66 号） 8.《国家药监局关于发布〈企业落实医疗器械质量安全主体责任监督管理规定〉的公告》（2022 年第 124 号）

第五节 实　　例

胶原蛋白是细胞外基质的主要组成成分，含有三条由甘氨酸、脯氨酸及羟脯氨酸等氨基酸组成的肽链相互缠绕形成的三螺旋结构，是一种天然的生物高分子材，具有良好的生物相容性和生物可降解性，有组织修复、止血等功效，其对细胞的生物学行为具有十分重要的调节作用，有利于细胞的代谢、增殖、分化、迁移及信息传递。胶原贴敷料预期用途为皮肤激光术后创面修复辅助治疗，其发挥作用的主要成分是含有三螺旋结构的 I 型胶原蛋白。经与省监管机构联系沟通，来源于动物组织的胶原贴敷料属于三类医疗器械，需要进行产品注册申报。

实验室研究成果转化为临床使用的终端产品，大致会经历以下几个流程：实验室研究→转换中试研究→注册检验→临床试验→注册申报→临床使用。前三个阶段也就是通常所说的临床前实验。就胶原贴敷料而言，前期实验室研究工作主要包括工艺研究、胶原贴敷料质量标准（参考 DB44）、胶原贴敷料作用机制研究；中试研究中包括生产工艺验证、方法学验证、辐照灭菌验证、产品包装有效期运输验证、病毒灭活、免疫原试验、生物学评价等研究工作。在完成上述工作后，可以进行注册检验。

注册检验合格后，即可以开展临床实验了。临床实验方案通常聘请有经验的合同研究公司（Contract Resewrck Orgakization，CRO）进行设计撰写，医疗器械临床试验应当在具备相应条件并且按照规定备案的医疗器械临床试验机构实施。临床评价资料收集后，按表 13-3 医疗器械注册申报资料要求，进行各种资料的撰写及实验研究总结。

医疗器械注册申请者在完成支持医疗器械注册的安全性、有效性研究，做好接受质量管理体系核查的准备后，提出医疗器械注册申请，并按照相关要求，通过在线注册申请等途径向药品监督管理部门提交表 13-3 注册申请资料。

药品监督管理部门收到申请后对申请资料进行审核，如果申请资料齐全、符合形式审核要求的，予以受理。在随后的技术审评过程中，需要申请人补正资料的，技术审评机构应当一次告知需要补正的全部内容。申请人应当在收到补正通知 1 年内，按照补正通知要求一次提供补充资料；技术审评机构收到补充资料后，在规定的时限内完成技术审评。申请人对补正通知内容有异议的，可以向相应的技术审评机构提出书面意见，说明理由并提供相应的技术支持资料。

受理注册申请的药品监督管理部门在技术审评结束后，作出是否批准的决定。对符合安全、有效、质量可控要求的，准予注册，发给医疗器械注册证，经过核准的产品技术要求以附件形式发给申请人，医疗器械注册证有效期为 5 年。在申请医疗器械生产许可证后，合格的胶原贴敷料就可以在临床应用了。

附 胶原贴敷料标准（根据 DB44 略作修改）

1 范围

本标准规定了胶原贴敷料的要求、试验方法及标志、包装、运输贮存。

本标准适用于胶原贴敷料（以下简称敷料）。该敷料用于改善表皮细胞微环境和促进皮肤组织新陈代谢。

本标准不适用于创口和黏膜用途的贴敷料。

2 规范性引用文件

下列文件对于本文件的应用是必不可少的。凡是注日期的引用文件，仅注日期的版本适用于本文件。凡是不注日期的引用文件，其最新版本（包括所有的修改单）适用于本文件。

GB 15979—2002一次性使用卫生用品卫生标准

GB/T 16886.5—2003 医疗器械生物学评价 第 5 部分：体外细胞毒性试验（ISO 10993—5：1999，IDT）

GB/T 16886.10—2005 医疗器械生物学评价 第 10 部分：刺激与迟发型超敏反应试验（ISO 10993—10：2002，IDT）

YY/T 0313—1998 医用高分子制品包装、标志、运输和贮存

YY/T 0466.1—2009 医疗器械 用于医疗器械标签、标记和提供信息的符号 第 1 部分：通用要求（ISO 15223—1：2007，IDT）

YY/T 0471.4—2004 接触性创面敷料试验方法 第 4 部分：舒适性

《中华人民共和国药典》（2020 年版）

《医疗器械说明书、标签和包装标识管理规定》（局令第 10 号）

3 术语

下列术语和定义适用于本文件。

3.1

胶原贴敷料 collagen dressing

浸透Ⅰ型胶原蛋白的医用非织造敷布。

3.2

Ⅰ型胶原蛋白 type I collagen

一种天然结构蛋白，分子中具有三条多肽链（称作 α 链）组成的三螺旋结构。SDS-聚丙烯酰胺凝胶电泳分析存在多条特征谱带，包含 α_1 肽链、α_2 肽链及其二聚体或三聚体。

注：如为动物组织来源，应依照 YY/T 0771—2009 或 ISO 22442-1：2007，IDT；ISO 22442-2：2007，IDT；ISO 22442-3：2007，IDT 的要求对动物组织材料来源与可追溯性控制。

3.3

医用Ⅰ型胶原 medical type Ⅰ collagen

卫生级别符合医疗用途，SDS-聚丙烯酰胺凝胶电泳符合Ⅰ型胶原蛋白特征图谱，且羟脯氨酸含量达 9.0%以上、杂蛋白含量不大于 1%的胶原。

注：杂蛋白是指在胶原蛋白纯化过程中残留的除Ⅰ型胶原蛋白外的其他蛋白质，主要包括（但不限于）弹性蛋白、未正确排列的胶原分子、宿主细胞污染物、酶制剂等。可能与Ⅰ型胶原伴随的

Ⅲ型胶原不作为杂蛋白考虑。

4 技术要求

4.1 尺寸

敷料尺寸应在制造商标识尺寸的±15 %内。

4.2 外观

敷料表面应为白色或微黄色的湿润膜，应洁净，无异味、破损及污渍。

4.3 敷料润湿性

敷料应充分润湿至可挤出液体，挤出液体积应不少于产品标识灌装液体积的50%。

4.4 敷料酸碱度

敷料的挤出液pH应在4.0～6.0范围内。

4.5 敷料的胶原蛋白含量

敷料的胶原蛋白含量应不小于1.0mg/mL。

4.6 敷料的羟脯氨酸含量

敷料的羟脯氨酸含量应不小于胶原蛋白含量的9.0 %。

4.7 敷料可伸展性

敷料变形而不断裂，可伸展性应不大于14N/cm。

4.8 敷料用胶原

敷料所用胶原应为医用Ⅰ型胶原，应具有与Ⅰ型胶原蛋白标准品一致的蛋白特征图谱。

4.9 三螺旋结构鉴定

敷料所用胶原应为医用Ⅰ型胶原，应具有典型的三螺旋结构。可采用圆二色谱法测定；也可将胶原溶液滴加到活性胶原蛋白快速鉴定试剂中，呈现出特有的絮状沉淀，即为阳性反应，阳性结果表明胶原的三螺旋结构未破坏。

4.10 生物性能

4.10.1 细胞毒性试验

细胞毒性计分不大于1。

4.10.2 迟发型超敏反应试验

应无致敏反应。

4.10.3 皮内刺激试验

应无皮内刺激反应。

4.11 无菌

胶原贴敷料应无菌。

4.12 稳定性

有效期末的样品应符合4.2～4.8、4.10规定的要求。

5 试验方法

5.1 尺寸

以通用量具测量，应符合4.1的规定。

5.2 外观

以目力检查，应符合4.2的规定。

5.3 润湿性试验

取试样进行充分挤压，应符合4.3的规定。

5.4 酸碱度试验

取出数个包装内的敷料，充分挤压，挤出液作为检验液，按《中华人民共和国药典》（2020年版）三部通则和指导原则 0631 中 pH 测定法测量，应符合 4.4 的规定。

5.5 胶原蛋白含量试验

收集包装内的敷料和液体，将敷料剪成约 0.5cm^2 碎片，用 2～3 倍灌装体积的 0.1mol/L 醋酸溶液分 3～4 次冲洗包装袋内部，将洗液与上述包装袋内液体以及敷料碎片合并（敷料胶原蛋白浓度稀释 2～3 倍），持续搅拌 2h，离心取上清液即得供试液。取供试液按照《中华人民共和国药典》（2020 年版）三部通则和指导原则 0731 规定测量，结果乘以稀释倍数后应符合 4.5 的规定。

5.6 羟脯氨酸含量测定试验

按 5.5 的方法获得供试液作为试验样品，按照附录 A 规定的方法测定，结果应符合 4.6 的规定。

5.7 敷料可伸展性试验

取出包装内的敷料，按照 YY/T 0471.4—2004 的规定检测，结果应符合 4.7 的规定。

5.8 敷料用胶原的鉴别试验

取出包装内的敷料，充分挤压，获取挤出液 1mL，按照《中华人民共和国药典》（2020 年版）三部通则和指导原则 0541 规定的方法进行，结果应符合 4.8 的规定。

5.9 生物性能试验

5.9.1 细胞毒性试验

取出包装内的敷料，充分挤压，获取挤出液不少于 1mL，按 GB/T 16886.5—2003 中规定的方法测定，结果应符合 4.9.1 的规定。

5.9.2 迟发型超敏反应试验

取出包装内的敷料，充分挤压，获取挤出液不少于 1mL，按 GB/T 16886.10—2005 规定的方法测定，结果应符合 4.9.2 的规定。

5.9.3 皮内刺激试验

取出包装内的敷料，充分挤压，获取挤出液不少于 1mL，按 GB/T 16886.10—2005 规定的方法测定，结果应符合 4.9.3 的规定。

5.10 无菌

按《中华人民共和国药典》（2020 年版）三部通则和指导原则 1101 无菌检查法规定的方法进行测定，结果应符合 2.3.1 的要求。

5.11 稳定性试验

按照 5.2～5.8、5.10 规定的方法进行试验。

6 标志、标签、包装、运输和贮存

敷料的标志、包装、运输和贮存应符合 YY/T 0313—1998 和 YY/T 0466.1—2009 的规定，以及《医疗器械说明书、标签和包装标识管理规定》。敷料的贮存和保质期应符合产品标识规定。

注：以前的胶原贴敷料属于二类医疗器械管理，DB44 为广东省地方标准。

思考题

1. 医疗器械的预期目的是什么？
2. 我国医疗器械产品分为几类？各有什么特征？
3. 无源医疗器械和有源医疗器械的区别是什么？
4. 提交医疗器械注册申请，需要准备哪些资料？
5. 医疗器械优先注册和应急注册需满足何种条件？

- 医疗器械研究与开发
  - 概述
    - 医疗器械的定义
    - 医疗器械的现状和发展
      - 医疗器械的现状
      - 医疗器械的发展趋势
  - 医疗器械分类与标准
    - 医疗器械产品分类
      - 医疗器械产品分类概述
      - 医疗器械分类规则
      - 医疗器械分类目录
    - 医疗器械标准
      - 医疗器械标准概念
      - 医疗器械标准工作的制定与修订
  - 医疗器械注册与备案
    - 医疗器械注册
      - 注册申请
      - 注册受理
      - 创新产品注册、优先注册和应急注册
      - 变更注册和延续注册
    - 医疗器械备案
      - 备案申请
      - 备案受理
      - 第一类医疗器械变更备案资料
      - 备案方法
  - 医疗器械监督管理
    - 医疗器械监督管理体系
      - 医疗器械监管机构
      - 我国医疗器械的监管方式
    - 与医疗器械相关法律法规
      - 法律依据
      - 法律体系
      - 相关法规文件
  - 实例
    - 实验室研究成果转化为临床终端产品流程
      - 实验室研究
      - 转换中试研究
      - 注册检验
      - 临床试验
      - 注册申报
      - 临床使用
    - 胶原贴敷料标准
      - 范围
      - 规范性引用文件
      - 术语
      - 技术要求
      - 试验方法
      - 标志、标签、包装、运输和贮存

第十四章　医疗机构中药制剂研究与开发

医疗机构中药制剂是中医药发展到特定阶段的产物，在我国医疗卫生史上扮演着重要角色。医疗机构中药制剂是临床发挥中医药特色与优势的“助推器”，以多样化的疾病防治手段，更好地满足群众的中医药服务需求，对于提高全民健康水平，推动中医药的继承与创新具有重要意义。目前国家不断细化医药行业监管，对其质量标准严格要求，医疗机构制剂的发展处于机遇与挑战并存的局面。

第一节　概　　述

一、医疗机构中药制剂定义及发展现状

（一）医疗机构中药制剂定义

医疗机构中药制剂，是指医疗机构根据本单位临床需要经批准而配制、自用的固定处方制剂。医疗机构配制的制剂，应当是市场上没有供应的品种。国家药品监督管理局负责全国医疗机构制剂的监督管理工作。省（自治区、直辖市）药品监督管理部门负责本辖区医疗机构制剂的审批和监督管理工作。医疗机构制剂是市售药品的重要补充，具有疗效确切、安全性好、批次多、批量小、临床关联性强、专科特色明显、能够满足临床实际应用需要等特点，是临床用药的重要组成部分。

（二）医疗机构中药制剂发展现状

医疗机构中药制剂是我国医疗卫生行业的特色产物，凝聚了中医名家的实践经验，有助于中医药特色的发挥，支撑医院的升级发展。伴随着中国制药科技的发展，从零散的配制到系统研究，从无序到有序，积累了大量的经验，形成了固有模式和特色。自 20 世纪五六十年代开始，不同医院的院内制剂及剂型逐渐增多，七八十年代发展最为迅速，且达到了高峰，据统计当时几乎全国大部分省级医院都能生产制备上百种制剂，包括洗剂、乳膏剂、滴鼻剂、滴耳剂、口服制剂、胶囊剂、口腔科充填剂等不同剂型。

据统计，截至 2022 年，在全国 4639 家医院中具有制剂批准文号的医院占 9.36%，设立制剂室的医院占 8.15%。在有制剂批准文号的医院中，拥有中药制剂的占比最高（73.66%），其次为普通化学制剂（69.93%）。截至 2021 年底，全国（除港、澳、台）31 个省、自治区、直辖市共有 17 846 个医疗制剂批准文号，15 313 个按传统工艺备案的中药医疗机构制剂，总共为 33 159 个中药医疗机构制剂。特色中药制剂在促进医院皮肤科、妇科、肿瘤科等专科发展

上发挥了重要作用，并逐渐形成“专科、专病、专药”、“名医、名院、名科、名方、名药”效应。医院制剂的快速发展，成为医疗机构用药的重要组成部分，满足了临床不同科室的需要，为我国传统医药事业的继承、发展，为现代医院制剂的进一步开发奠定了重要基础。随着一系列政策的发布，医疗机构中药制剂迎来了前所未有的发展机遇。

（三）医疗机构中药制剂发展存在的问题

虽然医疗机构中药制剂近些年得到长足的发展，但仍然存在以下问题，如医院制剂成本倒挂，常规制剂多、特色制剂少，专业人才稀缺，培训不到位，临床定位不明确，设施、设备落后或不完善，院内制剂地域分布不均，资金投入不足，制剂管理体系不规范、不完善，政策更新不及时等。

为解决以上问题，可通过挖掘经方验方、古典医籍并结合对现代名老中医的用药经验总结，丰富医疗机构制剂处方库，保障医疗机构制剂可持续发展。应更新出台相关管理规定，规范、统一建立医疗机构制剂质量标准，精准把握原料、工艺和制备过程，提升制剂质量状况。探索出一条适合自身特点和发展规律的“产、学、研、用”一体化产业链，提高自身科研水平。完善医保政策，助力医疗机构制剂发展。可以利用我国允许“以用途限定的产品制备方法权利要求的形式保护已知产品第二种医学用途”的条款，获得中药制剂的第二医药用途发明授权，从而达到以专利形式保护医疗机构中药制剂的目标。

二、医疗机构中药制剂研究与开发依据

（一）医疗机构中药制剂领域相关法律法规及政策

从 2001 年至今，国家发布的与医疗机构制剂相关的政策法规见表 14-1。

表 14-1　医疗机构制剂相关法律法规、政策制度

发布时间	条文名称	关键内容
2001 年	《医疗机构制剂配制质量管理规范（试行）》	适用制剂配制全过程的质量管理
2005 年	《医疗机构制剂配制监督管理办法（试行）》	适用医疗机构制剂的审查、许可、检查等监督管理行为
2005 年	《医疗机构制剂注册管理办法（试行）》	规范了医疗机构制剂申报与审批。成为医疗机构制剂注册的主要依据
2009 年	《国务院关于扶持和促进中医药事业发展的若干意见》	明确提到鼓励和支持医疗机构研制和应用特色中药制剂
2010 年	《关于印发加强医疗机构中药制剂管理的意见》	医疗机构中药制剂的发展原则，加强中药制剂注册和配制管理
2016 年	《中医药发展战略规划纲要（2016—2030 年）》	明确了我国中医药发展方向和工作重点，推进中医药创新
2017 年	《中华人民共和国中医药法》	其中第 31 条、32 条明确鼓励医疗机构中药制剂的研制
2018 年	《食品药品监管总局关于对医疗机构应用传统工艺配制中药制剂实施备案管理的公告》	明确了医疗机构应用传统工艺配制中药制剂备案管理的流程和条件
2019 年	《中共中央 国务院关于促进中医药传承创新发展的意见》	提到优化和规范医疗机构中药制剂备案管理，改革完善中药注册管理
2019 年	《药品管理法》2019 年修订版	第 74、75、76 条明确规定医疗机构制剂配制、质量检验、调剂，明确不得在市场上销售医疗机构制剂（第 133 条规定罚则）

续表

发布时间	条文名称	关键内容
2020 年	《医疗联合体管理办法（试行）》	第 25 条明确，经批准，医联体成员院内制剂可在医联体内调剂使用
2020 年	《国家药监局关于促进中药传承创新发展的实施意见》	提出发挥“孵化器”作用，鼓励中药新药转化
2021 年	《关于加快中医药特色发展的若干政策措施》	规定医疗机构中药制剂可自主定价，符合条件可纳入医保支付范围
2022 年	《中药注册管理专门规定（征求意见稿）》第二次征求意见	支持具有丰富中医临床实践经验的医疗机构中药制剂研制中药新药
2023 年	《国家药监局关于印发进一步加强中药科学监管促进中药传承创新发展若干措施的通知》	要发挥人用经验，促进安全、有效、特色的医疗机构制剂向新药转化

（二）医疗机构中药制剂研究与开发依据

2005 年 6 月 22 日国家药品监督管理局公布了《医疗机构制剂注册管理办法（试行）》。在《医疗机构制剂注册管理办法（试行）》中规定了医疗机构制剂的申请人，应当是持有“医疗机构执业许可证”并取得“医疗机构制剂许可证”的医疗机构。未取得“医疗机构制剂许可证”或者“医疗机构制剂许可证”无相应制剂剂型的“医院”类别的医疗机构可以申请医疗机构中药制剂，但是必须同时提出委托配制制剂的申请。《医疗机构制剂注册管理办法（试行）》还规定了申报与审批的各项要求，以及不得作为医疗机构制剂申报的药品品种。并在医疗机构制剂的调剂使用方面做出了具体的规定，在补充申请与再注册方面也做出了详细要求。另外也提到了制剂不良反应报告和违规情形的处罚。

随着《医疗机构制剂注册管理办法（试行）》等文件实行，医疗机构中药制剂的申报、注册和配制生产门槛不断提高，高成本、高要求和申报程序繁多导致医疗机构中药制剂的种类急剧下降。为促进中药制剂健康、有序发展，2018 年 2 月发布的《食品药品监管总局关于对医疗机构应用传统工艺配制中药制剂实施备案管理的公告》规定，将应用传统工艺配制的中药制剂由原来的“注册制”改为“备案制”，体现了医疗机构中药制剂开始受到国家的重视。在此政策下，申报医疗机构中药制剂（尤其是应用传统工艺配制的中药制剂）的时间和成本均将有所降低，有助于提高医务人员研制医疗机构中药制剂的积极性，可能使曾经受困于精力、资金等因素而无法落地的医疗机构制剂项目重启；临床效果显著的经方、验方也能得到有效发展，以院内制剂的形式重新焕发生命力，这也将为中药新药的研发提供更多选择。

面对新形势的要求，应加强医疗机构中药制剂开发工作，适应最新的医疗机构制剂开发政策、法规。不断从开发立项、临床疗效确证、选择临床前研究单位等方面进行探讨，寻找医疗机构中药制剂开发的切入点，改变既往重基础、轻临床的开发管理模式，突出人用经验证据的应用，为医疗机构进行中药制剂开发提供参考，且有助于中药制剂长期的健康发展。

三、医疗机构中药制剂发展与转化

党的十八大以来，党中央国务院高度重视中医药工作，先后印发了《关于促进中医药传承创新发展的意见》《关于促进中药传承创新发展的实施意见》《关于加快中医药特色发展若干政策措施的通知》等文件，要求改革完善中药审评审批机制。文件中明确指出鼓励“医疗机构制剂”向中药新药转化，提出医疗机构中药制剂是中药新药创新的重要来源，要加快具有人用经验的中药新药审评审批，依法依规实施豁免非临床安全性研究及部分临床试验的管理机制，这无疑又为缩短中药新药的研发上市周期带来可能，从而节约大量的人力物力。

（一）医疗机构中药制剂新药转化存在的主要问题

根据国家药品监督管理局药品审评中心（Center for Drug Evaluation，CDE）发布的《中国新药注册临床试验现状年度报告（2020 年）》，来源于医疗机构中药制剂转化的中药新药进入临床试验阶段的品种较少。制剂转化率低的原因较复杂，主要存在以下突出问题，见表 14-2。

表 14-2　医疗机构中药制剂新药转化存在的问题

序号	项目	具体问题
1	处方组成	处方组成、来源、理论依据及使用背景情况不详细；重复研制，处方雷同，同类竞争品种众多，例如心脑血管领域；药味过多，甚至有 15～ 20 味；日服生药量不合理
2	临床功效	临床定位宽泛，适应证众多，临床价值不清晰；制剂命名不规范，功能主治片面或者夸大描述
3	临床数据	临床数据较少，基本没有安全性数据；临床数据混杂、可靠性较低、数据偏倚、夸大疗效
4	药材原料	药材基原未明确，药材资源较难持续
5	制剂工艺	剂型选择缺少依据，工艺中缺少关键工艺参数；或工艺路线不适合大生产
6	质量控制	质量控制项目过少；含量测定方法学研究资料不完善；缺少微生物限度检查方法学；稳定性试验缺少相关图谱资料等
7	毒理研究	含有法定标准中标识有毒性及现代毒理学证明有毒性的药材，“十八反”“十九畏”配伍禁忌，药味用量超过药品标准规定等药材，毒理学研究资料不完善
8	知识产权	专利保护缺失；产权归属不明

（二）基于医疗机构中药制剂的新药开发思路

医疗机构中药制剂是中药新药研发的源头活水，其安全性和有效性一般都经过多年临床验证，从中较容易筛选出安全性高、疗效可靠的品种进行新药转化，缩短研究周期，降低研发费用。根据医疗机构中药制剂的相关法律法规及政策，归纳总结出制剂注册、备案及向中药新药转化路径，见图 14-1。

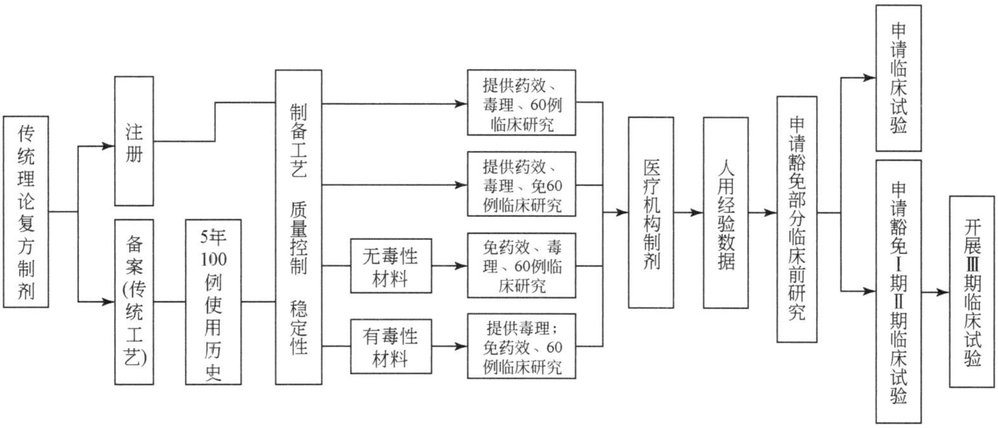

图 14-1　医疗机构中药制剂新药转化路径

1. 立项依据　医疗机构中药制剂新药研发立项选题，应坚持中医临床价值观为导向，重视对制剂临床应用情况总结，形成包括拟开发新药适用疾病、中医证型、使用人群、用法用量和疗程等人用经验资料，作为选题立项之依据。研发的治疗领域应聚焦中医药优势病种，重视各类中医优势学科如儿科、骨科、皮肤科和耳鼻喉科等的制剂转化。

2. 制剂处方评估 应评估其处方组方是否符合中医学理论，是否有清晰、完整的使用、发展历程；是否有合理的剂量、药味数量以保证安全性和有效性。处方如果存在“十八反”、“十九畏”等配伍禁忌，含有毒性药材或现代研究公认有毒性的药味，剂量明显超过《中国药典》规定，或包含没有标准的饮片，一般不合适开展基于人用经验的医疗机构制剂新药转化。

3. 制剂工艺评估 中药新药工艺路线与既往医疗机构中药制剂基本一致的，或能够说明制备工艺差异不会引起药用物质基础或药物吸收、利用发生明显改变，合理使用人用经验证据，可申请豁免工艺、稳定性研究和豁免Ⅰ、Ⅱ期临床试验，剂型合理性方面主要考虑不同剂型的工艺关注点，另外还需关注患者用药的依从性（剂型、口感）等。参考《中药新药质量标准研究技术指导原则（试行）》，对医院机构中药制剂质量标准进行评估，基于“整体观”评价中药制剂的质量，保持批间质量的稳定可控。

4. 制剂临床有效性和安全性评估 医疗机构中药制剂具备积累临床数据的天然优势，这是制剂向中药新药转化的显著优势，对于制剂临床数据评估，是对医疗机构中药制剂成药性评估的重点。中药传统复方制剂注册或备案前，通常在临床应用5年以上、至少100例临床应用基础，或已开展不少于60例临床研究。注册或备案后，应该积累大量临床应用案例。通过对临床应用情况总结，有助于评估制剂临床价值和开发前景。

5. 知识产权归属 医疗机构中药制剂常遭遇产权归属不清晰、受益分配不明确的情况，导致难以持续推动该制剂的新药转化。开展制剂成药性评估时应适当评价其专利保护情况，是否采用专利申报、商业秘密保护等手段保障其知识产权，评估其知识产权保护手段的有效期、受益及保护主体。

无论从技术层面还是政策层面，医疗机构中药制剂都无疑是中药新药研发的宝库，是新药开发过程中承上启下的一环。现阶段，在传统中药制剂实行备案制以及各种鼓励发展中药文件相继颁布的大环境下，医疗机构应充分结合本单位医疗优势，加大对院内中药制剂的重视程度，进一步完善对院内中药制剂的知识产权保护，同时促进多平台、多学科技术人员的紧密配合，以实现资源共享和优势互补，这将对中医药的传承发展以及中药新药的研发产生积极作用。

第二节　医疗机构中药制剂的申报与审批

医疗机构中药制剂的申报与审批是指医疗机构依照法定程序和相关要求提出药物临床试验、制剂配制许可、再注册等申请以及变更补充申请，省级药品监督管理部门基于法律法规和现有科学认知进行安全性、有效性和质量可控性等审查，决定是否同意其申请的活动。包括：①新研制的医疗机构中药制剂的申报与审批，可分为按传统工艺配制的中药新制剂（简称传统中药制剂，备案制）和按现代工艺配制的中药新制剂（注册制）两大类；前者是医院制剂未来的发展方向，后者与中药新药研发流程类似。②医疗机构原有中药制剂的变更申请与审批（按审批类、备案类和报告类进行分类管理）；③医疗机构原有中药制剂的再注册申请与审批。本节主要介绍医疗机构中药新制剂的申报与审批。

一、医疗机构中药制剂的申报材料

（一）采用现代工艺配制的中药制剂注册所需的申报材料

1. 申报材料　资料项目 1～18 如下所述。

1）制剂名称及命名依据。

2）立题目的以及该品种的市场供应情况或与已有国家标准的同类品种的比较。

3）证明性文件。

4）拟使用的说明书及起草说明。

5）处方组成、来源、理论依据以及使用背景情况。

6）配制工艺的研究资料及文献资料。

7）质量研究的试验资料及文献资料。

8）制剂的质量标准草案及起草说明。

9）制剂的稳定性试验资料。

10）样品的自检报告书。

11）辅料的来源及质量标准。

12）直接接触制剂的包装材料和容器的选择依据及质量标准。

13）主要药效学试验资料及文献资料。

14）急性毒性试验资料及文献资料。

15）长期毒性试验资料及文献资料。

16）特殊安全性试验资料及文献资料。

17）临床研究方案。

18）临床研究总结。

2. 申报材料说明

1）资料项目 1 包括：①中文名；②汉语拼音名；③命名依据。命名依据应符合国家药品监督管理局颁布的药品命名原则。

2）资料项目 2 中药制剂应当与国家药品标准收载的功能主治相类似品种进行比较，内容包括：处方组成、理法特色和功能主治；化学制剂应与使用相同原料药的国家药品标准收载的品种进行比较。

3）资料项目 3 证明性文件

①“医疗机构执业许可证”复印件、“医疗机构制剂许可证”复印件。

②医疗机构制剂或者使用的处方、工艺等的专利情况及其权属状态说明，以及对他人的专利不构成侵权的保证书。

③提供化学原料药的合法来源证明文件，包括原料药的批准证明性文件、销售发票、检验报告书、药品标准等资料复印件。

④直接接触制剂的包装材料和容器的注册证书复印件。

⑤《医疗机构制剂临床研究批件》复印件（申请配制时提供）。

⑥未取得“医疗机构制剂许可证”或“医疗机构制剂许可证”无相应制剂剂型的“医院”类别的医疗机构申请医疗机构中药制剂，还应当提供以下资料：双方签订的委托配制合同、受托配制单位“医疗机构制剂许可证”、《医疗机构制剂配制质量管理规范》达标文件或“药品生产许可证”、《药品生产质量管理规范》认证证书复印件。

⑦其他委托进行试验的还应提供与受托单位签订的合同以及受托单位必要的资质证明。

4）中药制剂的功能主治的表述必须使用规范的中医术语、中医病名。适应证或功能主治的表述必须使用规范的医学术语和病名。

5）资料项目 10 样品的自检报告书，是指由医疗机构或被委托单位对制剂进行检验并出具的检验报告书。

6）资料项目 16 应根据药物给药途径、用药人群及制剂特点提供相应的制剂特殊安全性试验资料。如注射剂应提供过敏性、溶血性和局部刺激性试验资料；具有依赖性倾向的制剂，应提供药物依赖性试验资料；用于育龄人群的制剂，应根据其适应证或功能主治和作用特点等因素提供相应的生殖毒性试验资料；在长期毒性试验中发现有细胞毒作用或者对某些脏器组织生长有异常促进作用的以及致突变试验结果为阳性的必须提供致癌试验资料及文献资料。

7）根据中医药理论组方，利用传统工艺配制（即制剂配制过程没有使原组方中治疗疾病的物质基础发生变化的），且该处方在本医疗机构具有 5 年以上（含 5 年）使用历史的中药制剂，可免报资料项目 13～18。

但是，如果有下列情况之一者需报送资料项目 14、15、16：①处方组成含有法定标准中标识有毒性及现代毒理学证明有毒性的药材；②处方组成含有十八反、十九畏配伍禁忌；③处方中的药味用量超过法定药品标准规定的。

8）根据中医药理论组方，利用传统工艺配制的中药制剂，可免报资料项目 13。

9）申请本医疗机构已有品种的改剂型品种，如果配制工艺无质的改变且给药途径相同，可以免报资料项目 13～18（缓释、控释和注射剂除外），但应说明新剂型的优点，功能主治或适应证原则上应与原制剂相同。

10）申请配制的化学制剂属已有同品种获得制剂批准文号的，可以免报资料项目 13～18。

11）改变制剂的给药途径按新制剂申报。

12）由于制剂品种的多样性和复杂性，在申报时，应当结合具体品种的特点进行必要的相应研究；如果减免试验，应当充分说明理由。

13）申请临床研究申报资料项目为 1～17 项；申请配制申报资料项目为 1～12、17、18 项，与申请临床研究时有变更和补充资料的，应详细说明理由和依据。

14）申报资料须打印，A4 纸张，各项资料单独装订，一式一份。

（二）应用传统工艺配制的中药制剂备案所需的申报材料

1. 申报材料　材料项目 1～16 如下所述。

1）《医疗机构应用传统工艺配制中药制剂备案表》原件。

2）制剂名称及命名依据。

3）立题目的和依据，同品种及该品种其他剂型的市场供应情况。

4）证明性文件，包括：①“医疗机构执业许可证”复印件、“医疗机构制剂许可证”复印件。②医疗机构制剂或者使用的处方、工艺等的专利情况及其权属状态说明，以及对他人的专利不构成侵权的保证书。③直接接触制剂的包装材料和容器的注册证书复印件或核准编号。④未取得“医疗机构制剂许可证”或“医疗机构制剂许可证”无相应制剂剂型的医疗机构还应当提供以下资料：委托配制中药制剂双方签订的委托配制合同复印件；制剂受托配制单位的“医疗机构制剂许可证”或“药品生产许可证”复印件。

5）说明书及标签设计样稿。

6）处方组成、来源、理论依据及使用背景情况。

7）详细的配制工艺及工艺研究资料。包括工艺路线、所有工艺参数、设备、工艺研究资料及文献资料。

8）质量研究的试验资料及文献资料。

9）内控制剂标准及起草说明。

10）制剂的稳定性试验资料。

11）连续3批样品的自检报告书。

12）原、辅料的来源及质量标准，包括药材的基原及鉴定依据、前处理、炮制工艺、有无毒性等。

13）直接接触制剂的包装材料和容器的选择依据及质量标准。

14）主要药效学试验资料及文献资料。

15）单次给药毒性试验资料及文献资料。

16）重复给药毒性试验资料及文献资料。

2. 申报资料说明　处方在本医疗机构具有5年以上（含5年）使用历史的，其制剂可免报资料项目14～16。有下列情形之一的，需报送资料项目15和16：①处方中含法定标准中标识有“剧毒”“大毒”及现代毒理学证明有明确毒性的药味；②处方组成含有十八反、十九畏配伍禁忌。

（三）两种工艺配制的中药制剂管理方式差异

“应用传统工艺配制的中药制剂”和“应用现代工艺配制的中药制剂”2 种管理方式的区别主要体现在以下3点。

1. “传统工艺配制中药制剂”的定义　相较于注册制管理规定，备案制管理规定对于“传统工艺配制中药”的定义更明确，如中药饮片经粉碎或仅经水或油提取制成的固体（丸剂、散剂、丹剂、锭剂等）、半固体（膏滋、膏药等）和液体（汤剂等）传统剂型；由中药饮片经水提取制成的颗粒剂以及由中药饮片经粉碎后制成的胶囊剂；由中药饮片用传统方法提取制成的酒剂、酊。

同时，备案制在遵循“传统工艺”（限于“水提”或“粉碎”）的基础上，将《关于印发加强医疗机构中药制剂管理意见的通知》中的现代剂型明确为颗粒剂、胶囊剂，更具有操作性。

2. 提交的资料　按注册制与备案制申报医疗机构中药制剂需要提供的材料如表 14-3 所示。由表 14-3 可以看出，相比于注册制需要提交的资料，传统中药制剂备案制需要着重增加提交的材料：①《医疗机构应用传统工艺配制中药制剂备案表》；②详细工艺路线、所有工艺参数、设备及工艺研究资料（序号7），加强对源头与过程的控制；③药材的基原及鉴定依据、前处理、炮制工艺资料（序号12）。对于处方在本医疗机构具有5年以上（含5年）使用历史的中药制剂，注册制可以免报资料项目13～17，备案制可免报资料项目14～16。

3. 申报周期　医疗机构制剂注册制需要每3年重新注册，但备案制改为由申报单位向批准部门提供年度报告，汇总提交上一年度所配制的传统中药制剂变更情形、临床使用数据、质量状况、不良反应监测等的年度报告，年度报告备案完成后，传统中药制剂备案号不变。

二、医疗机构中药制剂的申报与审批

1）申请医疗机构制剂，应当进行相应的临床前研究，包括处方筛选、配制工艺、质量指标、药理、毒理学研究等。

2）申请医疗机构制剂注册所报送的资料应当真实、完整、规范。

3）申请制剂所用的化学原料药及实施批准文号管理的中药材、中药饮片必须具有药品批准文号，并符合法定的药品标准。

4）申请人应当对其申请注册的制剂或者使用的处方、工艺、用途等，提供申请人或者他人在中国的专利及其权属状态说明；他人在中国存在专利的，申请人应当提交对他人的专利不构成侵权的声明。

5）医疗机构制剂的名称，应当按照国家药品监督管理局颁布的药品命名原则命名，不得使用商品名称。

6）医疗机构配制制剂使用的辅料和直接接触制剂的包装材料、容器等，应当符合国家药品监督管理局有关辅料、直接接触药品的包装材料和容器的管理规定。

7）医疗机构制剂的说明书和包装标签由省、自治区、直辖市药品监督管理部门根据申请人申报的资料，在批准制剂申请时一并予以核准。

医疗机构制剂的说明书和包装标签应当按照国家药品监督管理局有关药品说明书和包装标签的管理规定印制，其文字、图案不得超出核准的内容，并需标注“本制剂仅限本医疗机构使用”字样。

8）有下列情形之一的，不得作为医疗机构制剂申报：

①市场上已有供应的品种。

②含有未经国家药品监督管理局批准的活性成分的品种。

③除变态反应原外的生物制品。

表 14-3　注册制与备案制所需提交资料一览表

序号	注册制所需资料	序号	备案制所需资料
		1	《医疗机构应用传统工艺配制中药制剂备案表》原件
1	制剂名称及命名依据	2	制剂名称及命名依据
2	立题目的以及该品种的市场供应情况	3	立题目的和依据；同品种及该品种其他剂型的市场供应情况
3	证明性文件： 1）“医疗机构执业许可证”复印件、“医疗机构制剂许可证”复印件； 2）医疗机构制剂或者使用的处方、工艺等的专利情况及其权属状态说明，以及对他人的专利不构成侵权的保证书； 3）提供化学原料药的合法来源证明文件，包括原料药的批准证明性文件、销售发票、检验报告书、药品标准等资料复印件； 4）直接接触制剂的包装材料和容器的注册证书复印件； 5）“医疗机构制剂临床研究批件”复印件。 6）未取得“医疗机构制剂许可证”或“医疗机构制剂许可证”无相应制剂剂型的“医院”类别的医疗机构申请医疗机构中药制剂，还应当提供以下资料：委托配制中药制剂双方签订的委托配制合同、制剂配制单位“医疗机构制剂许可证”或“药品生产质量管理规范”认证证书复印件。	4	证明性文件，包括： 1）“医疗机构执业许可证”复印件、“医疗机构制剂许可证”复印件； 2）医疗机构制剂或者使用的处方、工艺等的专利情况及其权属状态说明，以及对他人的专利不构成侵权的保证书； 3）直接接触制剂的包装材料和容器的注册证书复印件或核准编号。 4）未取得“医疗机构制剂许可证”或“医疗机构制剂许可证”无相应制剂剂型的医疗机构还应当提供以下资料：①委托配制中药制剂双方签订的委托配制合同复印件；②制剂受托配制单位的“医疗机构制剂许可证”或“药品生产许可证”复印件。
4	标签及说明书设计样稿	5	说明书及标签设计样稿
5	处方组成、来源、理论依据以及使用背景情况	6	处方组成、来源、理论依据及使用背景情况
6	配制工艺的研究资料及文献资料	7	详细的配制工艺及工艺研究资料。包括工艺路线、所有工艺参数、设备、工艺研究资料及文献资料
7	质量研究的试验资料及文献资料	8	质量研究的试验资料及文献资料
8	制剂的质量标准草案及起草说明	9	内控制剂标准及起草说明
9	制剂的稳定性试验资料	10	制剂的稳定性试验资料

续表

序号	注册制所需资料	序号	备案制所需资料
10	样品的自检报告书	11	连续3批样品的自检报告书
11	辅料的来源及质量标准	12	原、辅料的来源及质量标准，包括药材的基原及鉴定依据、前处理、炮制工艺、有无毒性等
12	直接接触制剂的包装材料和容器的选择依据及质量标准	13	直接接触制剂的包装材料和容器的选择依据及质量标准
13	主要药效学试验资料及文献资料	14	主要药效学试验资料及文献资料
14	急性毒性试验资料及文献资料	15	单次给药毒性试验资料及文献资料
15	长期毒性试验资料及文献资料	16	重复给药毒性试验资料及文献资料
16	临床研究方案		
17	临床研究总结		

④中药注射剂。

⑤中药、化学药组成的复方制剂。

⑥麻醉药品、精神药品、医疗用毒性药品、放射性药品。

⑦其他不符合国家有关规定的制剂。

9）申请配制医疗机构制剂，申请人应当填写《医疗机构制剂注册申请表》，向所在地省、自治区、直辖市药品监督管理部门或者其委托的设区的市级药品监督管理机构提出申请，报送有关资料和制剂实样。

10）收到申请的省、自治区、直辖市药品监督管理部门或者其委托的设区的市级药品监督管理机构对申报资料进行形式审查，符合要求的予以受理；不符合要求的，应当自收到申请材料之日起5日内书面通知申请人并说明理由，逾期未通知的自收到材料之日起即为受理。

11）省、自治区、直辖市药品监督管理部门或者其委托的设区的市级药品监督管理机构应当在申请受理后10日内组织现场考察，抽取连续3批检验用样品，通知指定的药品检验所进行样品检验和质量标准技术复核。受委托的设区的市级药品监督管理机构应当在完成上述工作后将审查意见、考察报告及申报资料报送省、自治区、直辖市药品监督管理部门，并通知申请人。

12）接到检验通知的药品检验所应当在40日内完成样品检验和质量标准技术复核，出具检验报告书及标准复核意见，报送省、自治区、直辖市药品监督管理部门并抄送通知其检验的药品监督管理机构和申请人。

13）省、自治区、直辖市药品监督管理部门应当在收到全部资料后40日内组织完成技术审评，符合规定的，发给“医疗机构制剂临床研究批件”。

14）临床研究用的制剂，应当按照《医疗机构制剂配制质量管理规范》或者《药品生产质量管理规范》的要求配制，配制的制剂应当符合经省、自治区、直辖市药品监督管理部门审定的质量标准。

15）医疗机构制剂的临床研究，应当在获得“医疗机构制剂临床研究批件”后，取得受试者知情同意书以及伦理委员会的同意，按照《药物临床试验质量管理规范》的要求实施。

16）医疗机构制剂的临床研究，应当在本医疗机构按照临床研究方案进行，受试例数不得少于60例。

17）完成临床研究后，申请人向所在地省、自治区、直辖市药品监督管理部门或者其委托的设区的市级药品监督管理机构报送临床研究总结资料。

18）省、自治区、直辖市药品监督管理部门收到全部申报资料后40日内组织完成技术审评，做出是否准予许可的决定。符合规定的，应当自做出准予许可决定之日起 10 日内向申请人核发“医疗机构制剂注册批件”及制剂批准文号，同时报国家药品监督管理局备案；不符合规定的，应当书面通知申请人并说明理由，同时告知申请人享有依法申请行政复议或者提起行政诉讼的权利。

19）医疗机构制剂批准文号的格式为：

X 药制字 H（Z）+4 位年号+4 位流水号。

X—省、自治区、直辖市简称，H—化学制剂，Z—中药制剂。

第三节　医疗机构中药制剂配制管理

一、医疗机构中药制剂配制质量管理

医疗机构中药制剂对于满足群众的中医药服务需求、提高中医临床疗效、保持发挥中医药特色与优势、推动中医药的继承与创新具有重要意义，因此加强医疗机构中药制剂管理，促进其发展。医疗机构中药制剂配制质量管理遵循《医疗机构制剂配制质量管理规范（试行）》（国家药品监督管理局令第 27 号）、《药品管理法（2019 年修订）》、《中医药法》。下面对《医疗机构制剂配制质量管理规范（试行）》进行介绍。

（一）总则

总则共 5 条，其内容包括了规范制定依据、医疗机构制剂的定义、医疗机构配制制剂基本原则、质量监督管理部门、本规范适用范围。

1. 基本原则　医疗机构配制制剂应取得省、自治区、直辖市药品监督管理局颁发的“医疗机构制剂许可证”。

2. 质量监督管理部门　国家药品监督管理局和省、自治区、直辖市药品监督管理局负责对医疗机构制剂进行质量监督，并发布质量公告。

3. 适用范围　本规范是医疗机构制剂配制和质量管理的基本准则，适用于制剂配制的全过程。

（二）医疗机构中药制剂配制机构与人员

本规范规定了医疗机构制剂配制应在药剂部门设制剂室、药检室和质量管理组织。机构与岗位人员的职责应明确，并配备依法经过资格认定的药学技术人员。

（三）房屋与设施要求

为保证制剂质量，制剂室要远离各种污染源。周围的地面、路面、植被等不应对制剂配制过程造成污染；制剂室应有防止污染、昆虫和其他动物进入的有效设施。制剂室的房屋和面积必须与所配制的制剂剂型和规模相适应。应设工作人员更衣室；各工作间应按制剂工序和空气洁净度级别要求合理布局。一般区和洁净区分开；配制、分装与贴签、包装分开；内服制剂与外用制剂分开；无菌制剂与其他制剂分开；各种制剂应根据剂型的需要，工序合理衔接，设置不同的操作间，按工序划分操作岗位。制剂室应具有与所配制制剂相适应的物料、成品等库房，并有通风、防潮等设施；中药材的前处理、提取、浓缩等必须与其后续工序严格分开，并应有有效的除尘、排风设施。制剂室在设计和施工时，应考虑使用时便于进行清洁工作。洁净室的内表面应平整光滑，无裂缝、接口严密，无颗粒物脱落并能耐受清洗和消毒。墙壁与地面等交界处宜成弧形或采取其他措施，以减少积尘和便于清洁。洁净室内各种管道、灯具、风口以及其他公用设施在设计和安装时应避免出现不易清洁的部位。根据制剂工艺要求，划分空气洁净度级别。洁净室（区）内空气的微生物数和尘粒数应符合规定，应定期检测并记录。洁净室（区）应有足够照度，主要工作间的照度宜为300勒克斯。洁净室的窗户、技术夹层及进入室内的管道、风口、灯具与墙壁或顶棚的连接部位均应密封。洁净室（区）应维持一定的正压，并送入一定比例的新风。洁净室（区）内安装的水池、地漏的位置应适宜，不得对制剂造成污染。100级洁净区内不得设地漏；实验动物房应远离制剂室。

（四）设备

设备的选型、安装应符合制剂配制要求，易于清洗、消毒或灭菌，便于操作、维修和保养，并能防止差错和减少污染。储罐和输送管道所用材料应无毒、耐腐蚀，管道的设计和安装应避免死角、盲管。与药品直接接触的设备表面应光洁、平整、易清洗或消毒、耐腐蚀；不与药品发生化学变化和吸附药品。设备所用的润滑剂、冷却剂等不得对药品和容器造成污染。

制剂配制和检验应有与所配制制剂品种相适应的设备、设施与仪器。应定期校验，并有合格标志。建立设备管理的各项规章制度，制定标准操作规程。设备应由专人管理，定期维修、保养，并作好记录。

（五）物料和卫生

制剂配制所用的中药材应按质量标准购入，合理储存与保管。制剂配制所用物料的购入、储存、发放与使用等应制定管理制度。应符合药用要求，不得对制剂质量产生不良影响。各种物料应按其性能与用途合理存放。对温度、湿度等有特殊要求的物料，应按规定条件储存。挥发性物料的存放，应注意避免污染其他物料。各种物料不得露天存放。制剂室应有防止污染的卫生措施和卫生管理制度，并由专人负责。

（六）文件管理的要求

制剂室应有“医疗机构制剂许可证”及申报文件、验收、整改记录；制剂品种申报及批准文件；制剂室年检、抽验及监督检查文件及记录；医疗机构制剂室应有配制管理、质量管理的各项制度和记录。

（七）配制管理

配制规程和标准操作规程不得任意修改。如需修改时必须按制定时的程序办理修订、审批手续。一批制剂在规定限度内具有同一性质和质量。每批制剂均应编制制剂批号。采取有效措施防止在配制操作时制剂被污染和混淆。批制剂均应有一份能反映配制各个环节的完整记录。操作人员应及时填写记录，并由操作人、复核人及清场人签字。记录应保持整洁，不得撕毁和任意涂改。新制剂的配制工艺及主要设备应按验证方案进行验证。当影响制剂质量的主要因素发生改变时，以及配制一定周期后，应进行再验证。

（八）质量管理与自检

质量管理组织负责制剂配制全过程的质量管理。药检室负责制剂配制全过程的检验。医疗机构制剂质量管理组织应定期组织自检。自检应按预定的程序，按规定内容进行检查，以证实与本规范的一致性。自检应有记录并写出自检报告，包括评价及改进措施等。

（九）使用管理

医疗机构制剂应按药品监督管理部门制定的原则并结合剂型特点、原料药的稳定性和制剂稳定性试验结果规定使用期限。制剂配发必须有完整的记录或凭据。内容包括：领用部门、制剂名称、批号、规格、数量等。制剂在使用过程中出现质量问题时，制剂质量管理组织应及时进行处理，出现质量问题的制剂应立即收回，并填写收回记录。收回记录应包括：制剂名称、批号、规格、数量、收回部门、收回原因、处理意见及日期等。制剂使用过程中发现的不良反应，应按《药品不良反应监测管理办法》的规定予以记录，填表上报。保留病历和有关检验、检查报告单等原始记录至少一年备查。

（十）术语的解释

本规范附则部分对一些用语的含义做出了界定与解释。具体包括：①标准操作规程：经批准用以指示操作的通用性文件或管理办法。②配制规程：为各个制剂制定，为配制该制剂的标准操作，包括投料、配制工艺、成品包装等内容。③质量管理组织：是指医疗机构为加强制剂质量管理而由药剂部门及制剂室、药检室负责人组成的小组。

二、医疗机构中药制剂配制监督管理

医疗机构中药制剂配制监督管理遵循《医疗机构制剂配制监督管理办法（试行）》（国家药品监督管理局令第 18 号）、《药品管理法（2019 修订）》、《中医药法》。下面对《医疗机构制剂配制监督管理办法（试行）》进行介绍。

（一）医疗机构设立制剂室的许可条件

医院制剂实行许可证制度，必须依法取得制剂许可证才能配制制剂，办法中对“医疗机构制剂许可证”的申报和审批、医疗机构配制制剂的使用做出了明确的规定。由国家药品监督管理局负责全国医疗机构制剂的监督管理工作，并接受省级药品监督管理部门关于“医疗机构制剂许可证”的备案；省级药品监督管理部门负责本辖区医疗机构制剂及医疗机构设立制剂室的审批和监督管理工作，并核发相应的“医疗机构制剂临床研究批件”、“医疗机构制剂注册批件”及制剂批准文号、“医疗机构制剂许可证”。

“医疗机构制剂许可证”的申报和审批，具体程序见图 14-2。

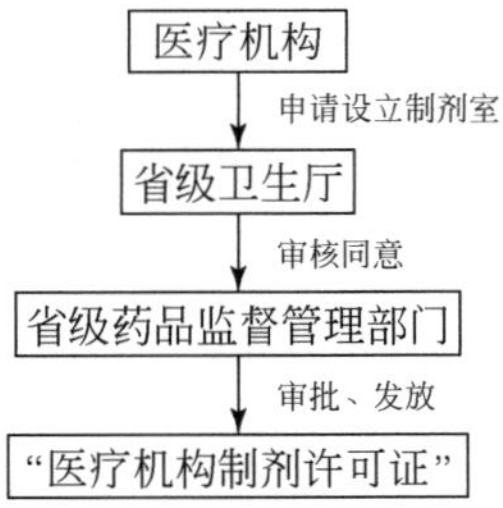

图 14-2　“医疗机构制剂许可证”的申报和审批流程图

“医疗机构制剂许可证”分正本和副本。正、副本具有同等法律效力，有效期为 5 年，有效期届满需要继续配制制剂的，医疗机构应当在有效期届满前 6 个月，向原发证机关申请换发。格式由国家药品监督管理局统一规定。“医疗机构制剂许可证”是医疗机构配制制剂的法定凭证，应当载明证号、医疗机构名称、医疗机构类别、法定代表人、制剂室负责人、配制范围、注册地址、配制地址、发证机关、发证日期、有效期限等项目。其中由药品监督管理部门核准的许可事项为：制剂室负责人、配制地址、配制范围、有效期限。证号和配制范围按国家药品监督管理局规定的编号方法和制剂类别填写。

“医疗机构制剂许可证”变更分为许可事项变更和登记事项变更。许可事项变更是指制剂室负责人、配制地址、配制范围的变更。登记事项变更是指医疗机构名称、医疗机构类别、法定代表人、注册地址等事项的变更。

（二）“医院”类别医疗机构中药制剂委托配制的管理

经省、自治区、直辖市药品监督管理部门批准，具有“医疗机构制剂许可证”且取得制剂批准文号，并属于“医院”类别的医疗机构的中药制剂，可以委托本省、自治区、直辖市内取得“医疗机构制剂许可证”的医疗机构或者取得《药品生产质量管理规范》认证证书的药品生产企业配制制剂。委托配制的制剂剂型应当与受托方持有的“医疗机构制剂许可证”或者《药品生产质量管理规范》认证证书所载明的范围一致。

未取得“医疗机构制剂许可证”的“医院”类别的医疗机构，在申请中药制剂批准文号时申请委托配制的，应当按照《医疗机构制剂注册管理办法》的相关规定办理。

委托配制制剂的质量标准应当执行原批准的质量标准，其处方、工艺、包装规格、标签及使用说明书等应当与原批准的内容相同。在委托配制的制剂包装、标签和说明书上，应当标明委托单位和受托单位名称、受托单位生产地址。委托单位取得“医疗机构中药制剂委托配制批件”后，应当向所在地的设区的市级以上药品检验所报送委托配制的前三批制剂，经检验合格后方可投入使用。

委托方对委托配制制剂的质量负责；受托方应当具备与配制该制剂相适应的配制与质量保证条件，按《药品生产质量管理规范》或者《医疗机构制剂配制质量管理规范》进行配制，向委托方出具批检验报告书，并按规定保存所有受托配制的文件和记录。

（三）监督检查

监督检查的主要内容是医疗机构执行《医疗机构制剂配制质量管理规范》的情况、“医疗机构制剂许可证”换发的现场检查以及日常的监督检查。

省、自治区、直辖市药品监督管理部门负责本辖区内医疗机构制剂配制的监督检查工作，应当建立实施监督检查的运行机制和管理制度，确定设区的市级药品监督管理机构和县级药品监督管理机构的监督检查职责。国家食品药品监督管理局可以根据需要组织对医疗机构制剂配制进行监督检查，同时对省、自治区、直辖市药品监督管理部门的监督检查工作情况进行监督和抽查。

（四）法律责任

国家药品监督管理局或者省、自治区、直辖市药品监督管理部门根据利害关系人的请求或者依据职权，可以撤销“医疗机构制剂许可证”。

申请人隐瞒有关情况或者提供虚假材料申请“医疗机构制剂许可证”的，省、自治区、直辖市药品监督管理部门不予受理或者不予批准，并给予警告，申请人在 1 年内不得再申请。申请人提供虚假材料取得“医疗机构制剂许可证”的，省、自治区、直辖市药品监督管理部门应当吊销其“医疗机构制剂许可证”，并处 1 万元以上 3 万元以下的罚款，申请人在 5 年内不得再申请。未取得“医疗机构制剂许可证”配制制剂的，按《药品管理法》第 115 条的规定给予处罚。未经批准擅自委托或者接受委托配制制剂的，对委托方和受托方均依照《药品管理法》第 116 条的规定给予处罚。

第四节 实　例

金黄疏表清热胶囊的制备工艺研究

一、处方

金银花	667g	黄　芩	333g	黄　连	333g	黄　柏	333g
饮片 A	333g	饮片 B	667g	饮片 C	333g	饮片 D	80g

制成胶囊 1000 粒

二、制备工艺

取金银花和黄芩等 6 味饮片，加水煎煮 2 次，第一次加水 11 倍量，煎煮 1h，第二次加水 9 倍量，煎煮 1h，滤过，合并滤液，减压浓缩至相对密度 1.10，加入乙醇使含醇量达到 75%，静置 12h 以上，滤过，滤液回收乙醇，浓缩至相对密度 1.08。另取黄柏和黄连饮片，加水煎煮 2 次，第一次加水 12 倍量，煎煮 1.5h，第二次加水 8 倍量，煎煮 1h，滤过，合并滤液，减压浓缩至相对密度 1.08。合并浓缩液，喷雾干燥，加入适量糊精混匀，干法制粒，填充胶囊（0.5g/粒），质检，包装，即得。

三、工艺流程图

金黄疏表清热胶囊的制备工艺流程，见图 14-3。

四、工艺优选的试验方法、数据和结论

（一）剂型选择及依据

本品处方由金银花、黄连和黄芩等 8 味中药组成，具有疏表祛邪、清热解毒功效，主治温病初起引起的憎寒体重，壮热头痛，四肢无力，遍身酸痛等。上述疾病要求药物起效迅速，宜选用速效剂型。基于处方中黄连所含小檗碱可与金银花所含绿原酸、黄芩所含黄芩苷等生成难溶于水的沉淀，本品不宜制成口服液等液体制剂。黄连和黄芩等味道极苦，亦不宜制成冲服用的颗粒剂。而胶囊剂能遮盖本品的强烈苦味和避免配伍反应，因此拟制成硬胶囊剂。

（二）制备工艺流程的选择及依据

1. 处方中药物的性质　本品组方各药味的主要有效成分大多溶于水，可采用水为溶媒进行提取。由于黄连等所含小檗碱可与金银花中绿原酸和黄芩所含黄芩苷反应生成不溶于水的沉淀，全方共煎会导致绿原酸、黄芩苷和小檗碱等有效成分的大量损失，因此本品采用分组提取方式，即分 A 组（金银花和黄芩等 6 味）和 B 组（黄连和黄柏）分别单独水提。由于金银花中挥发油含量低，且提油时间长易导致饮片煮烂引起水提液过滤困难，因此对金银花拟不单独提取挥发油。

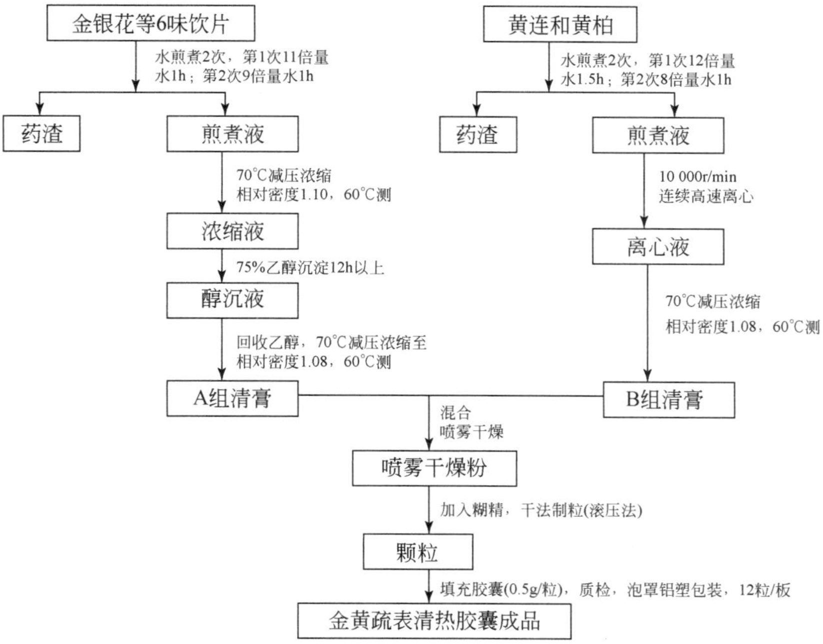

图 14-3　金黄疏表清热胶囊的制备工艺流程图

2. 生产条件　本品 A 组水提取液含有大量药渣、鞣质、蛋白质、淀粉、黏液质和树脂等杂质，不经精制处理，所得浸膏得率高，给胶囊后续成型工艺造成困难。目前常用的精制方法有乙醇沉淀法、高速离心法、絮凝澄清法、大孔树脂吸附分离法和膜分离法（微滤法和超滤法等）等。但综合考虑有效性、安全性和生产成本，根据本品大部分有效成分既溶于水又溶于乙醇的性质，本品选用乙醇沉淀法作为基本精制工艺。为了减少热敏性有效成分的损失和减少制剂成型工艺中辅料用量，本品采用了喷雾干燥工艺和干式制粒工艺。

按照以上要求，我们设计了金黄疏表清热胶囊的基本制备工艺流程：

药材前处理→分组水提取→减压浓缩→醇沉→喷雾干燥→干式制粒→胶囊填充→包装→成品

（三）制备工艺试验研究

1. A 组水提取工艺参数优选　采用正交试验法优选金黄疏表清热胶囊 A 组水提取工艺条件。选用 $L_9(3^4)$ 正交表，以君药金银花代表性有效成分绿原酸（权重系数 0.4）和臣药黄芩中黄芩苷的提取转移率（权重系数 0.4）、干浸膏得率（权重系数 0.2）的综合结果为评价指标，以加水量、煎煮时间和煎煮次数为考察因素，进行 9 次试验。各因素水平及其分配设计见表 14-4 和表 14-5。试验结果见表 14-6 和表 14-7。

表 14-4　因素水平表

因素		加水量（A，倍量）	煎煮时间（B，h）	煎煮次数（C）
水平	1	14	2.5	1
	2	17	2.0	2
	3	20	1.5	3

表 14-5 各试验号时间和加水量的分配关系

因素 A、B \ 因素 C		煎煮次数					
		煎煮 1 次	煎煮 2 次		煎煮 3 次		
		第一次	第一次	第二次	第一次	第二次	第三次
加水量（A，倍量）	$A_1=14$	14	8	6	6	4	4
	$A_2=17$	17	10	7	7	5	5
	$A_3=20$	20	11	9	8	6	6
煎煮时间（B，h）	$B_1=2.5$	2.5	1.5	1.0	1.2	0.7	0.6
	$B_2=2.0$	2.0	1.0	1.0	1.0	0.5	0.5
	$B_3=1.5$	1.5	1.0	0.5	0.5	0.5	0.5

表 14-6 正交试验数据及其计算分析结果

表头	A 加水量	B 煎煮时间	C 煎煮次数	D	浸膏提取率（%）	绿原酸提取转移率（%）	黄芩苷提取转移率（%）	综合结果（%）
列号	1	2	3	4				
1	1（14）	1（2.5）	1（1）	1	27.64	65.07	66.18	73.79
2	1（14）	2（2.0）	2（2）	2	30.83	72.93	74.46	82.75
3	1（14）	3（1.5）	3（3）	3	29.03	77.15	75.32	84.03
4	2（17）	1（2.5）	2（2）	3	34.13	83.65	82.57	92.96
5	2（17）	2（2.0）	3（3）	1	33.65	81.18	83.05	91.82
6	2（17）	3（1.5）	1（1）	2	32.19	71.46	74.69	82.94
7	3（20）	1（2.5）	3（3）	2	36.62	85.75	88.75	98.04
8	3（20）	2（2.0）	1（1）	3	35.46	78.28	80.92	90.56
9	3（20）	3（1.5）	2（2）	1	35.33	90.17	87.11	98.56
Ⅰj	240.56	264.79	247.30	264.17				
Ⅱj	267.73	265.13	274.27	263.73				
Ⅲj	287.16	265.53	273.89	267.55				
R	46.59	0.74	26.97	3.82				
SSj	365.161	0.090	159.416	2.915				

注：干浸膏得率=（干浸膏重/饮片投料量）×100%

绿原酸提取转移率=（水提液绿原酸总量/投料金银花中绿原酸总含量）×100%

黄芩苷提取转移率=（水提液黄芩苷总量/投料黄芩饮片黄芩苷总含量）×100%

综合结果=（浸膏提取率/最大提取率）×100×0.2+（绿原酸转移率/最大转移率）×100×0.4+（黄芩苷转移率/最大转移率）×100×0.4

表 14-7 方差分析表

方差来源	离均差平方和	自由度	方差	*F* 值	显著性
A	365.161	2	182.580	125.28	$P<0.01$
B	0.090	2	0.045	0.03	
C	159.416	2	79.708	54.69	$P<0.05$
误差 D	2.915	2	1.457		

表 14-7 方差分析结果表明，加水量和煎煮次数对实验结果的影响具有显著意义，而煎煮时间对实验结果的影响不显著。表 14-6 直观分析表明，最优工艺条件为 $A_3B_3C_2$，考虑到提取时间过长，金银花易煮烂造成过滤困难，因此选择最优工艺为 $A_3B_2C_2$。即煎煮两次，第一次加水 11 倍量，煎煮 1h，第二次加水 9 倍量，煎煮 1h。

最佳水提工艺的验证：按金黄疏表清热胶囊 A 组处方称取 20 日量三份，各按上述最优工艺条件煎煮，药液取样测定干浸膏收率、绿原酸和黄芩苷提取转移率。表 14-8 表明：按正交试验优选的最佳工艺进行提取试验，绿原酸和黄芩苷提取转移率处于较高水平。

表 14-8　A 组水提最佳工艺条件验证结果

投料量（g）	浸膏重（g）	浸膏得率（%）	绿原酸提取转移率（%）	黄芩苷提取转移率（%）
420	149.6	35.6	90.26	87.91
420	148.3	35.3	89.75	88.05
420	150.4	35.8	90.38	88.21

2. B 组水提取工艺条件的选择　采用正交试验法优选金黄疏表清热胶囊 B 组水提取工艺条件（详细数据省略）。选用 L_9（3^4）正交表，以黄连和黄柏的主要有效成分小檗碱的提取转移率和浸膏得率为评价指标，以加水量、煎煮时间和煎煮次数为考察因素，进行 9 次试验。结果表明：加水量对小檗碱的水提取转移率的影响具有显著意义，煎煮次数和煎煮时间对小檗碱的水提取转移率的影响不显著。最优工艺为：加水煎煮两次，第一次加水 12 倍量，煎煮 1.5h，第二次加水 8 倍量，煎煮 1h。表 14-9 放大验证试验表明：按正交试验优选的最佳工艺进行提取试验，小檗碱提取转移率处于较高水平。

表 14-9　B 组水提最佳工艺条件验证结果

投料量（g）	浸膏重（g）	浸膏得率（%）	小檗碱提取转移率（%）
300	58.5	19.53	89.21
300	57.3	19.14	89.75
300	58.2	19.26	89.56

3. A 组醇沉除杂工艺研究

（1）药液浓度的选择　取 A 组 6 味饮片（5 日量），共 3 份，分别按最优提取工艺提取，减压浓缩，分别制成浓度为 1.3g 饮片/mL、1.0g 饮片/mL、0.7g 饮片/mL 的浓缩液，分别加入 95%药用乙醇至含醇量为 70%，放置 12h，过滤，滤液测定浸膏含量和绿原酸转移率，结果见表 14-10。结果表明，药液浓缩程度越高，醇沉时除杂率越高，但绿原酸和黄芩苷等有效成分损失越大。由于本品为硬胶囊剂，剂量越小越好。1.3g/mL 和 1.0g/mL 相比，有效成分保留率接近均大于 80%，但除杂率远高于后者，故药液浓缩程度选择 1.3g/mL。

表 14-10　醇沉工艺药液浓度的选择

编号	药液浓度（g/mL）	浸膏得率（%）	除杂率（%）	绿原酸转移率（%）	黄芩苷转移率（%）
1	1.3	19.82	44.18	83.81	82.19
2	1.0	25.19	29.03	84.75	85.34
3	0.7	27.30	23.10	97.99	94.17

$$除杂率(\%)=100\%-\frac{醇沉上清液浸膏总重}{水提掖浸膏总重}\times100\% \tag{14-1}$$

$$绿原酸转移率(\%)=\frac{醇沉上清液中绿原酸总量}{水提掖中绿原酸总量}\times100\% \tag{14-2}$$

$$黄芩苷转移率(\%)=\frac{醇沉上清液中黄芩苷总量}{水提掖中黄芩苷总量}\times100\% \tag{14-3}$$

（2）醇沉浓度的选择 按A组处方称取金银花等6味饮片（5日量），共3份，分别提取并减压浓缩制成浓度为1.3g/mL的浓缩液，加入95%药用乙醇至含醇量分别为70%、75%、80%；放置12h，过滤，滤液测定浸膏含量和绿原酸转移率，结果见表14-11。结果表明，药液体系乙醇含量越大，醇沉时除杂率越高，但绿原酸和黄芩苷等有效成分损失越大。由于75%和70%醇沉浓度相比，有效成分保留率接近均大于80%，但除杂率高于后者，故醇沉浓度选择为75%。

表14-11 醇沉浓度的选择结果

编号	醇沉浓度（%）	浸膏得率（%）	除杂率（%）	绿原酸转移率（%）	黄芩苷转移率（%）
1	70	19.82	44.18	83.81	82.19
2	75	16.83	52.59	81.24	81.45
3	80	15.01	57.72	76.35	78.72

4. B组精制工艺研究 采用高速离心法（10 000r/min、5000r/min）、絮凝澄清法（壳聚糖、101果汁澄清剂）和乙醇沉淀法（50%、70%）对B组水提取液进行了精制对比研究，结果表明高速离心（10 000r/min）精制效果最好（小檗碱转移率高、除杂率高）。

5. 减压浓缩工艺参数优选 为减少药液浓缩过程中有效成分的损失，采用减压薄膜浓缩工艺。真空度和温度是影响减压薄膜浓缩效果的关键参数，将真空度控制在0.085MPa，药液温度控制在70℃左右，药液浓缩快，不易结块和焦化，有效成分损失小。根据表14-12，以浓缩液的相对密度1.08～1.10作为浓缩终点。

6. 干燥方法对比以及喷雾干燥工艺参数优选 表14-13、表14-14结果表明，真空干燥有效成分保留率高，但大生产时占用厂房面积大，干燥时间长，干燥粉不易刮脱，含水量较高。故选择喷雾干燥。

表14-12 浓缩液相对密度对喷雾干燥工艺的影响

浓缩液相对密度（M）	$M<1.08$	$1.08<M<1.10$	$M>1.10$
对喷雾干燥的影响	喷雾干燥颗粒太细，能耗高，收率低	正常	药液黏稠，雾化困难，干燥时间长，颗粒含水量高

表14-13 干燥方法的选择

干燥方法	干粉得率（%）	含水量（%）	绿原酸转移率（%）	黄芩苷转移率（%）	小檗碱转移率（%）
常压烘干90℃	95.2	4.3	58.4	63.1	75.7
真空干燥65℃	87.6	5.2	85.7	89.6	87.2
喷雾干燥	80.3	3.9	80.2	83.9	81.6

注：以干燥前浓缩液中各成分含量为100%

表 14-14 出风温度对喷雾干燥粉含水量和干粉收率的影响

出风温度（℃）	含水量（%）	干粉收率和其他
80	2.7	细粉多，干粉收率低（61.5%）
70	4.2	正常，干粉收率高（85.4%）
60	8.9	药粉黏壁严重，干粉收率低（67.2%）

将 A 组醇沉液回收乙醇，与 B 组高速离心液分别减压浓缩，混合，加入适量糊精搅匀，喷雾干燥。固定进风温度为 180℃，考察出风温度对喷雾干燥粉含水量的影响。表 14-14 结果表明，将出风温度控制在 70℃，有利于使喷雾干燥粉含水量控制在 4.5%以下，且干粉收率最高。

7. 制剂成型工艺研究

(1) 胶囊充填量的选择 本品日服剂量经提取精制后得到干浸膏粉约 3.7g，加上辅料约 4g，设定每日服用 2 次，4 粒/次，故选择每粒胶囊填充 0.5g 左右。

(2) 辅料的选择 中药的质量受产地、季节、采收加工、贮藏运输等多种不确定因素的影响。在投料量相同的情况下，不同批次产品产量往往有所差异。为保证每批产品在投料量相同的条件下成品产量大致相同，需要加入一定量的填充剂。本品选用糊精做填充剂，兼有干燥黏合作用。

(3) 制粒方法和参数优选 对湿法制粒和干法制粒进行了对比考察。表 14-15 结果表明，本品干法制粒的效果明显优于湿法制粒。

表 14-15 湿法制粒润湿剂的选择

制粒方法	成型工艺难度	颗粒收率（%）
干法制粒	制粒顺利，颗粒不规则，粒度差异大	87.2
以水为润湿剂湿法制粒	细粉易黏结成团、液化，制粒失败	0
50%乙醇湿法制粒	可制粒，但易黏结成团	58.5
70%乙醇湿法制粒	可制粒但细粉多，溶剂消耗多	71.8

采用滚压法进行干法制粒。将干粉加入糊精，混匀，调节干法制粒机的压片厚度为 2.2mm，压力 $65kg/cm^2$，将细粉压制成条形薄片，粉碎，过分级筛（20 目、60 目），取在 20～60 目的颗粒备用。大于 20 目的颗粒重新粉碎，小于 60 目的细粉重新制粒，直至全部制成符合粒度要求的颗粒为止。

(4) 颗粒的临界相对湿度测定 将上述颗粒干燥至恒重，置已恒重的称量瓶中（厚度约 2mm），准确称量后置于表 14-16 所列的分别盛有 7 种不同浓度硫酸或不同盐的过饱和溶液的干燥器内（称量瓶盖打开），于 25℃恒温培养箱中保持 96h 后称量，计算吸湿百分率。以吸湿百分率数据为纵坐标，相对湿度数据为横坐标作图，由图 14-4 可知本颗粒的临界相对湿度为 57%。

表 14-16 颗粒在不同浓度硫酸或不同盐的过饱和溶液中的吸湿情况

名称	相对湿度（%）	颗粒原重量（%）	吸湿后重量（%）	吸湿率（%）
54%硫酸	29.55	3.512	3.509	-0.09
48%硫酸	40.52	3.501	3.503	0.06
44%硫酸	48.52	3.508	3.513	0.14
NaBr 过饱和盐溶液	57.70	3.511	3.549	1.09
NaCl 过饱和盐溶液	75.28	3.504	3.857	10.09
KCl 过饱和盐溶液	84.26	3.518	4.525	28.77
KNO_2 过饱和盐溶液	92.48	3.503	5.326	52.09

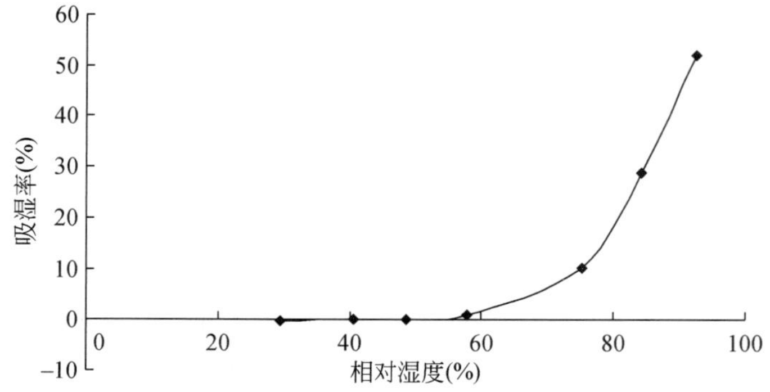

图 14-4 颗粒在不同相对湿度下的吸湿百分率图

（5）生产环境的考察 为保证产品卫生学合格，干式制粒应在 10 万级洁净区内操作，同时洁净区的相对湿度（RH）宜控制在 40%～50%范围内。RH 过大，颗粒吸湿明显，难以控制颗粒水分；RH 过低，则耗能大，且操作人员会感觉不适。

8. 中试研究 按照上述优选的制备工艺条件，进行了中试规模的工艺试验。共投料三批，每批投料量分别为 59.94kg（理论产量 2 万粒）、59.94kg、89.91kg（3 万粒），中试结果见表 14-17。结果表明，金黄疏表清热胶囊的制备工艺是合理可行的。

表 14-17 中试试验结果

项目	批号	20200825	20200826	2020827
饮片投料量（kg）	总投料量（kg）	59.94	59.94	89.91
	A 组投料量（金银花等，kg）	46.62	46.62	69.93
	B 组投料量（黄连黄柏，kg）	13.32	13.32	19.98
饮片含量	金银花中绿原酸含量（%）	1.760	1.814	1.833
	黄芩中黄芩苷含量（%）	12.53	12.84	12.69
	黄连中小檗碱含量（%）	5.72	5.58	5.36
	黄柏中小檗碱含量（%）	3.26	3.51	3.18
水提工序	A 组水煎液量（L）	625	640	955
	B 组水煎液量（L）	230	225	340
减压浓缩工序	A 组相对密度	1.10	1.10	1.10
	B 组相对密度	1.08	1.08	1.08
	A 组浓缩液总重（kg）	39.5	39.2	59.6
	B 组浓缩液总重（kg）	14.3	14.6	21.5
醇沉工序	A 组醇沉浓度（%）	75	75	75
	A 组 95%乙醇用量（L）	135	135	202
喷雾干燥工序	喷干粉重量（kg）	8.37	8.32	12.51
	喷干粉收率（%）	13.96	13.88	13.91
干式制粒工序	辅料糊精用量（kg）	1.6	1.6	2.4
	颗粒收得量（kg）	9.71	9.65	14.49
成品	理论粒数（粒）	20 000	20 000	30 000
	实际板数（12 粒/板）	1 596	1 581	2 365
	实际粒数（粒）	19 152	18 972	28 380
	成品收率（%）	95.8	94.9	94.6
	小檗碱总转移率（%）	71.23	72.18	71.64
	绿原酸总转移率（%）	63.55	62.97	64.10
	黄芩苷总转移率（%）	61.60	59.30	60.34

续表

项目 \ 批号		20200825	20200826	2020827
成品质量检查	绿原酸含量（mg/粒）	7.46	7.62	7.84
	黄芩苷含量（mg/粒）	25.70	25.35	25.50
	小檗碱含量（mg/粒）	21.34	21.63	21.47
	水分（%）	4.5	4.3	4.6
	崩解时限（min）	11	12	10
	装量差异限度（0.5g/粒）	符合规定	符合规定	符合规定
	微生物限度检查	细菌数<10 个/g，霉菌和酵母菌数<10 个/g，无大肠杆菌和活螨	细菌数<10 个/g，霉菌和酵母菌数<10 个/g，无大肠杆菌和活螨	细菌数<10 个/g，霉菌和酵母菌数<10 个/g，无大肠杆菌和活螨

9. 直接接触药品的内包装材料选择　将批号为 20200825 的金黄疏表清热胶囊分别置于 3 种包装容器中，在温度 40℃±2℃、相对湿度 75%±5%的条件下放置 6 个月，考察其性状、水分和有效成分含量，结果见表 14-18。结果表明，从药品稳定性考虑，3 种容器都适合于金黄疏表清热胶囊的包装，但玻璃瓶则质重易碎，塑料瓶会因多次开启导致污染。故选用使用方便的泡罩铝塑板作为内包装。

表 14-18　3 种包装容器对金黄疏表清热胶囊稳定性的影响

包装材料	第 0 月					第 6 月				
	形状	水分（%）	绿原酸（mg/粒）	黄芩苷（mg/粒）	小檗碱（mg/粒）	形状	水分（%）	绿原酸（mg/粒）	黄芩苷（mg/粒）	小檗碱（mg/粒）
玻璃瓶	红棕色胶囊	4.5	7.46	25.70	21.34	红棕色胶囊	4.5	7.43	25.51	21.29
塑料瓶	红棕色胶囊	4.5	7.46	25.70	21.34	红棕色胶囊	4.5	7.41	25.59	21.26
泡罩板	红棕色胶囊	4.5	7.46	25.70	21.34	红棕色胶囊	4.5	7.45	25.64	21.31

注：玻璃瓶为圆柱形，材料为普通钠-钙玻璃，棕色；封口以胶木塞内软木塞烫蜡；90 粒/瓶。
塑料瓶为圆柱形，材料为高密度聚乙烯，乳白色；90 粒/瓶。
泡罩铝塑板为板形，材料为铝塑复合膜；12 粒/板；4 板/盒。

10. 辅料来源及质量标准

（1）糊精　曲阜市天利药用辅料有限公司，应符合《中国药典》（2020 年版）二部“糊精”项下规定。

（2）乙醇　南京酿酒总厂，应符合《中国药典》（2020 年版）二部“乙醇”项下规定。

思考题

1. 医疗机构中药制剂研究与开发依据的主要政策条文是哪两个？
2. 医疗机构中药制剂采用注册制还是备案制管理的直接依据是什么？
3. 基于医疗机构中药制剂的新药开发思路是什么？
4. 中药注射剂、麻醉药品、精神药品是否可以作为医疗机构制剂申报？
5. 处方在本医疗机构具有 5 年以上（含 5 年）使用历史的可以免报哪些资料？
6. 处方组成含有十八反、十九畏配伍禁忌的需要报送哪些资料？

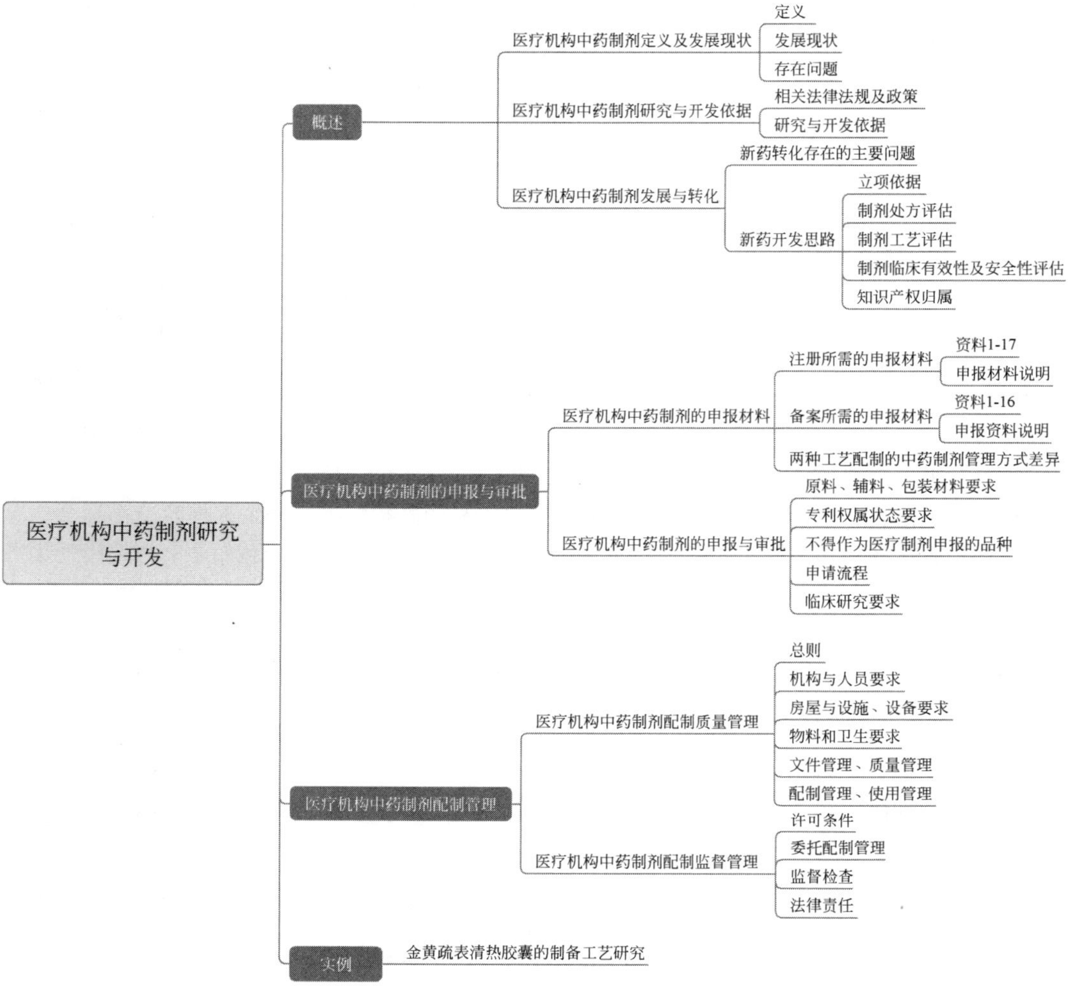
医疗机构中药制剂研究与开发
概述
医疗机构中药制剂定义及发展现状
定义
发展现状
存在问题
医疗机构中药制剂研究与开发依据
相关法律法规及政策
研究与开发依据
医疗机构中药制剂发展与转化
新药转化存在的主要问题
新药开发思路
立项依据
制剂处方评估
制剂工艺评估
制剂临床有效性及安全性评估
知识产权归属
医疗机构中药制剂的申报与审批
医疗机构中药制剂的申报材料
注册所需的申报材料
资料1-17
申报材料说明
备案所需的申报材料
资料1-16
申报资料说明
两种工艺配制的中药制剂管理方式差异
医疗机构中药制剂的申报与审批
原料、辅料、包装材料要求
专利权属状态要求
不得作为医疗制剂申报的品种
申请流程
临床研究要求
医疗机构中药制剂配制管理
医疗机构中药制剂配制质量管理
总则
机构与人员要求
房屋与设施、设备要求
物料和卫生要求
文件管理、质量管理
配制管理、使用管理
医疗机构中药制剂配制监督管理
许可条件
委托配制管理
监督检查
法律责任
实例
金黄疏表清热胶囊的制备工艺研究

参考文献

蔡明远，张翠莲，周亮，等. 2022. 全国医疗机构制剂现状调研及问题分析[J]. 中国药房，33(5)：513-518.

陈美灵，王庆利，光红梅，等. 2024. 药物制剂安全性评价及常见问题分析［J］. 中国临床药理学杂志，40（1）：139-143.

陈奇. 2011. 中药药理研究思路与方法［M］. 3 版. 人民卫生出版社.

陈少丽，文小平，陈德兴，等. 2017. 试论“药群法”建立方剂方解的可行性［J］. 上海中医药大学学报，31（4）：4-7.

陈霞，关宏峰，赵巍，等. 2022.《中药新药质量标准研究技术指导原则（试行）》解读［J］. 中国食品药品监管，（9）：70-77.

陈霞，阳长明，陈浩，等. 2021. 基于中药复方制剂特点的中药复方制剂生产工艺研究［J］. 中草药，52（19）：5807-5813.

陈昕. 2023. 中药复方新药的选题［J］. 时珍国医国药，2003（4）：219.

党毅，刘勇. 2019. 保健食品的研制与开发［M］. 北京：人民卫生出版社.

杜守颖，唐志书. 2023.中药制药工艺学［M］. 北京：人民卫生出版社.

段昊，刘改改，松伟，等. 2024. 枸杞子在我国保健食品中的应用［J］. 食品工业科技，45（6）：1-20.

范晓，陈怡莹，姜婕，等. 2023. 药理效应法测定青风藤碱透皮贴剂的药动学参数［J］. 中药新药与临床药理，34（3）：391-395.

葛少波，张杰，施务务，等. 2022. 医疗机构制剂的现状和发展问题的探讨[J]. 海峡药学，34(7)：139-143.

葛威. 2022. 经典名方竹叶石膏汤颗粒剂研究［D］. 吉林：长春中医药大学.

国家食品药品监督管理局. 药物非临床依赖性研究技术指导原则［EB/OL］. 2007-10-23.

国家食品药品监督管理总局.　2014. 药物安全药理研究技术指导原则等 8 项技术指导原则.

国家食品药品监督管理总局. 2014. 药物刺激性、过敏性和溶血性研究技术指导原则

国家食品药品监督管理总局. 2018. 中药新药临床研究一般原则.

国家卫生健康委医院管理研究所. 2023. 中国医疗器械临床使用管理发展报告［M］. 北京：人民卫生出版社.

国家药品监督管理局. 2020. 药品注册管理办法.

国家药品监督管理局. 2020. 药物临床试验质量管理规范.

国家药品监督管理局. 2020. 中药注册分类与申报资料要求.

国家药品监督管理局. 2021. 药物临床试验数据管理与统计分析计划指导原则.

国家药品监督管理局. 2022. 药物临床试验盲法指导原则.

国家药品监督管理局. 2023. 中药注册管理专门规定.

国家药品监督管理局药品审评中心. 2014. 药物安全药理学研究技术指导原则［S］.
国家药品监督管理局药品审评中心. 2022. 虎贞清风胶囊（CXZS2000006）申请上市技术审评报告.
国家药品监督管理局药品审评中心. 2022. 基于“三结合”注册审评证据体系下的沟通交流指导原则.
国家药品监督管理局药品审评中心. 2022. 基于人用经验的中药复方制剂新药临床研发指导原则（试行）.
国家药品监督管理局药品审评中心. 2022. 中药新药毒理研究用样品研究技术指导原则（试行）［S］. 北京：国家药品监督管理局药品审评中心.
国家质检总局进出口食品安全局，国家质检总局标准法规中心. 2011. 日本化妆品法规［M］. 北京：中国计量出版社
《韩国化妆品法规》编译委员会. 2019. 韩国化妆品法规［M］. 北京：中国标准出版社.
贾志超，张晓丹，吴艳，等. 2022. 中药新药复方制剂中医药理论处方方解撰写的思考［J］. 中国临床药理学杂志，38（24）：3056-3059.
蒋海洪. 2018. 医疗器械管理与法规［M］. 北京：人民卫生出版社.
冷英莉. 2015. 中药新药开发制备工艺设计分析［J］. 化工管理，2015（5）：186.
李泽桦，何颖妍，曾宇宏，等. 2023. 葛根素在大鼠体内的药代动力学特征和安全性的研究［J］. 中国临床药理学杂志，39（10）：1480-1484.
林舒漫，梁静思，罗凯媛，等. 2023. 中国医疗器械标准化现状及发展路径［C］//中国标准化年度优秀论文（2023）论文集. 深圳：深圳技术大学.
刘丛颖，刘笑男，薛晴，等. 2024. 近 10 年国内医疗机构制剂现状及发展浅析［J］. 中华中医药杂志，39（2）：999-1003.
刘巧明. 2021. 中药 1. 1 类新药健脾益气口服液的药学研究［D］. 南宁：广西中医药大学.
刘雯恩，周艳芳，范志强，等. 2019. 优化 I 型胶原蛋白的纯化工艺［J］. 精细化工， 36（5）：850-855，874.
刘曦，武娟霞，王迷娟，等. 2021. 化妆品递送系统研究进展——药物新剂型与新技术在化妆品中的应用［J］. 香料香精化妆品，2021（6）：99-105.
刘雅莉，谢琪，刘保延，等. 2016. 临床试验百年历程概述［J］. 中国循证医学杂志，16（11）：1241-1249.
吕秋兰，叶小英. 2022. 2021 年家用医疗器械行业发展现状及发展对策研究［J］. 中国医疗器械信息，28（15）：12-14+116.
马仁强，刘俊田，陈健文. 2006. 试论治疗外感热症中药的药理学研究方法与评价［J］. 中国实验方剂学杂志，12（8）：56-58.
马仁强，杨忠奇，寇俊萍，等. 2020. 防治慢性心衰的中药新研发思路与技术要点分析. 中国中药杂志，45（11）：2720-2724.
孟宪生. 2021. 中药产品与开发［M］. 北京：中国中医药出版社，7.
潘嘉，王家葵，邹文俊，等. 2022. 抑菌效应法测定川芎挥发油药动学参数［J］. 中药药理与临床，18（4）：18-19.
齐琪，许保海，陆洋. 2021. 基于医疗机构中药制剂研发策略与新药转化的思考［J］. 中国药事，35（12）：1357-1363.
任彩瑗，任锋，李俊峰，等. 2017. 片仔癀治疗石胆酸灌胃诱导胆囊炎豚鼠模型的效果观察［J］. 临床肝胆病杂志，33（5）：905-908.
申杰，王净净.2016. 医学科研思路与方法［M］. 北京：中国中医药出版社.
沈映君. 2011. 中药药理学［M］. 2 版. 上海：上海科学技术出版社.
施能进，丁静，王刚，等. 2023. 国内医疗机构制剂近 40 年研究热点和趋势可视化分析［J］. 中国医院药学杂志，43（21）：2353-2360.

唐晓闻，吕鹏，董田甜，等. 2018.《药物非临床药代动力学研究技术指导原则》与ICHS3kB指导原则的对比研究及实施建议［J］. 现代药物与临床，33（8）：2142-2144.
王福玲. 2016.《世界医学大会赫尔辛基宣言》——涉及人类受试者的医学研究的伦理原则［J］. 中国医学伦理学，29（3）：544-546.
王家良. 2014. 临床流行病学［M］. 上海：上海科学技术出版社.
王玲玲，吴静义，林丹，等. 2021. 关于中药新药用饮片质量标准研究的思考［J］. 中国食品药品监管，2021（9）：94-99.
王小燕. 2019. 中草药在化妆品行业中的研究与分类应用［J］. 产业创新研究，2019（5）：117-122.
王晓芳. 2021. 论中药知识产权保护现状［D］. 北京：北京外国语大学.
王越，张春青，王悦，等. 2022. 国内外医用康复器械分类与管理现状［J］. 中国医疗设备， 37（3）：163-166.
熊丽娟，毕云，王友兰. 2008. 药物累积法测定新鲜草乌药代动力学参数［C］//中华中医药学会中药基础理论分会. 2008临床中药学学术研讨会论文集. 昆明：云南中医学院，云南中医学院第三附属医院.
薛蕊，杨国卉，李万芳. 2023. SD大鼠灌胃妙茯止痛颗粒单次给药毒性试验［J］. 中国民族民间医药，32（1）：20-23.
阳长明，陈霞，赵巍，等. 2021. 基于源头控制的中药制剂质量研究［J］. 中草药，52（2）：321-326.
杨平，阳长明. 2020. 建立完善符合中药特点的中药药学研究技术指导原则体系［J］. 中国现代中药，22（12）：1951-1956.
张金莲，陈军. 2023. 中成药学［M］. 3版. 北京：中国中医药出版社.
张萌，陈士林. 2007. 中药化妆品的研发现况与发展前景［J］. 中国中药杂志，32（23）：2457-2460.
张倩. 2015. 浅析中药的专利保护［D］. 西安：西北大学.
张乔，黄思芮，张楠，等. 2023. 国内人工智能医疗器械发展现状分析［J］. 医疗卫生装备，44（5）：64-68.
张妍. 2007. 论我国中药产品知识产权的法律保护［D］. 长春：吉林大学.
张永萍，王利胜. 2023.中药新药研发学［M］. 北京：中国中医药出版社，12.
张永萍. 2012. 中药民族药新药研制的选题思路［J］. 中国民族医药杂志，18（8）：37-40.
张永文. 2017. 试谈中药新药质量标准制定的整体思路［J］. 中国新药杂志，26（18）：2185-2189.
赵文文，张萌，张艳菊，等. 2023. 青紫颗粒单次及重复给药毒性试验研究［J］. 中国现代应用药学，40（13）：1833-1839.
郑彦云. 2018. 医疗器械概论［M］. 北京：人民卫生出版社.
中国物流与采购联合会医疗器械供应链分会. 2023. 中国医疗器械供应链发展报告［M］. 北京：中国市场出版社.
中华人民共和国国家食品药品监督管理总局化妆品标准专家委员会. 2017.化妆品安全技术规范（2015版）［Z］. 北京：人民卫生出版社.
中药注册分类及申报资料要求. 2020. 9. 中华人民共和国民法典［J］. 中华人民共和国全国人民代表大会常务委员会公报，2020（S1）：1-177.
周刚，何燕萍. 2014. 中药复方新药研发中质量标准研究需关注的问题［J］. 中国中药杂志，39（17）：3389-3391.
周跃华，路金才，周娟，等. 2021.关于中药新药复方制剂“整体鉴别”新模式的思考［J］. 中草药，52（8）：2199-2204.
卓静娴，丘振文，周杰，等. 2022. 基于人用经验的医疗机构中药制剂成药性评估［J］. 中国中药杂志，47（15）：4256-4260.